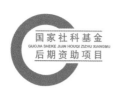

国家社科基金
GUOJIA SHEKE JIJIN HOUQI ZIZHU XIANGMU
后期资助项目

不确定中的社会联结

精神障碍社区康复实践研究

吴 莹 著

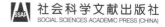

社会科学文献出版社
SOCIAL SCIENCES ACADEMIC PRESS (CHINA)

图书在版编目（CIP）数据

不确定中的社会联结：精神障碍社区康复实践研究／
吴莹著. - 北京：社会科学文献出版社，2024.3
国家社科基金后期资助项目
ISBN 978-7-5228-3251-7

Ⅰ.①不… Ⅱ.①吴… Ⅲ.①精神障碍-社区服务-
康复服务-研究 Ⅳ.①R749.09

中国国家版本馆 CIP 数据核字（2024）第 030488 号

国家社科基金后期资助项目

不确定中的社会联结

——精神障碍社区康复实践研究

著　　者／吴　莹

出 版 人／冀祥德
组稿编辑／杨桂凤
责任编辑／孟宁宁
责任印制／王京美

出　　版／社会科学文献出版社·群学分社（010）59367002
　　　　　地址：北京市北三环中路甲 29 号院华龙大厦　邮编：100029
　　　　　网址：www.ssap.com.cn
发　　行／社会科学文献出版社（010）59367028
印　　装／三河市龙林印务有限公司

规　　格／开本：787mm×1092mm　1/16
　　　　　印张：16.5　字数：259 千字
版　　次／2024 年 3 月第 1 版　2024 年 3 月第 1 次印刷
书　　号／ISBN 978-7-5228-3251-7
定　　价／128.00 元

读者服务电话：4008918866

国家社科基金后期资助项目
出版说明

后期资助项目是国家社科基金设立的一类重要项目，旨在鼓励广大社科研究者潜心治学，支持基础研究多出优秀成果。它是经过严格评审，从接近完成的科研成果中遴选立项的。为扩大后期资助项目的影响，更好地推动学术发展，促进成果转化，全国哲学社会科学工作办公室按照"统一设计、统一标识、统一版式、形成系列"的总体要求，组织出版国家社科基金后期资助项目成果。

全国哲学社会科学工作办公室

序

精神障碍者生活中的不确定性及可能的社会联结

一 精神障碍者及其家庭面对的不确定性

2022 年 1 月，八旬老人金性勇的一篇口述文章《我们的天才儿子》在《杭州日报》刊出后引起热烈反响。① 老人讲述了自己的"天才翻译家儿子"金晓宇遭受躁郁症折磨并以翻译外文书籍为媒介实现生活独立的遭遇，以及自己和老伴帮助儿子应对精神疾病的故事。金性勇老人垂垂老矣，在殡仪馆送走老伴后，便决定向媒体讲述其儿子的故事，呼吁大家关注自己的儿子。年迈老人的人生和家庭经历让人唏嘘，而对无法独自与强大的命运逆流搏斗的同类的同情，是公众在网络平台大规模转发这篇文章的原因。

精神疾病给患者及其家庭带来的不确定性远远超出一般人的想象。疾病的折磨、认知障碍及社会功能失调、患者发病时对照料人的威胁、公众对精神障碍者的恐惧及污名化、社会支持系统的缺失等，都是产生这种不确定性的原因。金晓宇的人生好似一个设定好的具有不确定性的剧本，2023 年 1 月，正是老人在报纸上讲述儿子及家庭故事的一年之后，金性勇老人因病去世。老人在生命的最后一年，为守护儿子的生活和翻译事业拼尽全力。作为旁观者，媒体多偏好从感慨命运的角度讲述精神障碍者及其家庭的故事；普通人也大多从故事阅读者的角度感慨"命运"和"人生"的不确定性。

然而，对这一故事的发问似乎更应该是，在家庭之外还有什么力量可以帮助精神障碍者面对不确定的人生？试想，如果有完备的精神障碍社区康复服务体系为患者及其家庭提供支持，金性勇老人也许就不会因

---

① 《我们的天才儿子》，https://hzdaily.hangzhou.com.cn/hzrb/2022/01/17/article_detail_1_20220117A123.html，最后访问日期：2024 年 1 月 1 日。

担心儿子的未来人生而求助于媒体。我们从零星的新闻报道中可以看到社区的身影：社区提出将金晓宇送到残联的托管中心，为金晓宇争取继续从事翻译工作的居住环境；社区工作人员帮助金晓宇照料父亲的后事、办理相关手续；等等。但我们无法知道这种援助是老人接受媒体采访后社区给予的情感和道义上的支持，还是当地社区的精神障碍康复服务体系已经启动。总之，"精神障碍社区康复"这一概念在当下的中国还不被大多数人知道，虽然我国制定了相关政策和制度，但大部分社区并没有完全开展精神障碍康复服务这项工作。

二　社区康复：精神障碍者能够寻求的社会联结

除了家庭的照料和亲友的帮扶，社区康复可能是精神障碍者能够寻求的社会联结。精神障碍社区康复是我国政府当下正在建设的针对精神障碍者的康复模式。对于精神障碍社区康复，民政部发布的官方界定是"通过多种方法使有需求的人在社区生活中获得平等服务的机会"[①]。社区地理位置优越，具备基层社会服务和治理功能，是精神障碍者寻求家庭之外的支持的理想选择。从功能上来说，精神障碍社区康复是对精神障碍者及其家庭需求的回应，也是对国家精神卫生资源不足的补充。

精神康复服务的"社区化"是国际精神康复服务的趋势。许多发达国家的精神障碍社区康复服务都与"去机构化"运动分不开。20世纪60年代美国兴起的"去机构化"运动，使美国社区精神卫生服务逐渐完善，精神障碍者在非发病期能够回到社区并得到康复服务。1955~1984年，美国每10万人的精神病患者床位从339张降到29张。意大利的"去机构化"运动更为彻底，1988年意大利结束了公立精神病院的治疗系统。[②] 精神障碍社区康复能够大幅降低医疗成本。捷克的数据显示，精神障碍者在专科医院一年的治疗成本是16425欧元，回到社区康复的成本是8503欧元。[③]

① 《民政部 国家卫生健康委 中国残联关于印发〈精神障碍社区康复服务工作规范〉的通知》，https://www.gov.cn/zhengce/zhengceku/2020-12/29/content_5650065.htm，最后访问日期：2024年1月1日。

② Tom Burns, "Franco Basaglia: A Revolutionary Reformer Ignored in Anglophone Psychiatry," *The Lancet Psychiatry* 6 (2019): 19-21.

③ Christopher J. Gerry, "The Economic Case for Deinstitutionalisation in Post-communist Europe," *The Lancet Psychiatry* 5 (2018): 950-952.

中国的精神疾病负担在疾病总负担中的占比居于首位，约占疾病总负担的15%。[①] 从减轻国家疾病负担的层面来看，社区康复是较好的精神障碍者治疗和康复的途径。

精神障碍社区康复是非急性期精神障碍者的主要社会联结形式。对于精神障碍者来说，医院是应对疾病带来的不确定性的场所，社区是能度过漫长康复期和应对日常生活的主要场域。中国的社区康复体系开始于由医疗卫生部门主导的"医院-社区"一体化模式。2004年中央补助地方重性精神疾病管理治疗项目获得中央财政资助，因首批资助为686万元而被称为"686项目"。"686项目"开展数年，覆盖全国160个市州的680个区县，最突出的特点是将"医院-社区"一体化模式的服务理念在全国试点地区推广，为之后的精神障碍社区康复奠定了基础。[②]

虽然"686项目"是针对重性精神疾病患者开展的项目，立项初衷是维护社会稳定，但是随着项目的推行，该项目在满足患者连续治疗需求、推广健康教育与社区预防和康复等理念的普及上也有一定的贡献：强调多部门参与，提出"政府领导、部门合作、社会参与"的要求，规定卫生行政、精神专科医疗机构、基层卫生机构及村委会和居委会的责任；对更多相关人员，如卫生行政管理者、精神专科医护人员、社区医护人员、民警、社区干部、社区民政、残联工作者、疾控中心人员、信息员及患者家属等进行培训。[③] 这让社区康复的基本要素形成，即多部门参与、预防为主、从症状导向到功能导向、从对精神障碍者的管控到对精神障碍者的心理和社会性服务、从关注对病症的治疗到关注精神障碍者的个人优势发展和社会融入等。

三 精神健康政策的社会性转向

我国的社区康复呈现政府主导的特点，因此，探究与精神健康相关的政策变化有助于理解具有中国本土特色的社区康复实践。综观2000年

[①] Xu Junfang et al., "The Economic Burden of Mental Disorders in China, 2005-2013: Implications for Health Policy," *BMC Psychiatry* 16 (2016): 137.

[②] 马弘、刘津、何燕玲、谢斌、徐一峰、郝伟、唐宏宇、张明园、于欣：《中国精神卫生服务模式改革的重要方向：686模式》，《中国心理卫生杂志》2011年第10期。

[③] 马弘、刘津、何燕玲、谢斌、徐一峰、郝伟、唐宏宇、张明园、于欣：《中国精神卫生服务模式改革的重要方向：686模式》，《中国心理卫生杂志》2011年第10期。

之后颁布的关于精神康复的政策条例，可知其中主导的政府部门是国家卫生健康委员会（以下简称"国家卫健委"）和民政部。最初精神健康更多被称为"精神卫生"，与精神卫生有关的条例颁布和执行主体基本都是国家卫健委（以前的卫生部和卫生计生委）。2002年之前，相关政策聚焦精神卫生工作初步规划；2003~2015年，政策重点在于对严重精神障碍者的管理和防控；2015年至今，政策重点转向心理健康和精神健康服务的社会化方面。①

2015年6月，国家卫生计生委（2018年3月更名为国家卫健委）等部门出台《全国精神卫生工作规划（2015—2020年）》；2016年10月中共中央、国务院印发《"健康中国2030"规划纲要》，2016年底国家卫生计生委等部门出台《关于加强心理健康服务的指导意见》；2018年，国家卫健委等部门印发《全国社会心理服务体系建设试点工作方案》。这一系列变化释放出强烈的信号：在政策制定层面，精神障碍的防治不再成为政府工作的焦点，心理健康的提倡以及心理问题的预防、疏导和服务成为新的工作任务。社会心理服务体系的建构让人看到更多社会治理的色彩，"社区化""社会性"的转向使精神康复领域呈现"去医学化"的趋势。

精神康复领域"社区化""社会性"转向的另一个标志是民政部等政府社会福利部门的主导性参与。为了贯彻落实《"健康中国2030"规划纲要》，民政部等部门在2017年印发《关于加快精神障碍社区康复服务发展的意见》，提出到2025年80%以上的县（市、区）广泛开展精神障碍社区康复服务，在开展精神障碍社区康复的地区，60%以上的居家患者接受社区康复服务等。2020年，民政部等部门印发《精神障碍社区康复服务工作规范》和《关于积极推行政府购买精神障碍社区康复服务工作的指导意见》，对具体工作进行界定。依靠民政系统及其所管辖的基层社区治理体系，截至2020年底，全国有1/3的省份建立了精神障碍社区康复机制，吉林、辽宁、江苏、广西、福建、重庆、湖南、江西、青

---

① 姜海燕：《中国精神健康政策的范式转换：从安全管理走向健康服务》，《河北学刊》2022年第1期。

海等地开展了示范创建工作，各自形成了具有特色的经验。①

生理-心理-社会被认为是精神康复的重要评估模式，药物及医学技术的治疗、心理疏导和社会支持系统的建立等是精神康复所需要的。从我国政府政策的变化趋势也能够看出：在精神康复领域，"医学化"逐渐向"社会性"转变，治疗及纯粹依靠医疗和药物的控制性治理逐渐向预防、疏导和支持的服务型治理转变；政策目标从维护社会安全稳定向促进民众心理健康转变；对精神障碍者的照料逐渐由家庭负担向政府、社会与家庭共同承担的方向转变。

四 作为观察者的研究历程和感受

2016 年，笔者及合作团队申请的项目"精神康复社会工作与社会心理服务体系研究"有幸得到民政部相关基金资助。经过几个月的调查和访谈，这一课题以报告形式结项，报告题目为"以社区为中心的精神康复社会工作体系研究"。对于笔者来说，这一课题虽已结项，却引起了笔者对精神障碍社区康复领域内诸多问题的兴趣。课题结项成为笔者在精神障碍社区康复领域进行研究探索的开端。

这一研究得到 A 区精神卫生防治院（以下简称"A 精防院"）院长及工作人员的大力支持，研究的田野地点就是某市 A 精防院及其所管理的社区精神康复组织。然而，A 精防院在十多年的"医院-社区"一体化的实践中，也面临诸多困惑和无奈。例如，职业康复园的建设受到住房和城市建设制度的限制；在居民区中建设居家康复园的计划因社区普通居民的抵制而被叫停；在社区中开展的日间康复活动受患者家属的病耻感所限而流于形式；在院外康复园居住数年，早已度过过渡期的患者因家属拒绝而无法回家。这些社区康复中的困境使笔者在调查中深深感到，社区康复并非单一主体能够完成。A 精防院虽然最初有较好的支持体系和先进的社区康复理念，但是在长期的发展和维持中还需要多方面的支持。

在 2016 年的这项研究中，我们基于对 A 精防院的调研和观察，提出

① 李雪：《会挽雕弓如满月——精神障碍社区康复发展中的民政力量》，《中国民政》2021年第 3 期。

了"以社区为中心"的精神康复工作体系，包括：①建构以社区为中心、多元主体合作的精神康复模式，改变传统以医疗部门为主导的治疗模式，以社区为中心，链接政府、社会、家庭等多方资源，帮助患者提升复原能力及恢复社会功能；②在《精神卫生法》的基础上，强调建构以社区为中心的精神障碍康复模式的制度保障体系；③重视精神障碍者的家庭生态体系，聚焦精神障碍者家庭功能的修复，通过制度保障精神障碍者家属及照护者的福利；④加强社会工作者队伍建设，社会工作者应参与精神障碍社区康复的各个环节。

完成这项研究之后，2017～2021年，我们每年都会抽出一段时间去A精防院进行调研，从不同视角探讨影响精神障碍社区康复的社会性机制。2017年团队成员去C市调研，探索职业培训和职业实践对精神障碍者的康复效果。从广义上来讲，职业康复是社区康复的一种形式，是社区康复强调社会性、再社会化，通过职业给康复者赋权，引导其回归社会和走向复原的重要形式。我们在本书的第四章记录了对精神障碍者职业康复机构的观察结果，以及职业康复在康复者各种社会融合中的功能。2022年，研究团队又去深圳、广州等精神康复机构进行社区康复的调研，这些调研内容在未来的研究中将会被呈现。在诸多田野观察中，制度、文化和家庭这三个维度给我们留下了深刻的印象，使笔者面对这些调研材料时会有意识地运用这三个维度整理思路和梳理材料。

制度是精神障碍社区康复的保障。从欧美国家的经验来看，制度保障是以社区为中心的精神障碍康复模式得以实施的前提，包括立法、组织机构设置、多部门协作制度、针对家属的照料技巧和心理疏导培训制度等。以美国为例，总统约翰·肯尼迪于1963年签署的《社区精神健康中心法案》保证了社区照料服务对康复期病人的覆盖。我国于2013年开始实施的《精神卫生法》明确了社区康复机构、残疾人组织、基层政府、就业部门及患者监护人辅助患者在社区范围内进行精神康复的责任及义务，这在法律和制度上为以社区为中心的精神障碍康复模式提供了保障。但是从目前状况来看，社区康复的推动工作仍然需要制度的进一步保障。随着社会管理向社会治理模式的转变，精神障碍康复问题逐渐成为社区服务的内容。

文化生产出"社会建构"，文化壁垒是精神障碍者回归社会的障碍。

首先，社区文化中的污名和区隔文化在精神障碍者和社区成员之间形成屏障，会削弱精神障碍社区康复的成效。其次，社区文化中的社区感是影响精神障碍社区康复的因素之一。我国的社区建设开始较晚，公众社区公共意识和社区参与缺乏，社区感的培育和基于公众参与的社区资本的发掘不够充分，这些都是导致精神障碍者不被社区接纳的原因。此外，文化还包括家庭内部的病耻感，这是患者和家庭不积极参与社区康复的原因。

家庭是精神障碍社区康复的主体，当下我国福利制度中存在的忽略家庭的取向可能波及精神障碍社区康复实践领域。因缺乏其他主体的支持，家庭成为承担和抵御康复与治疗风险的终极兜底者。从国外经验来看，社区康复往往包括对家庭支持的制度化，提升对照料者的补贴，为照料者提供援助，包括心理、教育、职业发展和财务规划等。

制度、文化和家庭维度贯穿全书，这些维度使笔者对精神障碍社区康复的琐碎而感性的观察形成体系，使笔者理性地思考：精神障碍社区康复如何在"去医学化"的道路上更进一步？如何进一步增强精神障碍社区康复所依赖的"社会性"？作为社会治理的一部分，精神障碍社区康复可能联结哪些主体？社区感的培育与社区资本的发掘在社区康复中如何体现？可以确定的是，要使精神障碍不再成为患者及其家庭独自承担和面对的不确定性风险，具有联结功能的社区必须在其中有所作为。

目　录

第一章　导言

　　精神疾病的高发病率和庞大的人口基数，使我国公共卫生系统面临精神疾病诊疗和康复的沉重负担。2019 年，我国精神病学家在《柳叶刀·精神病学》上发表的中国精神卫生调查（CMHS）患病率数据显示，在全国范围内，精神分裂症及其他精神性障碍的加权终生患病率为 0.7%，六大类精神障碍（焦虑障碍、心境障碍、物质滥用障碍、精神分裂症及相关精神病性障碍、冲动控制障碍、进食障碍）的加权终生患病率为 16.6%。[①]此外，精神障碍不仅导致高致残率、自杀率，还会给家庭和社会带来沉重负担。

　　然而，我国医疗系统在对精神障碍者[②]的治疗、康复、就业及日常照料等方面显得力不从心。精神科执业（助理）医师只有 5.01 万人，注册护士 13 万人，平均每 10 万人中有 3.55 名精神科医生、9.89 名注册护士，相比于世界平均水平每 10 万人中有 4 名精神科医生和 13 名护士，精神卫生资源仍稍显不足。截至 2020 年底，全国共有精神卫生医疗机构5936 家，精神科床位 79.8 万张，每万人平均 5.65 张。全国 350 个区县（12.31%）无精神卫生医疗机构，883 个区县（31.05%）无精神科床位，主要集中在中西部。西部地区单位土地面积上精神科开放床位、医师和护士数量较中部相差 4 倍左右、较东部相差 7~11 倍。[③] 精神卫生专业机构主要分布在省级城市和地市级城市，县级医疗机构没有精神科；精神病院一般只有 1/3 的床位处于周转状态，入院人数多，出院人数少。[④] 入院治疗的精神病人"压床"现象严重，较多精神病人住院时间长，部分病人住院时间达数年之久。一项调查数据显示，2018 年我国精

---

① Huang Yueqin et al., "Prevalence of Mental Disorders in China: A Cross-Sectional Epidemi-ological Study," *The Lancet Psychiatry* 6 (2019): 211-224.

② 在本书中，精神障碍者、精神障碍康复者和精神康复者交替使用。

③ 马宁、陈润滋、张五芳等：《2020 年中国精神卫生资源状况分析》，《中华精神科杂志》2022 年第 6 期。

④ 李红梅：《我国严重精神病患者达 430 万人》，《人民日报》2016 年 1 月 13 日，第 13 版。

神障碍患者平均住院日达到 52.9 天，是各种疾病中住院天数最长的病种；病床周转次数为 5.9 次，精神病医院诊疗需求强烈。[①] 缺少社区康复体系是精神障碍者无法被"治愈"且无法真正回归社会的主要因素。精神病院较多"压床"现象以及精神障碍诊疗中的入院—出院—再入院的"旋转门"现象，为原本紧张的精神卫生资源带来更大压力。总之，这些特有的现象是缺少成熟的社区康复体系导致的结果。

基于精神障碍社区康复需求强烈和社区康复体系缺失现状，2015 年，国务院办公厅转发了《全国精神卫生工作规划（2015—2020 年）》（以下简称《规划》），深入贯彻落实《精神卫生法》和《中共中央、国务院关于深化医药卫生体制改革的意见》，加强精神障碍的预防、治疗和康复工作。在《规划》的七个具体目标中，有三个围绕社区康复提出明确的发展规划要求，包括"精神卫生服务体系和网络基本健全""精神障碍康复工作初具规模""精神卫生工作的社会氛围显著改善"。这三个目标明确指出设置完善精神障碍社区康复服务体系，50%以上的居家患者接受社区康复服务，心理治疗师、社会工作师、社会组织和志愿者等多主体进入社区康复服务领域等。

2015 年可以被看作我国精神障碍社区康复的起点，之后政府在诸多工作规划和文件中不断强调社区精神康复机制的建设。2016 年 10 月，中共中央、国务院印发并实施《"健康中国 2030"规划纲要》，在"促进心理健康"板块提出"全面推进精神障碍社区康复服务"。这是在政府层面由最高行政机关出台的关于精神障碍社区康复的规划。之后，民政部联合其他部门出台《关于加快精神障碍社区康复服务发展的意见》《关于积极推行政府购买精神障碍社区康复服务工作的指导意见》《精神障碍社区康复服务工作规范》等文件，进一步落实精神障碍社区康复工作。

民政部于 2017 年印发的《关于加快精神障碍社区康复服务发展的意见》规定了社区康复的四大任务，其中涵盖了社区康复的主要内容和需要解决的问题。具体分为：拓展服务供给，推进服务主体多元化、服务形式多样化；探索建立服务转介机制，加强精神障碍治疗和康复资源的

---

① 《聚焦精神疾病领域，医供与患需间的喜与忧》，https://www.cn-healthcare.com/article-wm/20201103/content-1159131.html，最后访问日期：2024 年 1 月 1 日。

整合协调，打通医疗、康复服务循环梗阻；支持家庭发挥主体作用，促进家庭成为社区康复的重要力量和资源；提高服务管理水平，建立技术指导体系；等等。从以上可以看出，政府聚焦以下方面：强调精神障碍康复的"社会性"，引导社会力量参与，推进服务主体和形式的多元化；推行"医院-社区"康复一体化模式；支持将家庭作为社区康复的主要力量，将对家庭的照护和支持作为社区康复的重要内容；社区康复体系的标准化、技术化和可评估性。

从世界范围来看，诸多发达国家和地区的精神障碍社区康复已经从理念到制度、从理论依据到具体实践领域形成了一套完善的体系。发达国家的精神障碍社区康复源于一场轰轰烈烈的"去机构化"运动。这场运动始于20世纪50年代的美国，一直持续到20世纪90年代，它反对院舍化的住院治疗，提倡减少专科医院数量，提倡精神障碍者在社区中完成诊疗和康复。"去机构化"不仅涉及精神障碍康复，还涉及养老服务、残疾人等弱势群体的照料，涉及领域和国家众多，影响深远，并带有强烈的理念和价值观诉求，之后作为一种思潮引领了一场运动。① 在精神障碍康复领域引起的变革是，将以对精神障碍治疗为主的模式转变为预防、治疗与康复相结合的模式，将单一的生物-医学取向转变为关注病患权利，重视复原理念，重视社区社会资本及社会支持的"生理-心理-社会"模式。相比之下，我国的精神障碍社区康复刚刚起步，发达国家实施的完全而彻底的"去机构化"模式并不适合中国本土情境。然而，如何推进我国精神障碍社区康复的本土化和在地化，使社区康复能够更好地为患者和家庭服务，使社区资源和社区参与的动力在更大程度上被发掘与激发？如何通过社区康复减轻精神障碍诊疗和康复的压力？这些问题都需要上升到理论层面进行回答。

本书基于笔者2016年以来关于精神障碍社区康复的实地调研和理论思考，尝试回答三个方面的问题。第一个是精神障碍社区康复在我国存在的形态和样貌是怎样的？社区康复在政府自上而下的倡导中以何种实践形式发展？中国语境中的精神障碍社区康复具有何种独特性？总之是

---

① 杨锃：《"反精神医学"的谱系：精神卫生公共性的历史及其启示》，《社会》2014年第2期。

回答精神障碍社区康复"是什么"的问题。第二个是在中国本土语境中，哪些因素可能会影响精神障碍社区康复的实施和发展？与国外社区康复实践相比，这些影响因素具有怎样的特点？总之是回答中国精神障碍社区康复何以能实现，即"为什么"的问题。第三个是讨论中国精神障碍社区康复将会走向何方，所遇见的困境以及在中国社会中所具有的特殊优势是什么等，总之是回答中国精神障碍社区康复将会"怎么样"的问题。

　　除了对精神障碍社区康复实践性及现实性的讨论，本书还有更深层的理论关注，即在精神障碍康复实践中社区的共同体属性何在？在我国倡导加强社区治理体系，推动社会治理中心向基层下移的治理语境中，如何发挥精神障碍社区康复共同体的公共性特质？只有厘清社区在精神康复中的共同体功能，才能将社区康复与精神障碍诊疗体系区分开来，发挥社区康复的"社会性"优势。

一　社区的共同体属性及其提供的社会联结

　　社区具有共同体属性，这是自滕尼斯提出社区概念以来研究者达成的共识。社区是出入相友、守望相助的空间地缘性共同体，具有链接、社会化、援助和管理的功能。失能者在其中可以得到有尊严的照顾、可以正常生活，恢复扮演社会角色的能力，社区资本弥补了国家福利供应和市场化照料的不足。此外，精神障碍社区康复在"去机构化"运动中被赋予强烈的公共治理诉求，即重视精神障碍者的主体地位和自主性，强调诊疗和康复服务的公平性、可及性和广泛性等。以上公共性诉求也赋予精神障碍社区康复共同体特定的内容和机制。总之，在理念层面上，精神障碍社区康复提倡以精神障碍者的主体性和权利为前提的复原思维、赋权思维，提供全人关怀（holistic care），以及重视社区成员资格等。

　　在实践层面上，社区是城市社会治理的神经末梢，是联系国家、社会、家庭和个人等多类主体的桥梁，只有在社区这一场域中，各个福利提供者才可能为精神障碍者提供服务与支持，包括：以社区服务为目的，通过挖掘社区社会资本来提供更好的社区公共健康服务；提倡参与主体的多样性，发掘多样化的康复形式；等等。精神康复的社区共同体构念包括从"治疗"思维向"康复"思维理念的转变——从消除或减轻症状到重视恢复功能和环境适应、从症状诊断到评估患者适应环境所需要的技能和支持、从药物、行为和心理的治疗到教授其进行资源链接和整合的技巧等，同时重视患者的主体性、自由权和功能权，将之作为服务而非管控的对象，等等。① 与此形成对照的是，我国当下精神障碍社区康复存在明显的社会公共安全优先的取向。② 在此背景下，强调社区的共同体属性是精神障碍者康复及寻求社会联结的重要路径。

二 制度与文化作为分析框架

之前有考虑过在康复园的社区内开设面包房，让康复者通过康复训练有工作可做，但是跟领导沟通后，他们就不太愿意，觉得风险太大，"安全问题"谁都不能保障，最后只能不了了之。

有时候会有社区的居民来康复园了解情况，问我们里面住的都是什么人，严重点的就会有居民联合起来拉横幅，到物业投诉，要求我们写个东西，做个保证，保证小区内其他居民的安全。最严重的一次就是那个别墅区的 M 康复园，2009 年我们第一次开始建设康复机构，在某山风景区周边的山间别墅里建了 M 康复园，环境和居住条件都很好，开展各种社交训练、娱乐活动和职业康复，还有电视台来采访，但是宣传多了之后被其他居民发现了，人家就不干了。业主委员会就集体拉横幅，去物业告我们去了。各种协调沟通都没有效果，最后这个机构就关停了。居民对精神障碍社区康复的接受程度还是很低。

以上内容来自对社区康复机构工作人员的访谈。从实践层面来看，通过长期的调研和参与观察，笔者深深体会到制度和文化对精神障碍社区康复的强烈影响。一方面，政策的倡导、制度的设定、制度表达出的

---

① 吴莹、昝璇：《从"去机构化"到"再机构化"：文化契合性如何影响社区精神康复共同体的公共性》，《公共行政评论》2021 年第 6 期。

② 杨锃、陈婷婷：《多重制度逻辑下的社区精神康复机构研究——兼论本土精神卫生公共性建设的可能路径》，《社会科学战线》2017 年第 3 期。

特性，都是精神障碍社区康复机构获得扩展性发展或遭受封闭性衰落的原因。另一方面，对精神障碍者的污名，深深刻印在公众或社区居民的意识中，也存在于家庭成员的认识和政府工作人员的管理观念中，这些可能会使社区康复机构无法寻找到开展康复的场地以及居住型康复机构需要的住房、职业康复需要的工作场地。同时，家属和管理部门认为，封闭的医院比开放的社区机构更安全，更有确定性。因此，文化是影响精神障碍社区康复的另一个重要因素。

从理论层面来看，已有研究指出，制度与文化因素对中国社会治理有一定的解释力，[①] 社会治理的公共性受制度与文化的共同影响。[②] 制度-文化分析框架可能有助于进一步解读和建构精神康复中的社区共同体。笔者以前的研究也发现，在不同的社区类型中，制度与文化对个人行为的影响效力不同，制度与文化可能是相互制约的，也可能是相互建构的。[③] 健康社会学研究表明，制度壁垒与社会文化壁垒是残障者回归社会的障碍。[④] 制度带来的刚性"社会结构"与社会文化导致的"社会建构"，构成了精神障碍的社会起源。[⑤] 具体到中国本土语境，何雪松等指出制度带来的城乡迁徙会影响人们的精神健康。[⑥] 凯博文认为精神疾病是文化建构的结果，文化建构了人们对精神疾病的理解和表达。[⑦] 以上理论研究也让笔者进一步认为：在当代中国，制度与文化可能是培育或制约精神障碍社区康复共同体的两个因素。因此，制度-文化的分析框架是贯穿本书的写作思路之一。

[①] 纪莺莺：《文化、制度与结构：中国社会关系研究》，《社会学研究》2012年第2期。

[②] 李友梅、肖瑛、黄晓春：《当代中国社会建设的公共性困境及其超越》，《中国社会科学》2012年第4期。

[③] 吴莹、卫小将、杨宜音、陈恩：《谁来决定"生儿子"？——社会转型中制度与文化对女性生育决策的影响》，《社会学研究》2016年第3期。

[④] 杨锃：《残障者的制度与生活：从"个人模式"到"普同模式"》，《社会》2015年第6期。

[⑤] 萧易忻：《"抑郁症如何产生"的社会学分析：基于新自由主义全球化的视角》，《社会》2016年第2期。

[⑥] 何雪松、黄富强、曾守锤：《城乡迁移与精神健康：基于上海的实证研究》，《社会学研究》2010年第1期。

[⑦] 凯博文：《苦痛和疾病的社会根源：现代中国的抑郁、神经衰弱和病痛》，郭金华译，上海三联书店，2008，第200~204页。

三　对家庭的关注

年过六旬的老两口，守着 25 岁的患有精神疾病的儿子。12 年来，儿子反复住院 21 次，一年 365 天均需要服用精神科药物。他们曾多次被儿子赶到公园和医院的长椅上过夜，有次连续 20 天。两位老人白天流浪，天黑了就在家对面楼的走廊，朝着家的方向张望，看到儿子的身影，心才稍微放下。什么时候家里灯熄了，老两口才轻手轻脚回家在忐忑中结束一天。儿子经常惹祸，老两口几乎每天都要为儿子闯的祸处理善后事宜，随着年龄的增长，他们的身体越来越虚弱，均患有慢性病。在漫长的求医过程中，朋友越走越少，亲情越来越远，连邻居都搬走了好几拨。生活中他们只剩下患病的儿子。老人很难用语言来形容对儿子的感情，12 年折磨，两口子已经处于崩溃边缘，精神极度脆弱，"但是家要是不管他了谁管他？"①

以上精神障碍者及其家庭的故事包含很多信息，如家庭对精神障碍者的付出和牺牲、年长照料者面临的困境和危机等。面对精神障碍者，家庭大多扮演"牺牲者"的角色，偶然得到的因家庭照料而使患者康复的结果，也让人感慨家庭负担之重、付出之多，以及单单依靠家庭支持而带来的不确定性。家庭陪伴精神障碍者进行治疗和康复，承担巨大的经济及精神压力。现实情况是，我国精神障碍社区康复的主体仍然是家庭。家庭承担监护主体的责任，社区康复服务主要依靠家庭完成。然而，家庭也需要社会及社区网络的支持。

我国福利制度表现出个体救助代替家庭支援、救助代替发展和服务的取向，家庭得到的支援和接受的服务不足，常常被作为承担诸多福利功能的组织的替代者，成为弱势个体抵御风险及求得生存和安全的庇护所。缺乏对家庭的制度支持但又过于倚重家庭被称为"隐形的家庭主义"，容易使家庭陷入终极兜底者的困境。② 因此，精神障碍社区康复涉

---

① 白云：《一个精神障碍患者家庭的 12 年》，《燕赵都市报》2013 年 8 月 14 日，第 10 版。
② 韩央迪：《家庭主义、去家庭化和再家庭化：福利国家家庭政策的发展脉络与政策意涵》，《南京师大学报》（社会科学版）2014 年第 6 期。

及的重要内容之一，就是关注家庭、关注照料者，借助社区康复的共同体为家庭提供制度性支持和服务。只有这样，才能发挥家庭作为照料主体的作用。总之，本书将家庭作为重要的写作主题之一，探讨精神障碍者家庭的需求、家庭与社区的联结、家庭功能的改善，如何建构对家庭支持的政策取向，以及在精神障碍康复共同体中，如何发挥家庭作为社区康复的基石的作用等问题。

四　调研地点和研究方法介绍

本书提到的精神障碍者包含《精神障碍诊断与统计手册（第五版）》（DSM-V）中界定的精神分裂症患者、心境障碍患者、焦虑障碍患者及孤独症谱系障碍患者。

本书内容分成文献研究和实地调查两部分。文献研究部分的文献来源，读者可以参考页面下端的脚注。本书涉及的研究从 2016 年开始，于 2020 年初结束。实地调研地点包括某市的 A 精防院及其下辖的社区卫生组织和康复机构、A 区的基层社区、C 市的 X 职业康复会所、D 市的 X 特殊教育学校。

A 精防院及其下辖的社区卫生组织和康复机构是本书的第一个调研地点。A 精防院是某市 A 区的精神卫生二级专科医院，承担 A 区区属及驻区医疗机构精防医生的业务培训、指导，社区精神病人的管理、治疗、康复、免费服药等工作。A 精防院有四个精神科病区，包括男病区、女病区、老年病区和开放病区。A 精防院开创的"医院-社区"康复一体化模式成效显著，走在国内同行的前列，成为业界称道和学习的"A 模式"。A 精防院的"医院-社区"康复一体化模式包括四个环节：住院治疗期的封闭病区—出院前过渡期的开放病区—出院后过渡期的康复园—社区适应期的日间照料站（包括社区康复站、温馨家园等）。A 精防院已经不再只对患者进行医学和药物治疗，而是在对患者进行生物治疗的同时，融入心理干预和社会功能康复的内容，具有生理-心理-社会综合服务模式的特征。

A 精防院在"医院-社区"康复一体化体系的建设过程中，非常重视患者在医院和病房之外的生活训练，积极为康复者创造和提供真实的社会环境，帮助康复者融入社会，实现他们成为普通人的心愿。同时，

A精防院重视发挥社区的作用,在社区和基层政府中倡导社区精神康复工作的重要性,联合残联和其他部门提供社区日间照料的场地,学习意大利先进模式,建立社区内康复者家庭居住型康复机构。这些理念和尝试至今在国内仍处于前列,同时其富有体系性的建设呈现一定的规模化效应,成为A区的精神障碍康复者所依赖的生活方式。

本书的访谈资料包括对A精防院进行参与观察及访谈所形成的资料,访谈对象包括医院内的开放病房医护人员及康复者、出院后的康复园内工作人员及康复者、社区适应期中日间照料站的工作人员和康复者等。本书后续相关具体章节也会对调研地点和研究对象进行详细介绍。

本书的第二个调研地点是C市的X职业康复会所。这是为精神障碍康复者提供职业准备和训练的机构,帮助康复者链接就业资源,提高康复者的就业技巧和社会化能力等。本书第四章第二节还将对X职业康复会所以及访谈对象进行详细介绍。

本书的第三个调研地点是D市的X特殊教育学校。调查团队对特殊学校的儿童、家长和老师进行了访谈,经过一个月的参与观察,探讨精神障碍儿童家庭所具有的需求以及儿童的社区康复状况。本书第七章第一节将对调研地点和访谈对象及研究过程做进一步介绍。

本书使用的研究方法包括文献法、访谈法、参与观察法和干预法。由于本书包含内容较多,使用研究方法较为多样,每章节并不一定使用同一种研究方法。现根据研究内容和章节介绍使用的研究方法。

首先,本书使用了文献法,在较多章节中对相关问题的缘起、发展现状、研究脉络等进行梳理,以便更清晰地探讨精神障碍社区康复的发展历程等。使用文献法的章节和内容分布如下:第一章对社区复兴和精神障碍社区康复发展历程进行了介绍;第二章对精神障碍社区康复制度进行了分析;第五章对文化语境与精神障碍及康复进行了介绍;第八章对精神障碍社区康复中对家庭的福利关怀进行了介绍。

其次,本书包含几个系列的实地调查研究,多使用了访谈法和参与观察法。使用这两种方法的章节及内容分布如下:第四章包含三个具体研究,采用参与观察法分别介绍了政府主导下的A医院模式、基于职业康复的C会所模式以及某市A区中三个不同类型的精神障碍社区康复实践比较。此外,第六章还使用了参与观察法和访谈法介绍了某市A区的康复园项目中文化对精神障碍社区康复的影响。第七章第一节使用访谈法探讨了精神障碍者的家庭需求及社区康复的现状等，第二节使用访谈法探讨了参与社区康复的精神障碍者及其家庭状况等问题。

最后，本书使用了社会工作研究领域中的干预法，探讨对精神障碍者家庭功能的干预效果问题，这部分内容集中在第七章第三节。

五　学科视角与本书结构

写作之初，笔者常常进行反思，用现有的调研资料可以写成一本怎样的书？它应该属于哪个学科？是社会学、社会工作，还是精神病学或社会心理学？在本书写作完成之际，笔者也没有想好这一问题的答案。实在要严格地进行界定，可能是以上几个学科视角的融合。制度、社会治理、作为治理主体的国家-社会分析、共同体建构等视角带有浓厚的社会学意味，社会联结、复原、康复、全人视角、家庭功能等多是社会工作的专业视角；对精神障碍者的关注、"医院-社区"康复模式的探讨是精神病学的某些分支学科的内容；对涉及精神康复的污名文化、制度文化和不确定性状态的思考来自社会心理学的启发。笔者无法确定本书属于哪一学科，但尽力将精神障碍社区康复中的制度、文化和家庭维度写清楚。

本书将从社区的共同体属性、制度与文化的影响机制、作为康复主体的家庭需求三个维度呈现已有的精神障碍社区康复的本土实践，试图分析精神障碍社区康复是什么、为什么和如何实施的问题。本书主要包括以下内容。

第一部分包括第二章，将介绍社区的共同体属性，回顾中外社会治理研究领域，探讨社区的社会治理功能；回顾国外精神康复的"去机构化"历史及其所包含的"去医学化"思想，以探索精神障碍社区康复的源头和本质。此外，第一部分还将回顾我国精神障碍社区康复的发展历程、现状、政府相关的政策与引导等。

第二部分将探讨精神障碍社区康复的制度维度，包括第三章和第四章。第三章将介绍各国精神障碍社区康复的实践以及相关法律制度的制定，也将探讨社区治理模式在中国语境中如何影响社区康复。第四章将根据具体调研结果，呈现我国现行制度下的精神障碍社区康复实践，包括政府主导的社区康复实践、基于职业康复的精神障碍社区康复实践以及不同类型社区的精神康复模式比较。

第三部分将探讨精神障碍社区康复的文化维度，包括第五章和第六章。第五章将介绍在精神障碍诊疗和康复领域中对文化特异性的重视，不同文化对精神障碍诊疗和康复的不同理解与建构，以及污名化对精神障碍社区康复的影响。第六章将通过现实中精神障碍社区康复实践的分析，探讨制度、文化和家庭如何推进或阻碍社区康复的开展与社区共同体的形成。

第四部分将探讨精神障碍社区康复的家庭问题，包括第七章和第八章。第七章通过两个实地调查探讨社区康复中的家庭需求，从建构社区共同体的角度来看待精神障碍者的康复中家庭与社区的分离、家庭被疏离和区隔的现状。此外，第七章还从微观的家庭场域来分析社区康复中家庭的功能性，探讨社会工作研究领域中的干预法如何改善家庭功能。第八章将在第七章的基础上，从社会政策角度探讨重视家庭功能的政策取向，即从单一的对患者救助的福利政策思想，到建构多主体参与的服务与救助相结合并以家庭为单位的福利政策等。

第五部分包括第九章，将对本书进行总结与讨论，探讨制度、文化在建构精神障碍社区康复体系中的影响作用，如何为家庭提供服务和支持，以及培育精神障碍社区康复共同体的路径等。

第二章　社区的复兴与精神障碍社区康复

第一节　社区的复兴与精神障碍的"去医学化"

一　社区的共同体属性

社区即是共同体。社区的共同体属性在早期社会学家滕尼斯对社区的定义中被描绘得形象生动:"社区是由同质人口组成,价值观念一致,关系密切、出入相友、守望相助的富有人情味的共同体。"① 社区在全球化与信息时代有不同表现,社区形态从地缘扩充为网络或其他形式。卡斯特在其著作中指出,地域共同体更有可能被网络共同体取代②,但是社区作为共同体所包含的联结性、共享性、公共性等基本属性保持不变。

社区不仅是同质的血缘和地缘共同体,还是在社会发展的新阶段,由共同目的联结起来的多主体之间形成的共同体。群体成员在同一地区共同生活,形成共同体。社区共同体可以分为基于自然传承的风俗习惯形成的相互依赖的情感共同体、共享种族身份或特定价值而彼此依存的权利共同体、基于特定任务或目标而聚集并开展共同行动的目标共同体。社区共同体的理想状态是实现社区资源整合,可以通过项目制及其调动起来的社区参与来实现。

从社区具有的共同体属性来看,精神障碍社区康复的意义在于通过整合和发掘社区社会资本实现对社区内精神障碍者的照料、接纳和康复。虽然在当下社区共同体是指因制度、市场等不同的资源配置形式而具有异质性的社区,但是以精神康复为目的,链接及组织多方资源和力量与滕尼斯强调的社区所具有的"共同性"目的一致。也就是说,精神障碍

---

① 斐迪南·滕尼斯:《共同体与社会》,张巍卓译,商务印书馆,2019,第99~102页。

② 曼纽尔·卡斯特:《认同的力量》(第二版),曹荣湘译,社会科学文献出版社,2006,第69页。

社区康复重在强调精神康复中的共同性。

二　社区的复兴：从"去机构化"运动到社区照顾和社区主义

20世纪50年代，美国经历了一场轰轰烈烈的"去机构化"运动。"去机构化"运动大规模压缩精神疾病专科医院的规模，提倡精神障碍者在社区接受诊疗和康复，促进精神障碍社区康复模式的发展。美国和意大利精神障碍者的"去机构化"运动最为活跃，开展得最为彻底，其他发达国家也深受影响，在诸多社区照顾领域中推行"去机构化"的政策。鉴于"去机构化"运动这段历史对精神障碍社区康复产生了重大影响，本书将在下一节详细阐述这段历史。

在英国，"去机构化"或"去院舍化"照料始于对精神病患者的诊疗和康复领域，之后扩展到老人、儿童及其他弱势群体的照料领域，形成了众所周知、影响广泛的社区照顾模式。社区拥有的资源和资本可以弥补英国国家福利供应不足和市场化照料不够的缺陷。20世纪80年代，英国推行社区照顾政策，验证了社区对精神障碍者、老年人、孤儿、残疾人等弱势群体的支持功能。当时针对精神病院、孤儿院、老人院等"机构化"照顾中出现的弊端，以及经济衰退引发的福利国家财政危机问题，英国政府大力推行社区照顾政策，提出在社区内施行照顾、由社区负责照顾以及对社区进行照顾的理念。这些举措促进了社区中自助与互助的形成，以及社区内社会共同体的建构、社区功能的重构等。[①]

早在1969年，为了解决以贫困问题为主的一系列社会问题，英国就投入了大部分经费开展一些社会项目，虽然这些社会项目在1979年全面终止，但是社区发展过程让社区发展理念在全国发展起来，社会服务与社区反贫困及反对排斥的行动也得到重视。20世纪80年代之后，随着英国工党1997年重新执政以及2001年成功连任，社区服务和社区发展重新进入政府决策视野，一系列社区发展项目（如社区战略、社区照顾计划、邻里复兴战略等）得到实施，这些项目在解决贫困问题及福利再分配不平等问题上发挥了作用。[②] 英国社区照顾体系的发展，一方面解

---

① 　王思斌：《社区照顾对中国社会的借鉴意义》，《社会工作研究》1994年第3期。

② 　韩央迪：《英美社区服务的发展模式及对我国的启示》，《理论与改革》2010年第3期。

决了城市化、现代化和工业化带来的贫困、犯罪、公共服务匮乏、不平等及群体冲突问题，另一方面体现了社区在国家治理和市场运营失灵中的平衡和缓冲作用。

此外，20世纪七八十年代，由于福利国家的失败和经济危机的到来，社区在发达国家的复兴先后受到新自由主义和社群主义的影响。新自由主义主张权力下放、公共部门私有化、减少政府对社区服务的投入，社区照顾取代国家照顾，政府变成社区服务的最大购买者。社区志愿者组织、来自商界的专业服务、社会慈善捐赠等多方力量参与社区治理与社区照顾。受新自由主义的影响，发达国家使社会力量最大限度地参与社区治理。然而，在新自由主义政策取向中，社会矛盾凸显，主张"修复责任、建构权利和义务、寻找个人与社群平衡"的社群主义应运而生，出现了新自由主义与社区主义之间的第三条路。20世纪90年代，美国的社区主义运动从强调个人权利到呼唤关注群体与社会责任的平衡，社区建设成为当时克林顿政府实现"复兴美国"和"再创政府"的手段。进入21世纪，澳大利亚各级政府在政策中引入社区意识，提出一些与社区有关的具有引领性的概念，如社会资本、社会企业、社区发展、伙伴关系和社区建设等。在经济和社会危机中，发达国家认识到国家和市场的失灵，因而社区复兴运动逐渐兴起，社区治理被赋予新的意义，社区被重新发现。[①]

除了在基层治理中强调社区功能，发达国家对社区复兴的呼唤还包含着社会学家和政治哲学家从道德、情感、习俗和文化方面对社区的重新定义。曾任美国社会学学会主席的埃兹奥尼是主张社区主义观点的代表。他指出，社区主义原则是权利与责任，既不否认个体的权利，又强调人们对社会和社区的责任，要建立好社会、寻求"个人权利和公共利益的平衡"。他认为文化、道德、习俗是"建立好社会的途径"，而家庭、学校、社区和多个社区形成的联合体是社会道德建设的要素。[②] 他

---

① 吴晓林、郝丽娜：《"社区复兴运动"以来国外社区治理研究的理论考察》，《政治学研究》2015年第1期。

② 夏建中：《社会学的社区主义理论》，《学术交流》2009年第8期。

还认为社区是充满感情的关系网络，有共享价值观和文化规范等。[①]

从社区照顾、社区服务到社区主义运动的兴起，映射着社区在社会治理中的重要功能。在发达国家，社区成为国家、市场之外的重要平衡机制。在我国，社区逐渐成为重要的社会治理单元，成为社区照料、社区康复等社区服务内容的实体。从 21 世纪初我国开始进行社区建设，到党的二十大报告提出加强和创新社会治理、完善社区治理体系、推动社会治理中心向基层下移，说明社区成为创新社会治理的主体，也是承载社区照顾、社区康复和社区服务的基本单元。我国对精神障碍社区康复的提倡正是建立在这样的社会背景基础之上。

三　"去医学化"与精神障碍社区康复

自 19 世纪以来，医院负责精神障碍的诊疗和康复是现代社会应对精神障碍的基本方式。然而，精神障碍有其自身特点，即病程长、病情有忽好忽坏的起伏、发病原因多、患者需要长期照料以及正常的社会生活环境等，仅仅依靠"生物-医疗"模式无法满足精神障碍者的需求。而且，住院治疗方式给精神障碍康复带来一系列弊端：精神疾病治疗的旋转门现象使医疗资源得不到有效运用，机构化的诊疗和康复方式使精神障碍者的主体性被忽略、被泯灭。因此，医学技术似乎不是精神障碍康复最有效的方式。

社会医学化是伴随着现代医学技术日趋发达而出现的一种现象。它是指给某些社会越轨行为或人们不寻常的生理特征贴上病症标签、过度医疗化的过程。1960 年，西方社会科学界和医学界开始反思社会医学化现象。[②] 精神病治疗和康复是一个容易医学化的领域，过度诊断、过度医疗以及长期院舍式康复是精神障碍诊疗和康复领域面临的严重问题。

此外，从研究领域来看，有关精神康复的实证研究缺乏对社会因素的关注，而表现出医学研究的范式，例如，大量研究集中在对康复结果的量化评估上，多为偏指标化的个体水平研究；大部分研究发表在医学

[①]　成伯清：《社会建设的情感维度——从社群主义的观点看》，《南京社会科学》2011 年第 1 期。

[②]　Peter Conrad, "Medicalization and Social Control," *Annual Review of Sociology* 18 （1992）: 209–232.

类杂志上，截至 2024 年 3 月 26 日，以慢性精神病为关键词在中国知网文献库中搜索到的 334 篇文章、学位及会议论文所发表的期刊基本为精神病学和医学类杂志，第一作者的单位 97.8% 为医院，主要内容为干预和治疗模式，与管理方式有关的论文只占 3.7%。

"去医学化"和"去机构化"是精神障碍社区康复实践的潜在目的，以"去机构化"为基础的社区康复旨在解决"生物-医疗"模式在精神病康复中带来的诸多问题，如治疗康复的主体以专科精神病医院为主，具有单一性；忽略社区及社会资源；治疗观念赋予精神病人污名化，具有歧视；限制人身自由；等等。中国不仅存在精神卫生医疗资源短缺的问题①，还存在病人过度医疗化，入院难、出院难、占床率高的现象，社区康复可能是解决这些问题的重要方式。

进入 21 世纪，中国精神障碍康复开始尝试"去机构化"改革，从"生物-医疗"模式向"生理-心理-社会"综合康复模式转变。其中，"医院-社区"一体化模式成为中国精神卫生系统的主要实践形式，社区被期待成为除精神专科医院之外承担精神康复任务和实践的主要载体。以精神障碍社区康复为研究对象，研究影响其运行的机制、具体的康复过程，有助于推动我国精神障碍康复"去医学化""去机构化"的进程，同时有助于倡导精神障碍者应该有权利像一般社会成员那样重新寻回有意义的生活。

社区是实现精神康复"去机构化"的基础。根据各国"去机构化"的实践经验，依靠社区、利用社区资本和资源、建构聚集多元主体力量的社区共同体是实现"去机构化"的根本。社区作为人们的生活场所，能够提供邻里交往、人际互动方面的支持，生活的意义和价值在社区互动中能够被满足。"失能者能在社区中过上正常的生活，享受其应得的权力（利），在常人的环境中得到有尊严的照顾，在日常生活中恢复或维持其承担社会角色的能力。"②

---

① 每万人平均床位数低于世界平均水平，远低于发达国家水平。已有数据指出，床位使用密度为 1.71 张/万人，低于世界平均水平 4.36 张/万人，更远远低于中高等收入国家的平均水平 7.7 张/万人。

② 黄源协：《社区照顾——台湾与英国经验的检视》，扬智文化事业股份有限公司，2000，第 2 页。

从 2000 年 11 月中共中央办公厅、国务院办公厅转发《民政部关于在全国推进城市社区建设的意见》开始，中国社区建设在全国范围内推广已有二十余年。社区建设如何与精神障碍社区康复并行，成为精神康复"去机构化"的基础和依托？对这一问题的探讨本身具有理论和现实意义。精神康复作为"医院-社区"一体化实践项目，其建设与运行是社会治理共同体的一项具体内容，可以解决已有研究缺少从社会科学视角对康复过程中合作模式的反思，缺乏用社区治理、社区建设等视角探讨精神障碍社区康复等问题。

四　精神障碍社区康复的积极作用

第一，减缓康复者社会化功能的丧失。精神障碍相比于其他疾病有其自身的病理特殊性，不管是确诊还是治疗抑或是最后的康复，都区别于其他疾病。尤其是精神障碍的病程长，许多精神障碍者在多年的患病生涯中会多次复发，反复住院治疗。传统的院舍化的住院治疗制约着精神障碍者和外界的接触与交流，使他们的社会功能在住院期间慢慢地退化。提倡精神障碍社区康复，发挥社会和社区的包容性优势，将康复者从医院转移到社区则会带来更多的可能性。尤其是病情稳定的精神障碍康复者，在社区中可以提高康复率和社会化水平，避免社会功能的丧失。

第二，保障精神障碍者的合法权利。发达地区的精神障碍社区康复实践向我们证明了精神障碍社区康复的积极作用。一方面，从封闭的医院回到社区，回到精神障碍者熟悉的地方，有利于改善他们的症状，提高康复的疗效。另一方面，精神障碍者也有相应权利，他们应当享有的权利在医院内很容易被忽视，而在社区中则可以保障精神障碍者的合法权利。

第三，激发精神障碍者的社区参与感。英国等发达国家的精神障碍社区康复活动非常注重精神障碍者的社区参与感，提倡精神障碍者在社区工作人员的监督下，积极参与社区活动。社区是精神障碍者接触社会的重要空间，精神障碍者以社区成员身份回归社区、感受社区，可以充分发挥自身作用。精神障碍者可以在社区中付出劳动，获得相应的报酬，实现社会化诉求和自身价值。

第四，减轻家庭的负担。很多精神障碍者住院时间长，花费高额的费用却没有达到很好的治疗效果，同时，家庭已经不太能负担起精神障碍者的治疗和康复费用。社区康复服务体系通过链接政府、专业机构、社区和社会组织等多方资源，减轻患者及家庭的压力，使精神障碍者在社区中充分利用社区资源进行康复。

第五，缓解医院精神卫生工作者的压力。精神卫生工作发展面临的一大问题就是从事精神卫生工作的人员数量不足。面对精神障碍者激增的社会现实，我国的精神卫生工作者不管是在数量上还是在分配上都得不到满足。以我们调研的某精防医院为例，医院床位 280 张，专业技术人员 142 名，其中拥有高级职称的仅 2 名，人才流失是该医院面临的困境，专业人员不能满足临床精神疾病防治工作的需要。发展精神障碍社区康复，使多学科人员、多方力量参与其中，可以在一定程度上减轻医院的压力。

总之，精神障碍者需要他人长期进行照料，也需要正常的社会生活环境，"生物-医学"模式的机构化设置无法满足精神康复的需求，社区是实现精神障碍康复"去机构化"的基础。社区是联结国家、个人与家庭的重要中介，是积累照护所需的社会资本的场域。因此，探讨精神障碍社区康复的发展历程、模式、影响机制等显得非常重要，有助于建立适合中国本土社会的精神障碍社区康复体系。

第二节 "去机构化"运动与发达国家精神障碍社区康复历程

在相关研究领域中，Barchrach 对"去机构化"定义的引用率最高，本节引用这一定义来界定"去机构化"。"去机构化"包括三个方面的内容："一是使集中化的精神病院中的患者人口减少；二是将潜在的精神病院入院患者转移到社区服务环境中；三是分权，伴随着责任权力的分散，将病人护理责任从单一服务实体扩大到多个服务实体。"[1] "去机构化"趋势是社会福利中心从以机构福利为主转向以社区福利为主的过程。由此，本节将"去机构化"界定为精神障碍者从大型封闭的机构中解放出

---

① Leona L. Barchrach, "Deinstitutionalization: A Semantic Analysis," *Journal of Social Issues* 45 (1989): 161-171.

来向社区转移的过程，包括关闭专科精神病医院、设置综合医院中的精神科、建立以社区为主的康复和服务模式，使精神障碍者或康复者更好地融入社会，享受应有的就业、教育、住房等权利。

一　国际精神障碍康复的"去机构化"实践

"去机构化"是以一系列法案改革为基础的医疗制度改革，也是蕴含社会思潮变化的制度变革。这场制度改革基于20世纪中后期西方国家促进包括黑人、女性等少数群体权利意识觉醒的思潮。"去机构化"改革最早于1955年在美国开始，1840~1955年美国精神病院的机构化发展迅速，从每10万名精神病人平均占有1张床位增加到每10万名精神病人平均占有338.9张床位，经过"去机构化"改革，这个数字到2010年下降了96%，回到了1850年的住院率水平。[①] 美国的"去机构化"改革被相应的配套法律和法案推动，1963年美国审议并通过了《社区精神健康中心法案》（Community Mental Health Centers Act)，并开始设立社区精神健康中心。一般的精神障碍者主要在社区精神健康中心进行治疗和康复，大量的精神病院被解散。这部法律使"去机构化"运动发展起来，接着各地迅速建立了社区精神健康中心，让患者重返社区，在社区中进行护理、治疗和预防。[②]

其他西方国家"去机构化"改革多是从20世纪70年代开始的。其中，意大利的"去机构化"改革进行得非常彻底，意大利的精神障碍社区康复模式转变起源于1978年开始的精神病学民主化运动，这一运动促使意大利议会通过了《巴萨利亚法案》，即意大利的精神卫生法。该法案规定，通过逐渐阻止住院取消精神病院。数十万名精神障碍者居住在社区，在社区中实现精神康复。以意大利特伦托市为例，精神卫生中心仅在综合医院设有15张床位处理急性精神障碍者，其他患者都在社区进行日常康复治疗。不同社会经济发展水平国家的"去机构化"程度不同，在世界范围内存在非均衡发展。欧美发达国家的"去机构化"较为

---

① Christopher G. Hudson, "A Model of Deinstitutionalization of Psychiatric Care across 161 Nations: 2001-2014," *International Journal of Mental Health* 45 (2016): 135-153.

② 赵环:《从"关闭病院"到"社区康复"——美国精神卫生领域"去机构化运动"反思及启示》,《社会福利》2009年第7期。

彻底，社区及家庭的辅助体系也较为完善。

　　大部分欠发达国家由于公共卫生设施还未达到现代化水平，在大力建设专科精神病医院并对精神障碍者进行集中住院治疗的同时，小范围地尝试社区康复。Hudson 用世界卫生组织（WHO）数据分析了世界 136 个国家精神病院床位数的变化，进而分析世界范围内"去机构化"趋势，发现在 2001~2014 年，世界将近一半国家（45.1%）的床位数每年平均减少 1.0%，25.3% 的国家床位变化率在-1% 到 1% 之间。除此之外，还有 29.7% 的经济欠发达、医疗资源欠缺的国家出现床位数增加的现象，呈现与"去机构化"相反的"机构化"趋势，如多米尼克、科摩罗和不丹的床位增长率分别是 66.67%、31.58% 和 24.33%。"去机构化"存在地域和国家差异，北美表现出明显的"去机构化"趋势，床位增长率是 -3.54%，欧洲的"去机构化"效果较差，床位数在十年间的增长率是 0.11%，亚洲和太平洋地区的床位增长率是 2.91%。[1]

二　美国的精神障碍社区康复实践

　　20 世纪 60 年代以来，世界各国精神障碍社区康复的发展都有了质的飞跃，在这段时期，发达地区的精神障碍社区康复得到了迅猛发展。1961 年，美国总统肯尼迪签署了《精神疾病及健康联合法案》（Joint Lommission for Mental and Health），授权"国家精神健康研究院"主导全美精神疾病工作。1963 年，肯尼迪政府又出台了《社区精神健康中心法案》，这个法案为美国社区康复服务实践提供了保障。20 世纪的美国在社区精神卫生方面取得了瞩目的成绩，为精神障碍康复者提供了一系列全备的社会资源网络，包括心理社会康复、生活支持、药物、工作安排、危机照顾网络等，涉及康复者的各个方面。这些社区项目的支持使精神障碍者获得有效治疗。[2]

　　美国的精神障碍社区康复有较长历史，其康复实践和经验成为当下较多国家学习和模仿的典范。早在 1946 年，美国国会就通过了《国家精

---

①　Christopher G. Hudson, "A Model of Deinstitutionalization of Psychiatric Care across 161 Nations: 2001-2014," *International Journal of Mental Health* 45 (2016): 135-153.

②　井世洁：《理念与实践：美国针对精神障碍者的"家庭干预"》，《华东理工大学学报》（社会科学版）2014 年第 5 期。

神卫生法案》，美国在发展社区康复的过程中首先依靠政策和法规颁布了社区康复的相关规定，明确各州要开展社区康复，成立相关的社区康复委员会来监督和管理成立的社区精神卫生中心。20世纪60年代之后，自立生活运动在加利福尼亚州伯克利等地兴起，其通过建立帮助精神障碍者回归社区的自立生活中心（the Center for Independent Living，CIL），为精神障碍者提供资源链接、同辈支持和个人生活技能训练服务。① 另外，美国社区康复的专业性得到了良好的发展，建立了一支专业的社区康复团队，吸纳不同专业的人才。除了专业的精神科医生、心理医生、护士，美国还增加了社会工作者、躯体引导者等各方面的专业人才，针对康复者的不同需求和康复层次，他们能很快地找到最好的康复方法，这种有针对性、全面性的康复服务大大提高了社区的康复率。

美国引入大量社会组织、企业、社区团体等参加社区康复服务的公共事业，合理配置多元资源，使精神障碍者提高其社会能力，逐渐康复并且怀有回归社会的希望。经过几十年的不断实践，精神障碍康复者在社区治疗的成效已经得到越来越多人的肯定，美国政府正在逐步减少开放精神病院。除此之外，美国还成立了心理社会康复服务国际协会，该协会致力于促进社区康复的发展，为社区康复者的社会融合做出有力的倡导。②

三　英国的精神障碍社区康复实践

为了更好地发展社区康复服务，1983年英国颁布了《精神卫生法》。这个法令的颁布极大地促进了英国社区精神服务人员和护士人员的增加，在开放的社区环境中对精神障碍康复者开展精神卫生服务，让他们先走进小社会再融入大社会。英国在几十年的精神障碍社区康复发展中，不断总结出精神障碍社区康复的逻辑框架和模式体系，在这个体系中最有创建性的是对社会功能的恢复。③

---

① 谭磊：《美国精神残障者"回归社区"照顾机制失灵的困境与启示》，《残疾人研究》2018年第3期。
② 梁春莲：《美国精神疾病的社区治疗》，《临床精神医学杂志》1998年第1期。
③ 童敏：《当今西方精神健康服务发展的新趋向——复原模式的演变和争论》，《北京科技大学学报》（社会科学版）2008年第3期。

　　除政策制度的保障之外，英国社区康复全面开展的原因还包括充足资金的支持。在英国，绝大部分精神障碍者不用为治疗费用担忧，政府为精神障碍者提供免费治疗。英国致力于促进社区精神卫生工作体系化，层层管理、层层分工，三个部门统筹管辖社区精神卫生工作。这三个部门从基础到治疗再到康复，逐层推进，为社区的康复者和障碍者提供了全科照料。英国非常注重社区精神保健，除了应对已经致病的患者，还将社区精神卫生中心作为精神健康工作的重要组成部分。①

四　日本和澳大利亚的精神障碍社区康复实践

　　日本作为亚洲发达程度较高的国家，较早开展了社区康复。早在1950年，日本就在其出台的《精神卫生法》中阐述了有关日本社区康复的发展方向。日本和英美等发达国家一样注重法律的制定，法律成为开展社区康复的依据。日本在发展社区康复过程中非常注重医疗费用的管理，不同于英国的福利性政策（免费治疗），日本规定了医院的治疗时间，超过规定时间的住院患者应转移到社区进行康复。

　　最初日本根据患者住院时间向医院提供补偿性资金支持，不过，这种做法使很多医院为了得到更多的政府支持而延长患者的住院时间。随后，日本在1995年颁布了《精神卫生保健福利法》，以减少住院开支，规定超过5%的患者住院时间超过三个月，就减少对该医院的补偿支持。这种做法开始让更多的患者向社区康复转移，促使社区康复的服务项目不断增加以满足越来越多的社区康复者的需求。迄今为止，日本社区康复的服务体系已经趋于成熟，能满足康复者的大部分需求，帮助越来越多的康复者积极回归社会。②

　　澳大利亚深受精神疾病问题困扰，其精神疾病患者相比于其他国家多出许多。面对庞大的精神障碍群体，1986年，澳大利亚颁布了《精神卫生法案》，弥补了自身在精神疾病问题方面的缺陷，帮助精神障碍者更好地进行康复，改变以医院服务为主导的康复形式并向社区康复转移。澳大利亚通过颁布法律逐渐实现了在各个州建立全面综合的社区精神服务

---

① 张博源：《社区化精神健康治理的人权逻辑与立法应对》，《河北法学》2021年第6期。
② 浅井邦彦、季建林：《日本新精神保健福利法及其目前的精神卫生发展政策》，《上海精神医学》2000年第1期。

中心的目标，在社区康复服务中取得了突出的康复效果，同时降低了患者承担的医疗费用，最重要的是促进了精神障碍者康复的社会化。①

五 发达国家和地区的精神障碍社区康复经验分析

总结起来，发达国家和地区的精神障碍社区康复经验包括四点：以政策法规为保障、多学科整合、合理的服务规模及医疗补偿机制。

政策法规的制度设置在社区康复发展的过程中有着举足轻重的地位。在发达国家和地区精神障碍社区康复的发展历程中，法律是精神康复得以发展的直接保障。不管是美国、英国、日本还是中国香港地区都具有完善的社区精神卫生政策法规。这些政策法规为社区康复服务的发展提供了逻辑框架和实施方向，保障了社区精神卫生康复的开展。

多学科整合是发达国家和地区精神障碍社区康复实践的重要内容。造成精神疾病的原因是多方面的，在精神疾病的康复治疗中，除了要配备专业的精神科医生、护士，还应该补充相关的专业工作人员，如社会工作者、心理师、躯体治疗师等，要将"生物-医疗"模式转换成"社会-心理"模式，真正发挥社区康复的作用。美国精神障碍社区康复服务由精神疾病社区康复治疗小组提供，每个小组包括 10 名以上专业人员，保证精神障碍者得到医学治疗及社会性康复服务，每个小组固定照顾患者不超过 120 人。②

社区康复服务关系到社区精神卫生服务的质量，因此发达地区将服务对象人数限定在一个合理的范畴之内。社区是一个群体性的聚居地，每个社区都有其独特的文化。所以精神障碍康复要着眼于本社区，利用本社区的资源来开展社区康复是最适宜的，这也能让康复者感受到社区的关怀。注重服务的质量在社区康复的发展中尤为重要。

精神疾病治疗的高额费用，挫伤了很多精神障碍者治疗的积极性。精神疾病相比于其他疾病治疗难度较大，时间跨度较长，最重要的是治愈的成本很高。因此，为精神障碍者建立一个合理的医疗补偿机制是非常迫切的。日本限制住院时长的做法提高了社区康复参与率，英国的福

---

① 曾广基：《澳大利亚精神卫生服务体系》，《现代医院》2009 年第 10 期。
② 林函伊、王伟、张伟波、赵苗苗、严非：《精神障碍社区康复服务国际经验与启示》，《中国初级卫生保健》2023 年第 9 期。

利补偿也让患者无后顾之忧。

发达国家和地区的精神障碍社区康复经验有助于我们建构中国本土的精神康复服务体系。发达国家在开展精神障碍社区康复过程中，积极调动社会资源，许多社会组织都会参与进去，这促进了发达国家精神障碍康复从"生物-医疗"模式到"社会-心理"模式的转变。

安东尼认为，精神障碍者透过深层的过程去改变他们的态度、信念、目标、感受和角色，就能使他们重新拥有充满希望和感到满意的新生活，精神疾病在某种程度上令他们的功能受到损害，但透过复原生命意义和能力的重整，他们依然有机会在社区中过有意义的生活。[①] 精神障碍者只有从束缚、封闭和排斥中走出，才有可能回归社会。我们从欧美国家多年的实践中也发现，以社区为中心的精神康复服务值得推广。

第三节　我国精神障碍社区康复的发展历程

一　我国精神障碍社区康复的发展轨迹

我国的精神障碍社区康复工作起步于 1958 年卫生部召开的全国第一次精神病防治工作会议，会议提出对精神疾病的治疗要采取"三疗一教"（药物治疗、劳动治疗、娱乐治疗、教育治疗）的综合治疗方针，这可以看作我国精神障碍社区康复的雏形和萌芽。20 世纪 60 年代，我国各地普遍建立了初级卫生保健机构，社区的精神卫生防治工作开始开展，部分地区探索创建了工疗站、福利工厂、以居委会为核心的看护小组、日间治疗站等精神障碍社区康复形式。20 世纪 70 年代，卫生、民政、公安部门组成了精神疾病防治工作领导小组，各省市相继以精神病院为中心开展社区防治工作。

1992 年，卫生部、公安部、民政部及中国残联联合颁布了《精神卫生工作"八五"计划要点》和《全国精神病防治康复工作"八五"实施方案》，使精神障碍社区康复工作成为国家发展计划项目之一。2001 年，全国第三次精神卫生工作会议指出，我国已初步形成了"以医疗机构为

[①]　William A. Anthony, "Recovery from Mental Illness: The Guiding Vision of the Mental Health Service System in the 1990s," *Psychosocial Rehabilitation Journal* 16 (1993): 11-23.

骨干、社区为基础、家庭为依托的精神疾病防治康复工作体系"，"采取药物治疗、心理疏导、康复训练和社会服务等有利于精神障碍患者康复和回归社会的综合措施"，并强调政府需要加大对精神卫生工作的投入力度，大力发展社区精神卫生服务，把预防和康复的重心放到社区。2002年的《中国精神卫生工作规划（2002—2010年）》要求大力推广"社会化、综合性、开放式"的精神疾病防治康复工作模式，并将精神疾病患者康复工作纳入社区卫生服务体系。2012年，《精神卫生法》颁布，明确了社区精神卫生服务的内容，其中第四章将提供精神障碍康复的主体规定为社区，强调社区康复的重要性，这让社区精神卫生服务有法可依。

由于医疗资源的限制，中国没有严格意义上的"去机构化"变革，但在大型专科精神病院仍然承担重要的治疗和康复工作的同时，中国近年来开始试验和推行"医院-社区"一体化模式以及倚重社区的康复模式。2004年12月，中央补助地方重性精神疾病管理治疗项目（又称"686项目"）启动，这也是"医院-社区"一体化模式的试验和开端，项目服务内容包括登记、随访、评估、免费治疗、免费紧急住院治疗、应急处置。经过多年实践，目前该项目已成为中国精神卫生的常规工作，"医院-社区"一体化模式也由此固定下来。

在"医院-社区"联动模式之外，各种形式的探索也在进行，如以职业康复为中心的会所模式、"医院-社区"联合康复模式和日间照料机构模式等，此外还包括不成体系但依据特定地域尝试的诸多模式，如武汉的"阳光家园"、广州的日间精神康复机构、上海的阳光心园服务机构等。它们的共有特点是由政府和残联组织共同建立。

伴随着"医院-社区"一体化服务模式的开展，多部门合作在中国逐渐推进。2015年4月，国家卫生计生委、中央综治办、公安部、民政部、人力资源社会保障部以及中国残联六部门联合印发《关于开展全国精神卫生综合管理试点工作的通知》，这是第一次由六个国务院职能部门联合颁布文件，该通知明确规定了心理治疗师和社会工作者的作用，保证了精神康复的社会性。2016年10月，中共中央、国务院印发了《"健康中国2030"规划纲要》，指出全面推进精神障碍社区康复。精神障碍社区康复逐渐成为精神卫生服务的重要组成部分。

2017年10月，民政部、财政部、卫生计生委、中国残联印发《关于加快精神障碍社区康复服务发展的意见》，强调社区康复服务是多学科、多专业融合发展的社会服务。2020年12月，民政部、财政部、人力资源和社会保障部、国家卫生健康委、中国残联联合印发《关于积极推行政府购买精神障碍社区康复服务工作的指导意见》，大力推进政府向社会力量购买精神障碍社区康复服务。同年，民政部、国家卫生健康委、中国残联联合制定《精神障碍社区康复服务工作规范》，为各地开展精神障碍社区康复服务工作提供了操作规范和基本依据。

二 以社区卫生机构为主导的服务模式

随着社会经济的不断发展，人们越来越关注精神问题，政府也在积极推进精神卫生政策的改革，这些都体现出我国建构社区康复服务体系的紧迫性。在政府的引导下，各地根据实际情况，推行了不同的精神康复形式。近年来，上海、北京、深圳等地探索出适合自己的社区康复发展模式。上海作为经济发达地区，探索出"城市模式"的精神康复模式，积极寻求社会组织和社区团体的力量，让城市主体积极参与社区康复服务体系。湖南等地发展出以职业康复为主的社区开放式康复模式，如2007年成立的长沙心翼会所，会所模式的最大特点是将康复者看作社会人，认为其有生活、工作的权利，为康复者提供工作的可能性和回归社会的机会。此外，深圳、北京等一线城市还建立了更加完善的分级模式。

从文献资料来看，我国的精神障碍社区康复发展已经提上日程，各地对精神康复服务的关注度也日益提高，精神障碍社区康复模式有所增加。但是由于重视程度、经济状况、医疗卫生技术条件等因素的影响，地区与地区之间、同一地区不同市县之间精神病防治康复工作发展不平衡。目前，我国的精神障碍康复模式有如下三种。

1. 日间康复照护模式

近年来，上海市打造"城市模式"精神康复模式，在社区建立日间康复站，帮助精神障碍者做好社区康复。社区康复站的建立主要由每个辖区的精神卫生中心来指导，社区康复站的工作人员主要是精神卫生中心的专业医生和护士以及社区的一些志愿者。社区康复站主要为精神障碍者提供康复治疗和心理疏导服务，以帮助他们尽快适应社区的康复生活。另外，社区的团体组织也会加入社区康复中，为精神障碍者提供劳动机会，并给予他们相应的报酬。同时，社区会组织各种活动，让精神障碍者参与。

2. 精神康复会所模式

会所模式起源于美国，是一种更加现代的康复形式。会所并不把康复者当作患者，而是把他们当作需要享受生活、需要工作的普通人。会所模式的主旨是建立以工作为主的开放式康复模式。在会所中，每个康复者都是会员身份，有明确的工作安排和工作时间；每位会员都是平等的，不管是专业人员还是康复者，都要遵守会所的相关守则。会所模式的出现为社区康复打开了一个新的思路。但是这种模式需要相应支持，我国长沙心翼会所的建立主要得益于社会慈善组织团体的资源支持。

3. "医院-社区"一体化模式

此模式由政府主导，由于我国的特殊国情，政府在社区康复的管理中起着决定性的作用。"686项目"在全国范围内建立起重性精神疾病管理制度，各个主管部门共同协作建立了"医院-社区"一体化管理模式，建构覆盖全区的社区精神卫生三级康复服务网络，实现从封闭病房到开放社区的三级康复模式。这种模式的建立为社区康复的发展打下了基础，发展了专业的服务队伍，以社区为中心，围绕患者康复的社区康复模式将会有发展的可能。

三　我国现阶段精神障碍社区康复的发展特点

从主导模式来看，不同于国外发达国家和地区的自下而上的社区驱动模式，我国现有的精神障碍社区康复模式最大的推动力是政府。政府的单一管理和决策影响着我国社区康复的发展，这种自上而下的单一管理模式在发展过程中存在一些局限性，无法满足当下我国精神卫生的需求。近几年精神障碍社区康复虽然出现了多元主体参与的形式，但是工作发展仍然局限在由医疗系统主导，缺少社区等主体的参与。

从组织方法来看，国外发达国家和地区在建设过程中吸纳了全社会的力量，让社会组织、企业进入公共服务的体系建设中，扩大了资源供给，更全面、更综合地为康复者提供服务。我国的精神障碍社区康复主要实行社区康复与初级卫生保健相结合、与社区服务相结合的模式，社会组织、社会性力量、社会资源参与的深度不足。

　　精神障碍社区康复的发展不仅需要政府部门的财政投入和支持，还需要社会的多元参与和资源的整合。比如，日间康复站和康复会所仅仅被作为精神障碍社区康复服务的联结部分，缺少对精神障碍者全方位、一体化的服务保障。我国社区康复工作经历了从组织结构的建设、病人的控制管理到为康复者提供多样化康复服务的阶段性变化，但是这种变化还需要进一步优化，最大限度地实现从管理到服务、从病理视角到优势视角、从个人到社区、从医院到社会的转变。

第三章　制度的土壤：精神障碍社区康复的制度分析

从 20 世纪 50 年代开始，许多发达国家开始精神障碍康复的"去机构化"探索，大量精神病院关闭，大批精神障碍者走出医院，在社区和家庭中接受治疗并进行康复活动。患者在生理、心理和社会等综合方面的治疗与康复需求也越发引人注意，一种新的康复模式——"生理-心理-社会"综合性精神治疗与康复模式随即产生。这种康复模式发展到 20 世纪 80 年代中期时已逐渐成为指导西方精神障碍者治疗与康复工作的主导模式。①

与此同时，在"去机构化"运动与社区康复的影响下，世界各国的精神卫生立法也有所改变。各国精神卫生法被重修或重编，加入大量的规定与条例。法律成为保障精神障碍社区康复的重要制度依据，同时各国法律的修订也体现出"去机构化"运动的影响力，以及社区康复作为辅助康复途径的普遍性。在相关法律法规的推动下，各国的精神卫生事业均有了巨大的发展。从另一个角度来说，精神障碍社区康复与法律相辅相成、互相推进，在世界范围内呈现社区康复与相关法律的发展与完善。

在新的法律制度的推动下，发达国家的精神障碍社区康复体系逐渐完备。在这些体系中，院舍化性质的医院早已不是精神障碍者进行治疗与康复的主要场所，社区与家庭承担了更多的精神疾病治疗与康复的责任。大量相关的社会组织开始出现，治疗与康复的责任主体已不再局限于医院，取而代之的是包含政府、医院、社区、家庭、非政府组织等在内的多元责任主体。我国的精神障碍社区康复还处于起步阶段。这与精神卫生法的制定有关，也与我国社会治理模式有关，本章通过回顾各国精神卫生法的制定与社区康复的发展历程，从社区治理模式的角度探讨

---

① 童敏：《生理-心理-社会的结合还是整合？——精神病医院社会工作服务模式探索》，《华东理工大学学报》（社会科学版）2012 年第 2 期。

社区康复的制度基础。

第一节　各国"去机构化"社区康复与精神病法的制定

一　美国"去机构化"社区康复与精神病法的制定过程

美国精神障碍社区康复的历程与精神卫生相关法律的制定密不可分。美国《国民精神卫生法》于1946年被审议通过，是最早的与精神卫生相关的法律。这部法律出台之后，精神障碍者的各方面权益都被置于首位，收治病人、维护社会治安不再是法律的首要指向，取而代之的是关注患者人权以及保障患者早日康复并回归社会。随后，美国于1963年通过实施了《社区精神健康中心法案》，并在全国范围内设置社区精神健康中心，大量的精神病医院被解散，这部法律掀起了一场"去机构化"运动。在法律的推动下，美国各地区的社区精神健康中心的数量不断增多，之前在院内接受治疗与康复的患者开始大量离开医院并重返社区，在社区内进行进一步的康复活动。[①] 2008年，美国联邦《精神卫生均等成瘾治疗衡平法》（Mental Health Parity and Addiction Equity Act）被审议通过，这部法案的出台使美国州政府卫生服务的模式发生了巨大的变化，法案以联邦立法的形式明确规定了精神疾病治疗与康复模式将从院舍化性质的医疗机构向"去机构化"性质的社区卫生服务机构转变。[②] 虽然美国各州都拥有自己的立法，但是各州立法有很多相似之处，均更加重视精神障碍康复的"去机构化"以及社区康复模式的推行。

美国是世界范围内最早开展"去机构化"运动的国家。在"去机构化"社区康复中，美国建立了完善的精神障碍康复系统，包含公立精神疾病专科医院、私立精神疾病专科医院、综合医院精神科、社区卫生服务中心以及各种小型的专业精神疾病卫生机构，这些医疗机构在运行过程中形成了互补的工作模式，各司其职。根据2005年的统计数据，全美共有各类医疗机构6200多家，其中，精神疾病医疗机构的数量为5400

[①]　周蔚、肖水源：《国外现行精神卫生政策概述》，《中国心理卫生杂志》2014年第10期。
[②]　谢宇、何平：《美国精神卫生保健：更好，而不是最好——Health Affairs 杂志 2009 年第3期内容概述》，《中国卫生政策研究》2009年第7期。

多家。总体上来说，美国的精神疾病医疗卫生资源十分丰富。美国共有三亿多人口，医生的数量为813770名，从事精神疾病相关工作的医务工作者的数量约为4万多名，其中，心理学家、精神科专业护士以及社会工作者有将近20多万名。美国具有庞大的医疗专业人员队伍，以及数量众多的相关专业工作者，这为多学科合作和多元化的社区康复提供专业支撑。[1] 随着精神障碍社区康复模式的发展，相关社会组织也取得了较大的进步。同时，在美国政府部门之中，约有60家与精神疾病卫生事业相关的管理机构。

在联邦法律的保障下，美国在机构设置、康复场所确定以及社会组织和康复主体建设上得到了蓬勃发展，社区康复也能够真正实现多主体参与的目标。社区精神卫生服务中心是精神障碍者接受治疗与康复的主要场所。社区精神卫生中心发展迅猛，1985年美国有社区精神卫生中心约750个，占全国社区的一半，覆盖人口超过全国人口的半数。[2] 在经费方面，除了联邦政府的大力支持，社区精神卫生中心还受到多种基金会的资助，多主体参与的效果在精神障碍社区康复中逐渐凸显。[3] 近年来，主动式社区治疗（Assertive Community Treatment，ACT）成为美国新型社区医疗模式，它在社区层面组建多学科患者照顾团队，强调为患者提供个性化服务，重视患者社会功能的恢复和生活质量的提高，服务计划随具体康复目标而改变。[4]

二　英国的社区康复与法律制度保障

英国精神卫生事业的发展以精神障碍社区康复为基础，并主要由三级保健部门负责实施，医院、社区、家庭三方相互配合。医院负责对患者进行病理性治疗，社区承担着患者的后续治疗与康复工作，家庭则与医院和社区密切配合，时刻关注患者的恢复情况。三级保健部门包括：第一级是精神疾病治疗和康复活动的基层服务，相关工作主要由社区通

---

[1]　谭友果、何映月、李金龙：《美国精神卫生体系的概况及对我国精神卫生工作的启示》，《四川医学》2008年第4期。

[2]　季建林、吴文源主编《精神医学》（第二版），复旦大学出版社，2009，第12页。

[3]　谭友果、何映月、李金龙：《美国精神卫生体系的概况及对我国精神卫生工作的启示》，《四川医学》2008年第4期。

[4]　艾永莲：《国际精神病社区治疗体系的研究与启示》，《中国民康医学》2012年第14期。

科医生、社区精神科专业护士以及社区相关工作人员和社会工作者主导；第二级的相关工作主要是由社区精神保健中心、精神卫生诊疗所以及精神卫生日常治疗和康复中心主导；第三级的相关工作是主要由医疗机构精神疾病病房、精神疾病专业医院和精神疾病日间医院主导。各种与精神疾病相关的社会组织也得到相应的发展，在英国的精神卫生体系中发挥着越来越大的作用。[①]

英国的社区康复与普遍意义上的社区康复一起，使隔离式的院内治疗逐渐向社区康复转移。1975 年，英国制定"为精神病人提供更好的服务"政策，在这一政策的引导下，社区精神健康团队发展起来，这一模式以精神科医师为主导，形成跨学科专家小组，在社区康复中具有一定的灵活性。[②]

英国政府于 1959 年制定《精神卫生法》，该法案于 1983 年更新和修订，并一直沿用至今。1983 年的法案强调医生有权利强制患者进行检查和治疗。医生的这种强制权每年使用频率为 44000 次，每年 12000 名以上患者被强制入院治疗。之后，精神病治疗和康复得到长足发展，理念和价值取向也有了截然不同的变化，患者人权和生命自由被广泛重视。1998 年制定的《1998 年人权法》规定，在对精神病患者实施强制治疗时，应该先考虑非强制性治疗或替代方案等，要兼顾保证病人的最大利益以及公众安全。[③]

1989 年英国政府颁布的福利白皮书首次提出社区照料（care in community）概念，提出要给包括老人、心理及精神障碍者提供服务和支持，让其在类似家庭环境中独立生活。正如上文所述，2007 年英国在修订的《精神卫生法》中引入监督社区照料（community care under supervision）概念，提出除非需要迫切的治疗，否则患者不会再承受强制或迟滞拘留的风险，并界定监督社区照料、后续监督照料与医院休假的区别等。

2007 年，英国还在新修订的《精神卫生法》中引入了社区治疗令制度，目的在于确保患者在社区中获得安全的治疗，有助于患者在院外保

①　冉茂盛：《社区精神卫生服务在英国的发展》，《中国民政医学杂志》1996 年第 1 期。

②　李明、赵宏斌：《"融入"而非"隔离"：英国现代精神卫生政策的范式转换》，《中国卫生事业管理》2008 年第 5 期。

③　戴庆康：《英国精神卫生法修订评介》，《医学与哲学》2003 年第 3 期。

持精神状态稳定，促进其康复，减少对本人及他人的伤害。在实践中，社区治疗令的使用次数远超预期，到 2011 年 12 月，社区治疗令的使用次数累计为 4220 次，其中 2082 人被医院召回，1469 人被撤销社区治疗令，1712 人被释放。[①]

作为福利国家，英国的精神卫生相关立法具有悠久的历史，在法律推动下形成的精神障碍康复体系发展至今已相对成熟。英国的法律对政府、医院、社区、家庭、非政府组织等的职责进行了详细的界定和描述，如《2006 年国家卫生服务法》就提到要根据不同的级别与类别对医疗卫生机构和人员进行相应的管理，要对国家卫生服务的各项工作计划和各级程序进行规范等。这体现出英国精神健康法律制度对相关社会组织的重视。[②] 总之，通过法律设置，政府、医院、社区、家庭、非政府组织等各类主体发挥各自的作用，共同参与社区康复。

三　澳大利亚的社区康复与法律制度保障

在澳大利亚，心理和精神疾病在所有疾病负担中排在第三位，约有 240 万成年人患有心理疾病或精神障碍，约占总人口的 18%，平均每 1000 人中就有 4 人接受精神健康服务。澳大利亚有一套健全的精神健康服务体系，其中包括 20 家公立精神疾病专科医院、26 家私立精神疾病专科医院、122 家公立综合性医院提供精神治疗服务，政府直接管理 234 个社区精神健康服务中心，98% 的精神障碍者在社区进行康复。精神健康服务机构分为区域精神健康中心，医院精神科（提供重症的短期治疗），全科医生诊所（负责慢性心理健康服务），社区健康中心，以及成人、老人和儿童精神健康服务中心，日间医院，职业康复中心，监护性病人公寓。提供诊疗和康复的专业人士包括精神病学家、心理学家、精神病专科护士、全科医生、社会工作者、职业治疗师和志愿看护人士。[③]

澳大利亚的精神健康服务体系以社区支持为主体。除了短期住院治疗，大部分服务都在社区内完成。医院提供的精神健康服务费用仅占精神健康服务总费用的 20% 左右，且住院时间短，平均为 16 天/人次。社

---

① 陈绍辉：《强制社区治疗的域外经验及其本土构建》，《残疾人研究》2021 年第 2 期。
② 戴庆康：《英国精神卫生法修订评介》，《医学与哲学》2003 年第 3 期。
③ 曾广基：《澳大利亚精神卫生服务体系》，《现代医院》2009 年第 10 期。

区精神健康中心以精神健康评估团队、社区精神健康服务团队、持续照料与支援团队的形式开展工作，包括对急症患者的评估、诊治和监护，为患者制订个性化服务计划，为无家可归者提供心理社会干预与治疗的拓展服务等。这些服务包括管理、治疗、日常生活技能、与家人相处、社交、社区活动技能等方面，以及对家属的指导等。精神障碍者及其家属参与治疗与康复方案的制订是澳大利亚精神卫生体系的一大特色。在澳大利亚，每位患者均有权利和治疗小组的医生与护士一起制订自己的治疗与康复服务方案。这一政策旨在通过收集患者的需求、爱好、问题等方式充分保障患者及其家属的多方面权益。①

澳大利亚的精神疾病法律制度出台较晚，1986年澳大利亚维多利亚州出台了第一个精神健康法案。这一法案提出，要为患者提供包括生理、心理和社会等多方面在内的综合性的精神疾病治疗与康复服务，提倡把与精神疾病治疗与康复相关的医疗资源由医院转向社区。②

澳大利亚的《全国精神卫生政策》及首个精神卫生服务计划于1992年审议通过。《全国精神卫生政策》是澳大利亚发展精神卫生事业的一项重要的全国发展战略，政策强调要加强对精神障碍者及其家属的人格尊严和权益的尊重与保护，并且在精神卫生服务资源供给方面给予大力支持，所需资金将由各级政府直接向各级精神健康服务机构提供。此外，政策还提出要建立精神健康管理机构。这项政策实施以来，澳大利亚大量的精神疾病医院得以解散，与此相对应，大批的社区精神健康服务中心开始发展起来，大多数患者都在社区和家庭中进行治疗与康复，而精神疾病医院只负责急性、重性患者的治疗和看护。此外，澳大利亚各州还出台了各自的精神卫生法，并建立了诸多专业的精神卫生管理机构，以保障精神卫生事业的发展。③

澳大利亚的精神疾病法律制度虽然起步较晚，但目前形成了独特的精神健康体系，即以各级精神健康管理机构为中心，下设相应的社区精神健康服务机构，除少数急性、重性患者外，大多数患者均在社区和家庭中进行相应的治疗和康复。澳大利亚的国民医疗保险已纳入精神卫生

---

① 曾广基：《澳大利亚精神卫生服务体系》，《现代医院》2009年第10期。

② 吴昆华、郭强：《澳大利亚医疗服务体系》，《卫生软科学》2004年第4期。

③ 曾广基：《澳大利亚精神卫生服务体系》，《现代医院》2009年第10期。

服务的相关内容，国家将承担精神障碍者治疗和康复所需的大部分费用，精神障碍者及其家庭的负担得以减轻。此外，各种与精神疾病相关的社会组织逐渐出现，共同推动澳大利亚精神健康事业的发展。总体来看，澳大利亚的精神障碍社区康复体系离不开法律法规的制度性保障，精神健康实践与制度确定同样是相辅相成、互相促进的。

四 日本的社区康复及立法过程

日本的精神障碍社区康复也是一个依据法律等制度保障逐步开展的过程。1987 年，日本政府将《精神卫生法》修改为《精神保健法》，该法案规定了有助于精神障碍者回归社会的各项举措，促进了精神障碍者的社会融入。2004 年开始实施的《精神保健医疗福利法修订法》，促使精神障碍防治彻底从以医院为主导的"生物-医疗"模式转变为以社区为中心的健康护理与福利支持。日本的社区康复可以概括为四种模式。

第一种是以患者管理为主的模式。以患者管理为主的模式主要是指日本贝瑟尔医院实践模式，患者参与自身护理计划的制订，讨论他们面对的问题及解决办法，这一过程会被记录下来作为经验帮助其他患者。同时，患者与患者之间会分享经验、相互支持等。第二种是专科医院与社区服务一体化模式。这种模式是指大阪丰中市萨瓦私立医院开展的社区精神卫生服务，以医院为中心发展儿童福利院、职业培训中心、福利工厂、托儿所、职业治疗师、护士站、家庭助理式服务等，服务人员超过 100 人。第三种是以社会福利合作组织为主的模式。这种模式主要是指日本三鹰市的成长会，成长会成立于 1992 年，以社区为基础，依靠非营利组织运行，主要解决精神障碍者的社会融入问题，满足精神障碍者的起居、工作和其他基本要求。之后成长会扩大规模，到 2008 年有 8 间保障性住房、3 间工疗房以及全职和兼职工作者 20 名。24 小时服务、有保障的住房，使许多精神障碍者出院回归社区后有较好的生活质量。第四种是开放式社区网络模式。这种模式是指日本带广市十胜地区的综合性社区照顾网络模式。这一模式遵循社区资源可以在有需要的时候随时使用，患者在不同的社会合作福利组织中享受不同的服务的原则。此外，该地区还发展了其他支持性服务，如日间护理、会诊服务、职业培训及自助组织等。①

　　"目前，日本长期住院精神障碍患者中 65 岁以上老年人占比超过
50%，结合老年精神障碍患者特点，向其提供有效的生活照护支援是日
本精神卫生服务体系改革的重点内容之一。目前，日本政府计划调动多
方社会资源，针对不同患者的实际需求，保障其居住场所。特别是针对
轻症老年精神障碍患者，日本政府计划通过放宽精神障碍患者入住特别
养护老人机构、养护老人机构、优惠养老机构等社会养老机构的条件，
在保证患者获得养老照护服务的前提下，向其提供居住场所。针对出院
后需要院外护理或暂时不能适应出院生活的重症精神障碍患者，日本政
府计划通过在精神专科医院内部或就近设立集体康复中心，确保患者能
获得医疗护理和居住场所。最后，日本政府计划通过放宽入住公营住宅
（廉租房）等房屋的条件，向基本康复或复发风险较小的轻症精神障碍
患者提供居住场所，提高其出院意愿。"②

　　日本政府出台了《精神卫生法》，这部法律中的相关条款明确规定
精神障碍者应该被收治于精神疾病医院进行相应的治疗和康复。政府规
定患者应该由精神疾病医院统一收治，不允许私人看管或约束精神障碍
者。在那时的日本，精神疾病医疗机构中有 90% 以上的精神障碍者是通
过强制性方式入院的。日本政府在 20 世纪 60 年代继续对《精神卫生法》
进行完善，开始允许部分患者在院外进行康复活动，政府逐渐意识到院
舍化的精神疾病治疗与康复模式应该向"去机构化"和社区化的精神疾
病治疗与康复模式的方向转变。从 20 世纪 70 年代开始，日本"去机构
化"的社区治疗和康复活动开始发展起来，然而，这种形式的社区保健
服务在当时整个日本的精神障碍者的全部治疗方案中的被选择率并不高。
因此，"去机构化"的康复模式虽然在日本发展起来，但并未占据主要
地位。

　　日本的《残疾人基本福利法》于 1993 年 12 月得以审议通过，这部
法律增加了大量的有关精神障碍者、精神发育迟缓患者和生理残疾患者
的内容。1995 年，长期在日本精神疾病法律体系中起到重要作用的《精

---

① 　马硕、关丽征：《日本社区精神卫生服务模式及思考》，《医学与哲学》（A）2015 年第
　　12 期。
② 　张建：《日本精神卫生服务体系的改革发展及启示》，《卫生经济研究》2018 年第 6 期。

神保健福利法》再次得到修改。日本政府于 1999 年继续对《精神保健福利法》进行修订，主要修订内容集中在维护患者及其家属的尊严和权益、明确规定医务工作者的工作职责，使其能够更好地为患者服务。"2004年开始实施《精神保健医疗福利法修订法》，标志着日本精神卫生服务体系建设取得了较大进展，以医院为基础的医药治疗正在转变为以社区为中心的健康护理与福利支持。"①

随着医院内康复模式的弊端日益凸显，日本的精神障碍者社区康复治疗的相关工作得以顺利开展。在日本的精神疾病立法中，关于政府、社区、医院、家庭等相关社会组织的作用有详细规定。日本精神卫生立法的发展轨迹反映了由院舍化向"去机构化"的发展趋势，患者的权利和自由逐渐得到重视。日本在制定本国精神卫生相关法律制度的同时，非常重视发挥政府的主导作用。此外，在日本整个精神卫生体系中，医院的重要性减弱，社会组织及家庭的功能被强调。总之，在相关法律的推动下，日本的社区康复体系有较大发展。

第二节 我国精神障碍社区康复的相关法律和规定

"去机构化"运动与精神障碍社区康复在很多发达国家已经有几十年的历史，在长期的实践中，这些发达国家探索出适合国情、社会和文化的社区康复之路。但是对于中国来说，在全国范围内大力推行社区康复也只有 20 多年（从 2002 年开始）的历史。实践与制度是相伴而生的，实践依赖于规章制度的引导和规范，同时法律和制度来自实践的需求和呼唤，以及实践所提供的现实依据。本节将围绕精神障碍社区康复，探讨在国家层面上我国精神卫生法的诞生历程，以及其对社区康复的规定、指引及局限。此外，本节还将总结近年来国家相关部门颁布的与精神障碍社区康复相关的管理条例，以分析我国精神障碍社区康复的趋势和走向。

一 我国精神卫生法的立法进程

回顾 1978 年以来我国国家层面的精神卫生立法进程，有学者将其分

---

① 张建：《日本精神卫生服务体系的改革发展及启示》，《卫生经济研究》2018 年第 6 期。

成三个阶段：20 世纪 80 年代的拓荒期、20 世纪 90 年代的观望期和 2000 年之后的加速期。[①]

1. 20 世纪 80 年代的拓荒期

在这一时期，与精神疾病法律制度相关的研究资料严重缺乏，国内几乎没有可以借阅和运用的与精神疾病法律制度相关的法律文本与相关规范，国际上可供参考的文献资料也比较陈旧。通过调查可知，除联合国、世界卫生组织、世界精神病学协会等国际组织和学术团体发出的相关声明外，比较有参考价值的立法参阅资料主要有两部：第一部是英国政府于 1983 年修订的《英国精神卫生法》，第二部是 1978 年世界卫生组织发布的一份专业报告。世界卫生组织派遣专家来华举办立法培训班，帮助我国进行精神卫生立法草案的撰写和修改，我国撰写和修改精神卫生立法草案的目的在于填补精神卫生工作中的法律空白，如住院问题、司法鉴定程序问题。截至 1991 年，该草案修改至第十稿，只有在第十稿中才增加了加强精神卫生管理、维护社会安定这样指向明确的目标。[②]

2. 20 世纪 90 年代的观望期

在这十年，世界范围内的精神卫生立法迎来了繁荣时期，许多国家制定了精神卫生法律。根据世界卫生组织在 2001 年的统计结果，当时 160 个成员国中，有 3/4 的国家和地区制定了精神卫生法，近一半的国家的精神卫生法是在 1990~1999 年制定的。然而，与世界整体发展趋势不同的是，20 世纪 90 年代我国精神卫生法的立法工作进入了观望期，这与当时的社会状况有关。经济飞速发展使经济领域的立法成为当时法制建设的重点，社会性立法无暇顾及；一些社会事件削弱了精神卫生在社会立法领域的重要性和紧迫性；精神障碍康复和治疗的地区差异与不平衡妨碍了立法进程；精神障碍服务体系和卫生政策本身的不健全使法律制度的设计面临无法落地的尴尬境遇。[③]

3. 2000 年之后的加速期

从总体上说，这一时期中国的精神卫生立法得以迅速发展，其中，1999 年在北京举办的世界卫生组织精神卫生高层研讨会和在上海举办的

---

① 谢斌：《中国精神卫生立法进程回顾》，《中国心理卫生杂志》2013 年第 4 期。
② 谢斌：《中国精神卫生立法进程回顾》，《中国心理卫生杂志》2013 年第 4 期。
③ 谢斌：《精神卫生法立法史》，《中国医院院长》2013 年第 13 期。

世界卫生组织精神卫生高层动员会对精神疾病的立法进程起到了巨大的推动作用。政府各部门出台相应规划及工作决议，助推国家精神卫生法的立法过程。2002 年，卫生部、民政部、公安部等印发《中国精神卫生工作规划（2002—2010 年）》，该规划将加快制定精神卫生相关法律、法规和政策列入其中。2004 年，国务院转发了《关于进一步加强精神卫生工作的指导意见》，对立法工作进行了强调。自 2002 年以后，全国人大与全国政协代表关于尽快出台精神卫生立法的呼声高涨。在立法技术上，世界卫生组织与国外专业学会与国内精神科学会合作，进行专业人员培训等，这一切都为国家精神卫生立法做了充分准备。经过多年多方协商讨论，2012 年 10 月 26 日，第十一届全国人大常委会第二十九次会议通过《精神卫生法》，该法于 2013 年 5 月 1 日正式实施，结束了立法工作二十多年的筹备过程。[1]

　　2001 年 12 月 28 日出台的《上海市精神卫生条例》是我国第一部专门性的精神卫生法规，这部条例于 2002 年 4 月 7 日起开始施行。此后，宁波市、杭州市、北京市、无锡市、武汉市和深圳市先后颁布了地方性的精神卫生法规。[2] 在有关精神卫生方面的法律没有出台之前，这些地方性精神卫生条例在精神疾病法律制度体系中占据着至关重要的地位，它们的存在规范着城市精神卫生的发展，同时为我国精神卫生方面的专门性、国家性的立法工作提供了宝贵的经验、奠定了坚实的基础。以《世界卫生组织有关精神卫生立法的检查清单》中的 27 类标准为评判依据，这七部精神卫生条例的内容总体比较全面，大部分内容都有所涉及，相关内容表述不清晰的主要包括保护弱势群体、社会保障、监督调查机制、社区中的非自愿治疗、自愿入院和治疗等方面。[3]

二　我国的《精神卫生法》及其对社区康复的规定

　　总体来说，作为我国第一部国家性、专门性的精神卫生方面的法律，

---

[1]　谢斌：《精神卫生法立法史》，《中国医院院长》2013 年第 13 期。

[2]　狄晓康：《我国专门性精神卫生立法内容的综合评价》，博士学位论文，中南大学公共卫生学院，2013，第 23~25 页。

[3]　狄晓康、肖水源：《我国大陆地区六部地方性精神卫生条例内容的评估》，《中国心理卫生杂志》2012 年第 1 期。

《精神卫生法》所包含的内容非常全面。《精神卫生法》的颁布标志着我国的精神卫生事业取得了关键性的突破，并开始进入法制化的良性发展轨道。无论是对于政府和社会来说，还是对于精神障碍者及其家属来说，这部法律的出台都具有重要意义，对我国精神卫生事业的发展起到指引作用。

《精神卫生法》包含七章八十五条内容。从总则中可以看出，《精神卫生法》的立法目的明确且具体，对我国精神卫生工作的具体实施方针和实施原则也有非常细致的表述。此外，总则还提到我国精神卫生工作的主要责任主体，包括政府、家庭、医院、残疾人联合会等。在之后的几章内容中，《精神卫生法》针对与精神障碍相关的各个阶段和各个环节都做出了较为详细的规定，包括精神障碍预防阶段的主要方法、精神障碍治疗阶段的主要方针以及精神障碍康复阶段的主要措施等。该法着重描述了精神障碍者应当享受的各种福利以及他们的各项权益，并对这些福利和权益的保障措施进行了明确的规定，也对政府、医院、家庭及社会组织在精神卫生工作中承担的具体工作进行了界定，明确了各自的法律职责。此外，该法还专门列出一章，规定了对侵害患者合法权益、扰乱患者治疗与康复进程的各种行为和人员的处罚措施。

但是，我国的精神卫生立法仍存在一定的提升空间，尤其是在对比过发达国家的精神卫生立法之后，我国的精神卫生立法可以从以下方面进行改进。第一，《精神卫生法》对社区康复的相关规定较为笼统，有关各级社会组织在不同阶段所承担职责的描述大多具有重复性，这可能将导致相关社会组织对自己的职责认知不清晰、精神疾病卫生工作秩序混乱等情况的发生；第二，政府和医院仍在精神卫生事业发展过程中承担着大部分工作，这可能导致社区康复的优势无法发挥出来；第三，相比于西方发达国家完善的精神卫生体系，目前我国的精神卫生工作还没有形成完整的体系，这可能会导致我国精神卫生事业在发展过程中出现各部门职责划分不明确、精神卫生工作处理流程冗杂等问题；第四，《精神卫生法》的普及工作亟待开展，就全社会范围来看，社会大众对《精神卫生法》的认知度仍然较低，这部法律大多存在于政府、医院以及相关研究者的研究领域之中，对比其他专门法律，其普及度与其重要性不匹配，导致该法在实施过程中遇到诸多阻力，其权威性和实施效果将大打折扣；第五，《精神卫生法》的实施力度严重不足，这将导致法律效应降低、与精神疾病相关的社会组织发展缓慢，不利于维护精神障碍者及其家属的权益以及正常的社会秩序。

我国的《精神卫生法》在社区康复层面上的规定较为模糊，例如，在社区对出院的严重精神障碍者的非自愿医疗和随访管理等方面的规定不太有可操作性，相比于发达国家成熟的社区康复及法律规定，显得有所欠缺，缺少组建社会工作者团队和在社区中进行强制治疗的规定，等等。意大利于1978年通过的《巴扎利阿法案》、葡萄牙于1998年通过的《精神卫生法》、巴西于2001年通过的《精神卫生法》都明确规定了精神障碍者应该尽量在社区精神卫生机构接受治疗和康复，我国的《精神卫生法》对社区康复的规定较为模糊这个问题，与自身国情有关，主要原因包括以下几个方面。

第一，我国的精神卫生建设投入不足，社区精神康复设施不能满足社区中的治疗和康复需求，社区还无法作为精神障碍者主要的治疗和康复场所。第二，我国多数精神障碍者都居住在家中，日间照料机构的相对缺乏使精神障碍者的照料和康复工作主要由家庭承担。这也与社区康复机构地区分布不均衡有关，我国大城市和发达地区的社区开始设置日间照料机构、职业康复机构以及通过政府购买的社工服务体系，农村地区及不发达城市还缺少这样的社区照料机构。资源分布不均衡使法律无法做出明确的规定。第三，社区基础设施缺乏使"去机构化"观念不被大多数从业者接受，这在法律中就体现在对社区康复的规定较为模糊上。

三　从管控到服务：精神障碍社区康复的相关制度发展历程

基于精神障碍社区康复的康复效果及在不同地区试验点的实践经验，精神障碍社区康复在全国范围内推行。虽然2013年施行的《精神卫生法》对精神障碍社区康复的规定较为模糊，但是2013年之后相关政府部门都有重要文件及管理条例颁布，对社区康复的责任主体、康复形式等内容进行了详细规定。

2015年4月，国家卫生计生委联合中央综治办、公安部、民政部等六部门印发《关于开展全国精神卫生综合管理试点工作的通知》，强调要发展精神卫生专业机构的康复科和社区康复机构，逐渐形成"医院-

社区"相互关联的康复服务模式；鼓励社会组织参与社区康复，延伸拓展服务；健全多部门综合协调工作机制，在乡镇和街道等部门落实各自责任；等等。同时，该通知指出心理治疗师和社会工作者是精神健康服务多学科团队中的重要成员。

2016年10月，中共中央、国务院印发《"健康中国2030"规划纲要》，在"促进心理健康"一节提出"全面推进精神障碍社区康复服务"，这是在政府层面由最高行政机关出台的关于精神障碍社区康复的规划。为了贯彻落实《"健康中国2030"规划纲要》，民政部联合其他部门于2017年出台《关于加快精神障碍社区康复服务发展的意见》，提出"到2025年，80%以上的县（市、区）广泛开展精神障碍社区康复服务。在开展精神障碍社区康复的县（市、区），60%以上的居家患者接受社区康复服务"，"基本建立家庭为基础、机构为支撑、'社会化、综合性、开放式'的精神障碍社区康复服务体系"。

民政部联合其他部门于2020年印发了《精神障碍社区康复服务工作规范》，该工作规范对部门协调机制和职责、服务对象、服务机构、服务人员与培训以及服药训练、预防复发训练、躯体管理训练、生活技能训练、社交技能训练、职业康复训练、心理治疗和康复、同伴支持、家庭支持等内容进行了规定，还对调研与评估进行了详细说明。同年，民政部联合其他部门印发了《关于积极推行政府购买精神障碍社区康复服务工作的指导意见》，对政府购买精神障碍社区服务的基本原则以及购买主体、承接主体、购买内容、实施方式、程序机制、资金管理和绩效管理等内容做出了明确规定，进一步落实了精神障碍社区康复工作。2022年12月，民政部联合财政部、国家卫生健康委、中国残联印发了《关于开展"精康融合行动"的通知》，提出开展为期三年的全国精神障碍社区康复服务融合行动。

有研究指出，我国近十年的精神健康政策范式从安全控制开始转向健康服务。首先，在福利价值观方面，出现从残补式向适度普惠式的转变，精神健康从以个人责任为主，转向政府、社会与个人共同承担；其次，在所解决的社会问题的取向上，从针对严重精神障碍带来的社会安全问题转向解决公众心理困扰的问题；再次，在政策目标上，从社会安全转向心理健康；最后，在政策工具上，从社会管理转向社会治理，从控制转向服务。[①] 伴随着中国精神健康社会政策范式的转向，精神障碍康复理念也得到相应发展，从"治疗取向"转为"复原取向"，从医院治疗转为在社区康复，精神障碍社区康复实践在相应的政策支持下得到了一定发展。

第三节 社区治理模式与精神障碍社区康复

除了法律和各种规定，制度对精神障碍社区康复的影响还表现在社区治理模式上。社区治理模式关涉社区内各方面的事务、社区内弱势群体照料、康复内容等。治理主体之间特别是政府与社会的关系，在不同国家中有不同形态的表现。探讨我国特有的社区治理模式对精神障碍社区康复的影响，也是讨论制度影响因素不可或缺的部分。本节将从政府与社会关系的角度出发，梳理已有研究关于社区治理中政府与社会的关系以及我国社区治理的演进过程，探讨其对精神障碍社区康复的影响。

在社会治理领域，参与主体之间的关系是被关注的重要议题。有研究将社会治理主体分为四类：强政府-弱社会，强政府-强社会，弱政府-强社会，弱政府-弱社会。[②] "强政府"指的是政府在公共服务体系中占据主导地位，社会组织服从政府领导，社会组织与政府的职能重复性较高，其自由度较低；"强社会"指的是在公共服务体系中政府与社会组织的职能交叉较少，社会组织在提供服务过程中具有很强的自主性。基于现实状况，中国目前属于"强政府-弱社会"这一类，这在精神疾病康复领域表现得十分明显。在我国目前的精神卫生服务体系中，社会组织的发展还比较单一，政府处于主导地位，社会组织服从政府的领导，社会组织在自我决策与选择方面的能力较弱。

西方发达国家大多为"弱政府-强社会"模式，在这样的社会制度背景下，西方发达国家的精神障碍康复体系在发展过程中形成了政府、医院、社区、家庭、社会组织共同参与的多元服务体系，并且这些主体之间相互合作、各司其职，具有较强的自主性。在我国的精神卫生服务

---

① 姜海燕：《中国精神健康政策的范式转换：从安全管理走向健康服务》，《河北学刊》2022年第1期。

② 郑永年：《强政府和强社会》，《浙江人大》2011年第9期。

体系中，政府和医院依然占据主导地位，与精神疾病相关的社会组织的发展也比较滞后。总体来说，我国尚未形成完善的精神卫生服务体系，各种社会组织的作用没能得到充分发挥，部分社会组织的自主性较弱。社会治理模式与法律制度共同决定了精神障碍社区康复的发展历程与模式，对社会治理模式的分析有助于更清晰地认识精神障碍社区康复所依赖的制度基础。

一 社区治理相关研究

(一) 政府与社会关系范式下的社区治理

政府与社会作为两个重要治理主体在社区中相遇，"强政府-弱社会"治理模式也在我国社区治理中有所体现。2000 年 11 月 3 日，民政部在《关于在全国推进城市社区建设的意见》一文中提出要加强社区建设，由此社区及社区建设实践进入研究者的视野，并且大量研究者开始把政府与社会在社区治理过程中的关系视角运用在社区研究中。

有研究认为，在政府与社会关系上，基层社区治理存在三个明显取向：国家中心论、社会中心论、国家与社会互动论。国家中心论认为，政府是基层社区组织出现及变革的强大推力，社区建设及社区治理遵循国家政权建设逻辑，社区只是政府权力在基层的表现，政府力量对社区有相当大的影响。社会中心论认为，政府权力的过多介入会影响社会自主力量的发展，主张政府权力从社会领域撤离，从而加强培育社会力量，保持社会活力。国家与社会互动论认为，政府与社会并非二元对立，而是处于不断的互动和建构之中。[①] 也有研究认为，在政府与社会关系的变革中，各地社区建设呈现单一性行政权力体系向多元性权力体系转变、自上而下的行政控制向民主参与和多元互动的权力运行机制转变、资源配置由行政权力垄断向资源共享转变的共性，但政府权力并没有完全从基层退出。[②]

我国的社区建设是自上而下进行的，政府权力嵌入社区治理中，形

[①] 侯利文：《基层社会治理中的"国家与社会"：变迁、现状与反思》，《华东理工大学学报》（社会科学版）2016 年第 4 期。

[②] 谢金林：《城市基层权力变迁与社区治理的发展——基于国家-社会关系的视角》，《云南社会科学》2011 年第 4 期。

成"嵌入式控制"基层治理机制，带来政府和社会力量的冲突。[①] 尽管传统社区组织结构和社会联系形式发生过几次社会变革，但社会主体性没有建立起来，社区依附于国家权力之下，社区应推行参与式治理，建构政府与社会伙伴关系，将由行政权力主导的模式变革为居民参与社区治理的多元主体共治模式。[②] 当前中国长期形成的全能型政府还没有完全转型，社会组织的力量非常弱小，在社区治理中应弱化行政管理导向，加快组织化建设进程，增强社区运转活力。[③] 综合来看，社区治理领域存在代表国家的政府行政力量和代表社会的自治力量。

（二）社区治理模式的演进

改革开放和市场经济的发展打破了政府包揽一切的治理模式，市场出现、政府简政放权为社会力量的发展提供了良好的外部环境，各种社会组织不断涌现，政府主导下的多主体协同治理是社会治理的趋势。政府与社会开展普遍、广泛、深度的互动与合作，形成"你中有我，我中有你"相互融合的格局是社会共治的发展方向。[④]

有学者将我国城市社区治理模式的发展概括为三个阶段，即政府主导的行政型社区、政府推动与社区自治结合的合作型社区、社区主导与政府支持的自治型社区。[⑤] 有研究根据国家和社会这两股力量的相互影响情况，将社区治理模式划分为四种不同类型，即"强政府-弱社会"关系背景下的全能控制模式、"强政府-弱社会"关系背景下的政府主导模式、"强政府-强社会"关系背景下的政府与社会合作共治模式、"弱政府-强社会"关系背景下的社区自治模式。[⑥] 大多数学者认为，在政府与社会

---

① 刘建平、杨磊：《我国城市基层治理变迁：困境与出路——构建一种"嵌合式治理"机制》，《学习与实践》2014年第1期。

② 周庆智：《论中国社区治理——从威权式治理到参与式治理的转型》，《学习与探索》2016年第6期。

③ 徐晓军：《迈向社会建设主导的社区治理——当前中国社会建设的现实选择》，《社会学评论》2013年第3期。

④ 王名、蔡志鸿、王春婷：《社会共治：多元主体共同治理的实践探索与制度创新》，《中国行政管理》2014年第12期。

⑤ 魏娜：《我国城市社区治理模式：发展演变与制度创新》，《中国人民大学学报》2003年第1期。

⑥ 朱仁显、邬文英：《从网格管理到合作共治——转型期我国社区治理模式路径演进分析》，《厦门大学学报》（哲学社会科学版）2014年第1期。

关系视角下，结合我国社会现实，社区治理应朝着"强政府-强社会"的方向发展，即增强社区力量和社会力量，同时强化政府主导的力量。然而，从社区制取代单位制以来，社区面临着严重的治理困境，集中表现为"行政化困境"，社区居委会承担大量行政管理工作，难以推行社区自治，社区管理和服务效率低下。另外，社区只是一个地域概念，社区建设与治理还依赖于政府的自上而下推动，社区居民的归属感不强、参与度不高，这就是"共同体困境"。因此，要建构多元主体合作的社区治理结构和开放多元的社区自治体系。[①] 此外，新时期社区还可以通过党建引领发挥党建组织化的作用，实现政府与社会协同治理。[②]

二　两种精神障碍社区康复形式：自下而上的社会参与和自上而下的政府主导

我国与欧美国家"去机构化"实践的实现路径不同，欧美国家表现为广泛的自下而上社会参与，包括：依托成熟的社区，社区居民有共同社区意识，社区内存在多主体参与，成熟的家属自助组织以及政府和社会对家庭的有力支持计划。两大参与主体——社区与家庭在欧美"去机构化"实践中具有重要作用。我国的"去机构化"刚刚起步，有着明显的政府掌控、政府引导的特点。

在社区参与方面，以英国为例，英国政府通过购买社会服务发掘非政府组织等社会及市场力量参与社区服务，精神障碍者的社区照顾主要由中央政府的健康与住宅部、地方政府的社会服务局和住宅局负责，经费来源于中央政府的健康部、住宅部、社会安全部和地方政府。[③] 总体而言，表现为从政府到社会、从医疗卫生系统到社会福利部门再到住宅服务部门的多主体参与社区服务。

在家庭参与及对家庭的支持方面，欧美国家在"去机构化"实践中关

① 郑杭生、黄家亮：《论我国社区治理的双重困境与创新之维——基于北京市社区管理体制改革实践的分析》，《东岳论丛》2012 年第 1 期。
② 吴晓林：《党如何链接社会：城市社区党建的主体补位与社会建构》，《学术月刊》2020 年第 5 期。
③ 王燕锋：《去机构化的多元服务：英国城市社区治理现状与经验》，《浙江学刊》2008 年第 5 期。

注与家庭的合作以及发挥家庭优势，澳大利亚国家精神健康计划（2009—2014）提出，家庭通常处于有利的地位，能够识别患有精神障碍的家庭成员复发迹象，出院计划应包括家庭成员参与。[①] 加拿大于2017年发布了精神分裂症和精神分裂症谱系障碍社区治疗实践指南，强调与精神障碍者照料者的合作。在患者入院后照料者应尽快参与，这种参与包括接收信息、参与有关护理和出院决策以及接受工作人员情感支持等。[②]

美国的精神障碍者家庭支持计划较为成熟，各类家庭支持计划成为美国后"去机构化"时代的重要举措，使家庭成为精神障碍社区康复的主体。这类计划包括以下方面。

（1）家庭心理教育（family psychoeducation）。这是精神治疗的一部分，具有医疗取向，由精神康复专业人士开展，旨在改善家庭中不良的情绪表达，提升家庭成员与病人的交流能力和危机管理能力，干预过程密集，周期较长，从9个月到5年不等。[③]

（2）家庭教育（family education）。这是社区取向的支持计划，是由患者家属发起的，一般在教堂或社区精神卫生中心举行，由专业工作者提供信息、培训和支持，用支持小组的形式让成员之间分享经验，项目领导者多具有精神病人家属的经验，他们提供教育、情感和资源链接支持，减少项目投入。[④][⑤]

（3）家庭咨询（family consultation）。类似于家庭系统咨询，由患者、家属和咨询师组成。咨询师负责评估家庭需求和制定目标，协助解决特定问题，给予干预建议等。家庭咨询的场地随意，形式灵活，一般包括2~3次会面。

---

① 王丽华、肖泽萍：《精神卫生服务的国际发展趋势及中国探索：专科医院—社区一体化、以复元为目标、重视家庭参与》，《中国卫生资源》2019年第4期。

② Donald Addington et al., "Canadian Practice Guidelines for Comprehensive Community Treatment for Schizophrenia and Schizophrenia Spectrum Disorders," *Canadian Journal of Psychiatry* 62 (2017): 662–672.

③ William R. McFarlane et al., "Family Psychoeducation and Schizophrenia: A Review of the Literature," *Journal of Marital and Family Therapy* 29 (2003): 223–245.

④ Patrick W. Corrigan et al., *Principles and Practice of Psychiatric Rehabilitation: An Empirical Approach* (New York: Guilford, 2008), p. 249.

⑤ Lisa Dixon et al., "Outcomes of the Peer-Taught 12-Week Family-to-Family Education Program for Severe Mental Illness," *Acta Psychiatrica Scandinavica* 109 (2004): 207–215.

（4）家庭支持和倡导小组（family support and advocacy group）。这是一种形式随意，可以随时加入的由患者家属组成的同辈小组，致力于开发满足新成员需求的项目，弥补社区服务系统资源有限的缺陷。

（5）其他。比如，可以短时间解脱照顾者的缓解照顾（respite care），这种照顾可以帮助家属有机会做自己的事情、补充能量等。未来计划是为精神障碍者及年迈照顾者提供的服务，这种遍布全美的人生规划帮助网络（planned lifetime assistant network）向各地年老照顾者提供个案管理、资产规划、信托等服务。[①]

总之，政府和社会组织对精神障碍者家属的有力支援计划，以及对精神病康复者家属组织的自助服务，是美国依靠社区"去机构化"的基础。由于精神障碍的特殊性，社区支持以家庭为中心链接资源，实现了对精神障碍康复者及其家庭的帮助，成为"去机构化"的基础。

在我国，精神康复工作更多呈现自上而下的政府控制的特点，这首先表现在政策的制定和执行上。其一，在政策制定层面，精神卫生法律法规具有浓重的管控色彩，相比于其他国家，我国在2013年才正式施行第一部关于精神卫生的法律，关注对象仍以严重精神障碍者为主；其二，在政策执行层面，政府部门条块分割、资源独立、较难形成合力，在对相关部门的考察中，过于强调维稳和安全，将减少严重精神病人肇事作为考核的单一指标，忽略社区康复的发展成果，等等。

我国当下推行的"医院-社区"一体化模式，实际是在医疗层面上基层社区医疗机构与专业医院合作对重性精神障碍者的筛查、记录、追踪、预防，缺少成熟的或系统的社区康复服务内容。[②]"医院-社区-家庭"一体化作为慢性病医疗管理的一种类型，虽然也包含了社区与家庭两大主体，但是与欧美发达国家对比，仍缺乏更广泛的社区服务和除了社区基层医疗机构之外的社区参与，包括社区服务、发掘和利用社区资源为精神障碍康复者提供社区照顾等。在家庭参与方面，卫健委在《严重精神障碍管理治疗工作规范（2018年版）》中对"患者和家属健康教

---

① 井世洁：《理念与实践：美国针对精神障碍者的"家庭干预"》，《华东理工大学学报》（社会科学版）2014年第5期。

② 李莹：《精神残疾群体的社会保障需求与供给：现状、问题与发展建议》，《残疾人研究》2020年第1期。

育形式""患者和家属精神障碍知识宣传和护理教育""患者和家属意外
事件预防""患者和家属救治救助信息宣传"等方面进行了规定。也有
日间康复机构提供家庭心理教育或病情教育，但是我国的家庭干预形式
仍然比较单一，没有形成欧美发达国家那样的"与家庭合作"的工作
模式。

第四章　本土探索：现行制度下的精神障碍社区康复实践

第一节　政府主导的精神障碍社区康复实践

现阶段，我国的精神障碍社区康复实践不断开展，但是各地社区康复服务开展情况参差不齐，除北京、上海、深圳、广州之外，大部分地区的精神障碍社区工作都推行缓慢。本节以 A 精防院主导的社区康复为例，探讨政府主导模式下精神障碍社区康复的主要参与主体、实践方式以及积累的经验等。A 精防院开展的社区康复是在政府卫生部门主导下，以医院为主体进行的，其倡导的"医疗-社区"联动模式呈现 2015 年精神障碍社区康复工作刚刚起步时的特点，具有政府主导的特色。

此次的调研地点是某市 A 区。调研单位的基本情况如下：A 精防院是 A 区政府领导的唯一的精神卫生专科医院，承接相关的培训和交流合作，也是该区社区精防医生教学基地和区残联指定的精神残疾鉴定医院。A 精防院探索尝试康复模式。在调研过程中，笔者通过与相关工作人员、患者、家属、社会工作者、社区医生、精神康复者进行访谈，了解 A 区的社区康复服务现状、当地社区精神卫生服务体系的建立状况和精神卫生服务的需求与供给状况，根据访谈材料分析政府主导型精神康复服务模式的发展情况和服务效果，以及存在的问题、原因，探讨以社区为中心的精神康复服务模式在我国实施的可操作性、有效性和可推广性，为我国精神障碍社区康复服务的建设和发展提供实践经验。

一　A 精防院精神障碍社区康复服务体系的特点

A 精防院在地理位置和政策倾向上具有一定优势。A 精防院开展的社区康复实践离不开两个重要的政策背景：一是作为市卫生局和相关部门响应国家"686 项目"的试点；二是对 2015 年全国精神卫生综合管理试点工作会议精神的执行。

第一，"686项目"的正式名称是中央补助地方重性精神疾病管理治疗项目，该项目受卫生部疾病控制司委托，由中国疾控中心精神卫生中心承担，目的为改善我国精神卫生状况。2004年启动初期，国家财政投入686万元作为启动资金，故被称为"686项目"。该项目由卫生部疾病控制司主管，北京大学精神卫生研究所、中国疾控中心精神卫生中心承担具体工作。该项目旨在建立"医院-社区"一体化的精神卫生服务体系，探索新的服务方式，将精神病院的管理和服务延伸到社区。"686项目"为我国精神障碍社区康复储备人才，对社区工作人员、社区医生、社会工作者、社区民警以及患者家属进行培训，这使社区精防队伍雏形初现。[①]

开展这一项目是为了提高社区对重性精神疾病的防治和管理能力，减少精神障碍者肇事肇祸的社会和经济影响，提高医务人员对重性疾病的规范化治疗能力。中央财政安排专项资金，用于加强和完善精神疾病防治队伍建设，为建立"医院-社区"一体化的精神卫生服务体系奠定人力资源基础。这一项目以政府为主体，充分发挥现行公共卫生体系的作用，加强精神障碍健康服务，使患者或公众受益。

第二，2015年6月11日，全国精神卫生综合管理试点工作启动视频会议在北京召开，全国精神卫生综合管理试点工作由国家卫生计生委、中央综治办、公安部、民政部、人力资源社会保障部、中国残联等部门联合开展，旨在进一步贯彻落实《精神卫生法》，探索和创新精神疾病预防、治疗、康复服务和心理健康促进工作模式，解决精神卫生工作中的重点、难点问题，实施周期为三年。在开展的一年半时间里，全国精神卫生综合管理试点工作建立起由各市政府分管卫生服务的部门牵头、残联、财政、公安、民政和教育等多部门共同参与的重性精神疾病防控管理体系，初步明确各部门的职能以及沟通机制，提出了预防、治疗和康复相结合的模式；同时加强精神卫生人才队伍建设，逐步建立健全由精神科医师和护士、心理治疗师、康复师、社会工作者组建的多功能服

---

① 马弘、刘津、何燕玲、谢斌、徐一峰、郝伟、唐宏宇、张明园、于欣：《中国精神卫生服务模式改革的重要方向：686模式》，《中国心理卫生杂志》2011年第10期。

务团队。

（一）政府主导的医院社区服务体系

建立覆盖全区的精神康复网络。首先，A 精防院在辖区内各个街道、社区设立了 5 家社区精神卫生分中心、25 家社区精神卫生康复站，借鉴先进的社区康复工作理念，通过 5 年的建设，建立了覆盖全区的精神康复网络。在资源链接上，A 精防院积极打通各个社区的信息网络支持系统，让每个社区都可以无障碍沟通，实现资源共享。此外，A 精防院还承担着 A 区精神卫生康复工作的规划、技术指导、督导、培训等相关工作。其次，A 精防院在全区建立了社区居住式康复机构。截至 2015 年 12 月 31 日，A 精防院现有社区居住式康复园 10 家，其中，以职业康复为目的的职业园 4 家，康复内容包括一次性餐具加工、便民洗车等；以养老为目的的老年园 4 家，该园接纳的全部为 60 岁以上老年精神障碍者；以居家为目的的居家园 2 家，进行日常的居家康复。社区居住式康复机构主要针对那些满足出院条件但家属不愿接收的康复者。机构可以作为他们在回归家庭和社会之前的避风港。

建立区级机构，成立领导小组。为响应国家政策，由区卫生局牵头，A 精防院建立了多部门共同参与的重性精神疾病防控管理体系，成立了由区各部门组成的精神防治工作领导小组。在区政府的联合开展下，A 精防院规范了精神卫生防治服务的领导协调机制和运行操作模式。同时，A 精防院积极组建精神康复专业团队，配合试点工作的开展，促进机构、医院、患者、家庭和社区的相互协调。此外，A 精防院还督促各项社区网格工作任务的落实，促进各职能部门的支持和配合，推动 A 区精神卫生工作的有效开展。

响应国家政策，提高精神疾病防治管理水平。2010 年某市普及"686 项目"，A 区作为新示范区，按照统一要求开展如下工作。①登记、评估重性精神障碍者，随访有危险行为倾向的患者。②免费向有危险行为倾向的贫困患者提供精神疾病主要药物治疗，免费化验检查，应急处置患者，免费紧急住院，救治关锁病人。③重性精神疾病管理治疗项目相关人员培训。例如，被访的 S 社区卫生服务中心按要求建档并对患者进行风险评估，随访 80 人，免费治疗 15 人，制订应急处置方案，对于需要住院治疗的病情严重的患者，保证其可以住院治疗。④率先开展免费服药和重症转诊工作。区政府出台《A区精神残疾人精神药物免费使用暂行办法》之后，A精防院积极响应并落实该项政策。这一政策减轻了精神障碍者及其家庭的压力。2009年，A区率先在各个辖区内推行精神残疾人免费服药政策，由A精防院确立相关规定的具体实施，在各个社区调查和宣传。凡是具有A区户籍、持有《中华人民共和国残疾人证》的精神障碍者，都能够在社区精防医生的指导下，免费服用指定精神卫生服务机构开具的适合自己病情的五大类精神类药品。截至2017年，共有2668名精神残疾人申请并享受免费用药，可选的药物品种达40多种。2009~2016年，区财政先后投入经费近600万元，基本实现有需求的精神残疾人全部享受免费药品。

（二）政府推动下的社区力量参与

建立社区康复工作团队。社区康复工作团队的建设是开展社区服务的核心工作之一。A精防院根据政府出台的《重性精神疾病管理治疗工作规范》的相关规定，调整专业人员的构成，以保证社区康复服务的科学性。社区康复站主要是以专业联合体的形式来开展工作的，联合体的组成人员包括精防院的临床医生、护士、社会工作者、心理医生，大家各司其职、通力合作，共同承担社区工作，各个康复站的资源可以相互利用，信息更容易分享流通。

社区康复工作团队的主要任务包括：根据康复者的康复进程定期进行社区精神卫生服务的诊疗，让康复者在社区内得到服务；根据康复者的康复进程开展个案的管理和追踪。医生首先负责评估患者的康复级别，根据康复情况制订相应的康复计划，社会工作者进行督查和评估。为了获得康复者的实际情况，团队将所有患者进行分级管理，在下社区的时候制订随访分类管理方案。

> 我做社区的病人随访工作时间还挺长的，差不多有5年时间了，刚开始开展工作的时候也遇到过许多问题，尤其是患者家属不希望别人知道患者的情况，怕受到歧视。但是，随着越来越多的人对社区康复的了解，他们也从中感受到我们的工作确实可以帮助他们。这项工作确实有效果，解决了我们很多精神医生的担忧：怕精神病人出院之后没人管着，可能会不按时服药，不吃药很可能会导致病

情复发。像我们现在这样随访、监督服药，患者病情一般都是能够保持不复发的。

　　我们社区的患者病情分成 5 级，一般针对不同级别的患者，随访时间也不同。我手上有一个重症患者，我们至少每周都会去随访一次；如果是较轻的患者，我们就每月随访一次；特别稳定的患者，我们就三个月随访一次。也不一定，患者也有上门检查的，怎么说呢，我们的随访形式挺多样的。不过精神患者一般不爱上门找我们检查，所以都是我们社区医生和工作者上门，或者通过居委会、监护人电话联系。看到今年住院率又降低了，我觉得还是比较有成就感的。(精神康复科心理治疗师 Z)

　　建立精神康复者自助小组。自助小组在国外已经是精神康复服务的重要一环。A 精防院通过建立自助小组来提高康复者的参与率，借鉴国外自助小组的康复经验，小组中除了正在康复的精神患者还会加入两三个已经康复的患者或家属，这种曾经患病的康复者被称为"患者家属专家"(User and Family Experts)。他们的任务主要是接待和陪伴患者。这些志愿者在上岗前需要经过相关知识培训。帮助别人的过程也是帮助自己的过程，这种互助、自助、教学相长的经历，对于康复者来说是非常重要的。自助小组最重要的功能是朋辈支持等相关理念的实践。

　　在小组中，精神障碍康复者可以讲述自己曾经接受治疗的经历和应对方法，分享人生的目标、困惑，并相互安慰和支持。自助将精神康复者组织在一个系统中，相同的患病经历有时能够促使双方找出问题的症结并解决问题。精神障碍康复者一般都比较内向和敏感，自信心不足，与组员的交流和互动能够让他们重建自信。

　　一次团体治疗活动的主题是"音乐"。参加人员包括康复者、家属、医生和志愿者。大家搬凳子坐成一圈，康复者、家属、医生和志愿者交流自己喜欢的音乐。虽然康复者的病情不同，表达能力各有强弱，但他们都想交流，因为他们患病之后很多朋友都慢慢疏远不再联系了，有时候想找个人说说话都不知道找谁。为时一小时的交流活动极大地满足了康复者的需求。一名精神障碍康复者冒雨从数十公里外的地方赶来参加活动。他说："每周有这么一天交流的机会，让我们大家可以围坐在一起分享一个主题，有人倾听我说话，我就感到高兴。"这样愉快的交流与相处在康复者看来是非常珍贵的。

开发社区资源，动员社区力量。在社区康复中，多种形式的康复活动是必不可少的。A精防院在社区康复活动的开展过程中积极联系社区内的团体、志愿者和小型企业，让他们积极加入。社区团体会在开展活动的时候鼓励康复者表达自己的想法，带领康复者了解社区、走进社区。社区康复也通过多种活动形式进行，如社区运动会、社区清理大赛、植树节等。志愿者还教康复者学习插花、书法、计算机等，激发康复者的兴趣。企业有时会给康复者安排工作，让他们做些简单的手工、洗车等，并发放相应的报酬。同时，A精防院训练康复者的生活技能、社交技能、职业技能，让康复者渐渐学会和他人进行有效的沟通，表达自己的情绪，学会自我管理。2012年，26家精神障碍社区康复站全年正常开展活动，参与社区康复活动的人数不断增加。

（三）积极探索推进国内外合作

A精防院在开展社区康复的过程中，也在努力寻求国外机构的支持。寻求国际技术合作是A区精神卫生工作的创新。2009年以来，A精防院与某专科医院共同学习借鉴意大利的先进康复模式，探索建设"医院-社区"一体化精神康复管理体系。两年来，A区共派25名人员到意大利特伦托省精神卫生中心学习先进的精神康复理念及康复模式。A精防院与意大利全国爱心与服务协会于2009年9月合作开展项目，在A区建立了意大利模式的精神疾病患者的社区康复居住之家玫瑰园。

截至2015年12月31日，A精防院有康复园10家，床位69张。其中，可开展职业康复项目的有4家，牡丹园和锦绣什坊园分别开展了一次性餐具加工项目、永泰庄园开展了便民洗车项目、茉莉园开展了便民洗车及便民超市项目；老年园有4家，包括屯佃园、上庄家园、东小营园、田村园，针对的是60岁以上老年精神障碍者；其余2家进行日常居家康复，包括中海园、百旺茉莉园。2011~2015年，A区利用社区卫生服务中心、温馨家园等资源在社区康复中开展了有针对性的、可操作性的精神障碍社区康复活动。但是由于目前缺乏专业的精神卫生院外康复制度模式的参考、社会公众戴着有色眼镜看待精神障碍康复者、经费困难等，院外康复园的数量逐年减少，2015年缩减为10家（见表4-1），2018年缩减为 8 家，仅仅凭借医院自身的力量很难形成大规模的院外康复网络。

表 4-1　2011~2015 年康复园基本情况

年份	康复园数量（家）	康复床位数（张）	入住（人次）	康复回家（人）	工作人员（名）	护理员（名）
2011	2	23	33	2	2	4
2012	5	42	77	5	3	6
2013	11	77	113	5	11	12
2014	20	121	145	14	13	20
2015	10	69	104	9	8	13

欧盟社区服务项目是欧盟正在欧洲各国推广的社区康复服务模式，其宣扬和鼓励精神障碍者有生存的另一面，精神障碍者达到出院评估标准后，有条件在社区中接受康复治疗，享受作为人的权利，更快地回归社会。欧盟"促进中国社区精神卫生"项目已经在中国开展试点工作。从 2011 年起，欧盟资助中方实施"促进中国三个地区的社区精神卫生服务"项目，A 精防院便是其中之一。经 A 精防院组织协调，某专科医院专家对社区精神卫生中心、开放式居住机构、就业组织和患者家属自组织的工作进行协助，主要是立足社区开展康复服务。在社区康复发展的过程中，我们要积极借鉴发达国家的社区服务模式，不断学习和探索。

二　A 精防院精神障碍社区康复发展体系存在的问题

（一）社区共同体发育不足

综观 A 精防院目前的社区康复发展模式，我们不难发现其存在政府主导的特点。政府主导型精神障碍社区康复是我国现阶段主要的精神障碍社区康复模式。从某种意义上说，政府在精神障碍社区康复中的投入比社会组织多。虽然政府能够认识到动员和发展社会力量的重要性，但在精神障碍社区康复的发展过程中，还是出现了"一头热"的现象。政府热情高涨，社区共同体力量发展缓慢，普通人参与意识较弱是该现象出现的原因。

对于精神障碍社区康复的开展，政府希望培育社区共同体。一方面，社会组织需要获得发展，但又依赖于政府支持；另一方面，政府自身无法应对各种挑战。因此，政府主导型精神障碍社区康复还需要社区及社会的支持。但在实践中原有社区共同体力量薄弱，不能完全承担起政府剥离出去的职能。[①] 社区中的社会力量虽然会随着资源配置情况的变化而有所发展，但当下精神障碍社区康复仍存在政府与社会组织互动不足的现象。

（二）康复者缺少自主性和动力

精神康复者往往更加敏感和缺乏安全感，在康复工作过程中，缺少自信。精神康复者长期处于患病状态，在医院的管制下已经习惯被动接受，长期的压抑使他们缺少回归社会的信心。家庭对他们的期待比较低，通常希望他们在家待着，不出去惹事。这打击了康复者进行社区康复的积极性，导致精神障碍者的社区康复尤为艰难。

> 很多精神患者是非常渴望回到家庭、回到社会当中的。但是，精神患者发病时间相对其他病患者较长，这导致精神患者抵抗治疗。很多精神患者有藏药的习惯，觉得不吃药就好了。可是，不吃药情况会更糟。所以，几乎所有患者心里都有个声音：患了这个病就很难出去了。病人家属对患者也很少有期待。大部分患者都能够理解家人，甚至担心自己出院以后无处可去，担心自己不被社区接纳。时间一长，患者就想开了或者说不想了，只想在医院里好好待着。（A 精防院管理人员）

社区康复者有着纠结的心理：一方面，从医院转到社区，可以让他们看到康复的希望，回归正常人的生活；另一方面，他们得不到社会的认可，居民的冷漠、家人的忽视使他们内心树立的信心逐渐瓦解。居民对精神疾病不了解，视精神障碍者为异类，家人承受着极大的心理压力和经济压力，缺少对康复者的包容和支持。当下精神障碍社区康复更注重病情的恢复，而对康复者的心理需求还没有充分重视。

（三）对社会公众"去污名化"的宣传不足

社会公众认知存在偏见。在访谈中我们发现，大部分社区的居民都

---

① 周俊：《政府与社会组织关系多元化的制度成因分析》，《政治学研究》2014 年第 5 期。

对将社区作为康复服务地不太支持，在心理上难以接受。

> 我也不是歧视那些精神患者，就是自己身边也没有这样的人。看新闻上说精神病人杀人不犯法，虽然他们现在康复了，但是得了那种病哪能好啊，要是没有什么严格的保障措施，想到自己住的地方有这样一群人，心理感觉难以接受，怕出现什么问题。（A区居民L先生）

从以上可以看出，精神障碍社区康复的一大阻碍是公众的偏见以及公众在思想上对精神康复者固化的印象。在我国，人们一直将精神康复者污名化。随着科技的进步和医疗技术的发展，人们对精神疾病的认识逐渐加深，也变得更加包容。现阶段除了在法律上保障精神患者的权利、在资源设备上不断完善，我国应该注重对精神卫生知识的大众化宣传。虽然A精防院的社区康复工作走在全国诸多医院和机构的前列，但是它在开展康复活动的过程中同样遇到了很多社会性问题。

M的弟弟目前住在A精防院设置的家庭式病房。该社区康复园主要接收的是那些评估之后可以出院但是无法回到家庭的康复者。这些康复者可以向社区康复园提出申请，并根据自身需求选择居住在哪个园。M的弟弟在家庭式病房住了一年，该病房共有8名病人，这些病人的情况和M弟弟的情况相似，都是康复较好但无人接收，他们在园里由两名护工照顾。

社区康复园在国外是一种成熟的精神病人回归社区模式。但是，A精防院在实践过程中还是遭遇了来自社区的各种麻烦。社区民警接到居民报告后上门盘问，并警告康复者"没事不要随便乱出来"。社区群众的不理解、警察的盘问让康复者的内心受到了伤害，此后他们的活动便受到了制约。唯一可以给予康复者安慰的是照顾大家的护工L大姐。因为L大姐的儿子是某医院的精神科医生，所以当别人问到她做这个工作怕不怕的时候，她总是说："我不怕，我儿子跟我讲过，他们吃完药恢复好了跟正常人一样，所以我根本不怕。"她甚至还向民警承诺："这些人都很好的，他们治疗好了，不犯病，都很健康的。"

缺少恰当的社会参与渠道也是对社会公众"去污名化"的宣传不足的表现。面对人数众多的精神障碍者，政府虽然通过财政拨款、重性精神疾病免费服药等多种举措提供支持，但还是会存在资金严重不足的情况，筹资渠道较少。社区康复经费缺乏不利于社区康复的建设和推进，这让精神障碍社区康复活动的开展遇到很多障碍，影响了社区工作人员的工作积极性，也让很多康复项目无疾而终。

（四）社区康复专业人才缺乏

精神障碍社区康复工作需要许多专业人才的加入，而在社区康复服务中心，人才缺乏是一个很大的问题。一方面，我国有关精神障碍社区康复专业人员的培养机制不够完善，这造成在社区康复发展的过程中缺少专业人才；另一方面，专业人才的流失使社区康复专业人才缺乏的现状更加严重。由于资金支持不足、人才机制系统不健全，社区康复服务中心很难留住专业人才。

> 好多我们专业的人都不愿意来这儿，就拿我们社区来说，好几个医生都走了。目前来说社区康复面临的棘手问题就是，我们社区根本留不住什么人才，好的医生都跳槽到其他领域了。像我们社区，现在一个社区分中心就只有两个或三个精神科医生，除了轮流值班，还要下社区走访，人数不够，好多事情想做，但也是心有余而力不足啊。（精神康复科心理治疗师 Z）

除了缺乏专业医生，社会工作者、心理咨询师等人才在社区康复中也很稀缺，导致"生理-心理-社会"模式中的心理和社会领域发育不足，这些可能与将医院作为社区康复的支撑点和开展核心机制有关，也是造成现阶段精神障碍社区康复发展不足的原因。

本节对 A 精防院及精神障碍社区康复实践进行研究，对社区精神卫生服务的现状、存在的问题、产生问题的原因等进行分析，有发现如下。

第一，A 模式的精神障碍社区康复得益于政府的大力支持，依托国家项目的实施，近年来取得了一定成就。A 精防院理顺了重性精神疾病防治系统管理服务流程，建立和完善了统一的协调机制促进责任落实，尝试了分类指导下的整体推进和资源整合，优化了执行效果，建构了当地精神障碍社区卫生服务体系框架。

第二，A 模式的精神障碍社区康复存在的问题包括以下几个方面。

首先，患者面临多重困难，对社区服务的需求迫切。患者家属的服务需求未得到满足，缺乏基本保障。社区居民精神卫生知识缺乏，对患者存在偏见和歧视；我国对精神卫生的重视度不高，缺乏社会宣传和教育；居民精神卫生知识获得渠道有限，缺乏有力的社会倡导和关注。其次，精神障碍者社区康复的服务机制与体制建设尚不完善，部门之间及系统内部组织协调不够。在硬件上，场地和空间的基础设施薄弱，资金支持不足；在医疗服务上，医疗服务供给能力有限。最后，在服务理念方面，仍然以治疗管控为主，预防和服务理念缺乏；社会力量参与精神卫生服务的意愿不强，已有的参与力量缺少持续性；精神卫生人力资源不足，从业人员素质有待提升；在服务的团队化建设方面缺乏长效的管理机制；服务网络仅以重性精神疾病防治为主的治疗和管理机制，无法满足康复者及家庭的服务需求；服务体系缺乏有效的协调，无论是管理还是服务，各项工作都有待细化和加强。

第二节　基于职业康复的精神障碍社区康复实践

传统的医院内康复模式使精神障碍者远离人群和社会，情感淡漠，对职业康复的积极性不足。一方面，院内模拟的社交技能训练只在"熟人"之间进行，社会交往融入效果较差；院内有关职业康复的项目较少、场地有限，难以满足不同患者多样化的职业需求，这大大降低了患者的参与积极性，导致康复效果并不显著。另一方面，外界对精神障碍者的严重污名化和偏见，使其对社会融入既向往又恐惧，产生无助、自卑、病耻感等一系列负面情绪，最终导致康复过程被拉长、病情反复，精神障碍者难以真正融入社会。外部环境也会影响精神障碍者通过有效的社会支持网络获得合适的工作机会，造成精神障碍者自主性不足、被排斥于就业市场之外、缺乏公平参与社会生活的机会、社交技能退化等问题。

职业康复是改善精神障碍者社会融入状况的重要途径。职业康复是指通过提供一系列的职业服务，如职业规划、职业指导、职业训练以及有选择性的安置工作等，精神障碍者能够获得从事工作所必需的职业素养，从而找到合适的工作，以实现社会融入与再社会化。具体来讲，职业康复是以精神障碍者经过职业训练后重新返回工作岗位为目的，减少其受伤风险、提高其工作能力、加快其再社会化进程的一种系统康复服务。职业技能训练能够帮助精神以及身体有残疾的患者实现就业或者再就业，使其成功融入社会。

本节以国内 X 会所职业康复实践为例，探讨职业康复中的会所模式如何解决精神障碍者社会融入这一难题。X 会所成立于 2007 年，隶属于某市精神病医院。2007～2019 年，X 会所发展会员 632 人，活跃会员 136人，每日平均出席 41 人次，已成功帮助近两百名精神障碍者实现就业，为精神障碍者实现社会融入提供了新的模式。

本节提到的"会所模式"是以社会工作中的社区照顾理论为基础发展而来的。会所作为一种特定的社区，实行固定的会所管理方式，以满足会员（精神障碍者）的多元化需求。在会所中，会员是普通人，和会所职员一起工作，进行职业康复训练。会所强调会员作为公民而有权享有的正常生活以及选择生活方式的权利。会所代替社区扮演了照顾者、康复训练者的角色，原本由传统社区提供各种服务和资源变成由会所提供各种专业的职业技能训练和基本生活服务。

一　职业康复的相关研究回顾

职业康复强调精神障碍康复相关工作者帮助出院后症状稳定的精神障碍者获取和维持职业，获得工作、社会技能，以达到获取收入、增强自我认同、提升生活质量、更好地回归社会的目的。在西方，职业康复是一种较为成熟的具有心理-社会取向的康复方法。在我国，有关精神障碍者的职业康复处于探索阶段，呈现一定的发展趋势。

就业率在一定程度上可以说明精神障碍者的社会融入成效。精神障碍者从事的就业岗位不同，就业率不同。有研究指出，只有 20%～30% 的精神障碍者能够获得全职的竞争性岗位，50% 的精神障碍者可以在福利性和支持性等非竞争性工作岗位上就业，但是多数为兼职性质，在福利待遇、促进精神障碍者的社会融入等方面与获得全职的竞争性岗位的精神障碍者的恢复效果存在一定差距。①

---

① Hector Tsang et al., "Predictors of Employment Outcome for People with Psychiatric Disabilities: A Review of the Literature since the Mid 80s'," *Journal of Rehabilitation* 66 (2000): 19-3.

此外，在社会融入方面，即使接受过职业康复训练的精神障碍者，通过就业重新走向社会时也面临诸多困难，如生活条件差、社会歧视、社会认可度低、社会大环境无法提供必要的支持以及自身工作能力不足、担心工作后失去已有的东西。[①] 有研究指出，职业训练效果不佳的主要原因是康复者缺乏能动性和工作动力，相较而言，身体不适、药物副作用、精神迟滞等都是次要因素，因此，促进职业康复的关键在于合理激发康复者的能动性。[②]

对照性实验研究发现，职业康复训练对精神障碍者的康复具有一定的效果。例如，在一个研究中，研究者选取了 62 名精神病人作为实验组，并对其进行职业训练，为精神障碍者安排了缝纫、绿化、保洁、理发等职业康复活动，并对其进行了长达 18 年的追踪研究。同时，研究者选取了 50 名未接受过任何职业训练的精神障碍者作为对照组，并分别在第 5 年、第 10 年、第 18 年对其进行社会功能缺失筛选等指标测定。数据结果显示，实验组被试在疾病复发次数、用药量大小、社会功能恢复方面明显优于对照组，职业康复训练对精神障碍者改善精神状况、稳定病情以及恢复社会功能等具有积极作用。[③] 另一个对照性实验研究将 100 名精神障碍者分为实验组和对照组，每组各 50 名。对照组成员给予常规的药物治疗和封闭式的康复治疗，实验组则给予开放式定岗职业康复治疗。在进行治疗后的第 3 个月和第 6 个月时，研究人员使用 PANSS（阳性和阴性症状量表）及 SSPI（住院精神病人社会功能评定量表）进行评分。评估结果显示，"两组 PANSS 评分均显著提高，SSPI 评分均显著降低，且观察评分改善幅度显著优于对照组"。[④]

除此之外，还有研究者探讨了职业康复对农村精神障碍者康复的效果。研究结果显示，"职业康复训练能改善农村社区精神分裂症患者的精

---

① Carlos W. Pratt, "Review of Out of Shadows: Confronting America's Mental Illness Crisis," *Psychiatric Rehabilitation Journal* 22 (1999): 418-419.

② Alex Braitman et al., "Comparison of Barriers to Employment for Unemployed and Employed Clients in a Case Management Program: An Exploratory Study," *Psychiatric Rehabilitation Journal* 19 (1995): 3-8.

③ 盛嘉玲、刘春全、张建华、沈怡、戴晶景：《慢性精神分裂症院内职业康复 18 年随访观察》，《上海精神医学》2008 年第 3 期。

④ 杨新、须琼英、赵桂军、胡艳、郭丽蓉、许可：《职业康复技能训练对改善精神分裂症患者的精神症状及社会功能的效果分析》，《国际精神病学杂志》2018 年第 1 期。

神症状和社会功能，减少（降低）复发率，提高就业率"。[①] 职业康复对照性实验研究一致验证了职业康复对精神障碍者具有康复效果。

社会交往技能训练是职业康复的重要内容，有研究探讨了精神病患的社会交往和社会功能问题，指出精神分裂症病人社会功能缺陷发生率约为 53%[②]，而社交技能训练能够显著改善慢性精神分裂症的阳性症状、阴性症状和认知功能[③]。有研究发现，精神分裂症患者参与院内职业治疗后，参与周围事务的兴趣提高了，人际关系改善了，情感淡漠缓解了，这有利于他们回归社会。这说明职业康复训练在提高精神康复者的社交技能、社会交往能力以及融入社会方面具有一定效果。[④] 研究者对精神分裂症患者采取了院内康复措施，并进行了一年的随访，发现院内康复措施有利于控制病情，增强社会功能和提高再就业率。[⑤] 此外，职业治疗对住院的慢性精神分裂症患者的生活能力和社会功能有正向影响。[⑥] 以上研究表明，职业康复训练能够有效地帮助住院精神康复者重拾信心、改变错误的自我认知、掌握劳动技能，从而逐渐掌握融入社会所必需的技能，真正融入社会。

二　会所模式：一种职业康复形式

在世界范围内，会所最早是由精神病人自发成立的一种自助互助组织——The Fountain House。它于 1948 年建立在美国曼哈顿洛克兰医院附近，目的是为会所会员提供庇护所并尽量帮助会员实现正常生活。目前全世界有 400 多个 Fountain House 的基础项目，统一由国际会所发展中心

---

① 姜小红、朱辉武、王皎华、戴艳：《农村社区精神分裂症患者职业康复训练的效果观察》，《浙江预防医学》2014 年第 11 期。

② 屠丽君、宋玲、麻丽萍、徐国彬、方军：《精神分裂症患者社会功能缺陷及护理对策》，《中华护理杂志》1997 年第 8 期。

③ 马胜民、翁永振、卢苓、崔仁祥：《医院内职业康复对精神症状的影响》，《临床精神医学杂志》2001 年第 4 期。

④ 高云、林永强：《职业治疗对慢性精神分裂症患者康复的影响》，《广东医学》2006 年第 4 期。

⑤ 翁永振、向应强、陈学诗、侯也之、封砚村：《精神分裂症院内康复措施及其疗效的一年随访》，《中华精神科杂志》2002 年第 1 期。

⑥ 张献强、王启源、高云、赖明东：《职业治疗对慢性精神分裂症患者生活能力和社会功能的影响》，《中国临床康复》2004 年第 18 期。

（ICCD）组织和联络。

会所最初被定义为由精神障碍者和具有多种工作技能的会所职员组成的一个专业的治疗性社区。会员可以在会所提供的真实或者模拟的工作环境中工作并具有决定是否参加工作和自主选择工作的权利。在会所和会员的供求关系方面，会所主要致力于为会员提供一种被需要、有能力、很负责的环境和氛围，从而促使他们更好地胜任会所的支持性工作或者参加社会竞争性工作，最终实现社会融入。

会所在帮助会员通过模拟就业实现康复的基础上，采取阶梯式就业的形式，即从辅助性就业到过渡性就业再到独立就业。在辅助性就业中，会员的主要活动场所是会所，会员通过与会所职员合作来完成会所的日常工作，包括文件整理、餐饮准备、会所修缮、卫生打扫、考勤记录和电话应答等。过渡性就业是指由会所出面帮助会员联系雇主，并签订为期六个月的用工协议，会员享受最低工资待遇且在结束一份过渡性工作后可以从事另一份过渡性工作，直到会员和会所都认为其有能力进行独立工作为止。独立就业是指会所为会员提供基本的就业援助服务，并通过不断地开展培训帮助会员获得和维持竞争性工作。

X 会所在借鉴意大利会所模式的基础上对会员进行管理和为会员提供职业康复服务，并结合本地情境进行调整。X 会所在 13 年的运营中探索出一条适合自身发展的康复模式。X 会所采取会员制管理，完全遵循自愿参与的原则招募会员并向会员适当收取会费作为日常管理开支，同时采取"民政主管、会所主办、社会支持"的运行模式，积极为精神障碍者建构一个能够提供温暖服务并集工疗、药疗、娱疗和日间照顾于一体的康复工作机制。

X 会所设立了职员的职位，为会员提供服务和支持。X 会所设主管一名，负责对会所进行管理和确保会所正常运转；设职员四名，具体负责各个部门的日常工作安排等。结合会员的职业技能及会员和职员的职业特点、兴趣爱好，X 会所设立行政部、餐饮部、文印部、教育辅导部。行政部负责会所卫生服务、后勤保障；餐饮部负责会所的早、中、晚餐；文印部负责日常文字处理与对外的打印复印工作；教育辅导部根据会员个人兴趣与爱好进行职业康复训练、心理辅导、劳动技能训练。

X 会所中所有的工作都由四个部门负责，即教育资源部、生活资源部、就业资源部、发展资源部。每个部门中都有一定数量的职员和会员，以及部门会议等支持性工作。部门会议的召开可以强化会员关系，组织和计划是职员的工作。让会员参与工作的目的是帮助其重拾信心和希望，并不是减轻职员的工作负担。在会所中，会员可以参与会所所有的工作，包括前台接待、登记、介绍会所、会员招募、行政工作、外展、评估职员、评估会所成效等。

会员以平等的方式与职员共同工作。会员可以根据自身的兴趣和爱好自由选择会所的工作，会所尊重他们的选择。在会所中，会员能够通过各种工作锻炼工作技能，还能从事一些实质性工作。当会员发挥自身作用时，他们会觉得自己是被需要和被期待的。会员能够获得帮助，形成正确的自我认知，获得工作所必需的工作技能，从经济、心理、社会交往等方面真正地融入社会。

三　X会所介绍

X会所在结合国际会所理念和我国国情的基础上，提出了适应自身发展的文化，具体内容如表4-2所示。

表4-2　X会所的文化

理念	只有真正走进会员的历史和处境，才能有效地帮助会员实现康复
宗旨	自由、自主、平等、共同参与、分享、进步
任务	消除社会对精神障碍者的偏见，帮助会员实现真正的社会融入
使命	为会员排忧解难，帮助会员树立信心，参加社会活动，共享文明成果
愿景	使会员及其家属更有尊严地生活，共创和谐社会

自愿原则是会所最为核心的原则，它强调会员自愿参与，将会所变成一个充满机会的场所。在会所中，每位会员都有自由选择所去部门的权力，他们能够像正常人一样去选择、决定他们所任职的部门和关系的建立。自愿原则赋予会员选择的权力，充分体现了会所对会员作为一个正常人的尊重。

会所的自愿原则对会所制订相关计划提出了高标准要求。会员自愿原则使提供平等的参与机会和营造良好的会所氛围成为首要任务。参与的基础是，会员间具有良好的关系和平等的机会，并且会员在参与会所的康复活动中，不受人为准则的约束。比如，不制定会员参与部门活动的最少人数、最低时间等标准。另外，由于会员自愿原则的限制，会所对那些不愿参与部门活动的会员的帮助基于与会员良好关系的建立。

在会所的工作日中，会员和职员是平等的同事关系。会所的工作是为保障会所正常运转和提高会所康复质量服务的，无论有无报酬，会所都拒绝为会所以外的任何机构工作，会员在会所中的各项工作也是不计报酬的。会所的工作日与一般企业相同，每周开放五天，周六、周日休息。

会所真正能够治疗会员疾病的是让会员体会到自己被需要，自己是重要的。职员与会员见面，呈现的是需要会员的一种状态。如果会员避免与其他人接触，那么职员需要通过各种方式将其"拉"出来，因为确实有繁重的工作要做。职员除了让积极健康且富有活力的会员帮助其完成工作之外别无选择。同时，职员与会员的关系也会发生变化。工作日的工作安排和实际的工作需要，将职员从他们对会员的偏见中"拉"出来，职员只有改变他们无法从精神康复者身上得到任何东西的成见，才能从自身的偏见中走出来，才能按时完成他们的工作。会所通过职员与会员共同合作的工作方式，帮助会员重新找到自我，帮助他们挖掘自身潜能、提高工作能力，促使其不断与自身进行对话，让其逐渐发挥自身的能动性，愿意主动承担更多的社会责任。

（一）X会所的服务内容

1. 基本生活能力的训练

会所承担会员基本生活能力方面的训练工作，针对不同的会员开展个性化的训练活动。比如，会所针对会员定期开展起床、叠被子、洗漱、睡觉等基本生活能力方面的培训和引导工作。在要求相对较高的生活能力训练方面，如过马路、买菜、乘坐公共交通、打扫卫生等，会所通过餐饮部将其细化到会员日常的部门工作中。在餐饮部工作的会员，每天将结伴乘坐公共交通，到当地的菜市场挑选当日食材，打扫厨房的卫生。这不仅提高了会员的基本生活能力，而且增加了会员与外界社会成员接触交流的机会，提高了会员的认知能力，使其能够像正常人一样拥有独立的认知和判断能力。为了保障会员的人身安全和权益，会所一般要求职员和会员共同完成会所工作餐的准备工作。

2. 职业技能的学习

会员职业技能的学习分散在教育资源部、生活资源部、就业资源部、发展资源部四个部门中，会员通过在不同的部门工作全面提高相应能力。例如，教育资源部的工作能够锻炼会员的文案整理能力；生活资源部的工作能够锻炼会员的基本生活能力；就业资源部的工作能够提高会员的人际交往能力；发展资源部的工作能够提高会员的事件处理和抗压能力。

> 在会员职业技能训练方面，我们主要通过让会员选择在不同的部门工作来达到锻炼会员能力的目的。我们每个职员负责一个部门，他们只有寻求会员的帮助才能按时完成每天的工作任务，一般我们只是对会员的工作进行基本的计划和安排，并不会过多干预会员。我们就像对待正常同事一样对待部门会员。同时，会所为了满足会员更高层次的职业技能学习需求，在利用各种社会资源的基础上，为会员开办了诸如园艺、保洁、厨艺、英语等教育课程，取得了良好的效果。（会所职员）

3. 医药保健

由于精神疾病的顽固性，来到会所之后，会员一般仍然要通过服用药物稳定病情。会所为了保障会员的身体健康，制定了相应的措施，例如，为会员提供定时服药提醒服务、根据天气提醒会员适量增减衣物、让会员保持心情愉悦、安排会员充分休息、让会员进行适当的体育锻炼等。每天晨会后，会所全体人员都会聚在一起，在职员的带领下跳一个小时的健身操。这些措施对降低会员的发病率、改善会员的身体状况起到了关键作用。

4. 休闲娱乐

会员和正常人一样需要定期开展休闲和娱乐活动，这对帮助会员保持良好的心情、稳定情绪具有一定作用。为此，会所在征求会员意见的情况下，将每周四下午设定为茶话会时间，会所所有成员聚在一起进行交流，大家一起看以前举办活动的照片、分享个人见闻、诉说个人困惑等。同时，会所定期开展爬山、乒乓球比赛、歌咏比赛、野炊、踏青等外展活动，致力于丰富会员的业余生活，使会员享受丰富多彩的外部世界。

（二）X 会所的会员就业模式

X 会所根据会员的特征，在会员就业方面创立了多种就业模式，包括过渡性就业、辅助性就业以及独立就业。多种就业模式能够很好地契合不同康复阶段会员的特点，满足其通过就业实现自我价值并真正融入社会的需求。在会员正式就业之前，会所会为其提供制订详细的就业计划、制作个人简历、实地调研就业单位、发布就业通告等服务。会所利用与就业单位独特的合作伙伴关系，先为会员提供支持性岗位，每天工作三小时，每周五次；再聘用会员为兼职雇员，并以时薪为结算方式，一直持续到会所、会员以及用人单位均认同会员具有独立工作能力。每位会员都可以根据自身兴趣和意愿多次选择支持性就业岗位。在会员具备社会认可的工作能力后，会所会建立会员的个人工作档案，在对其定期进行培训和回访的基础上，鼓励支持会员应聘独立正式的工作。

1. 过渡性就业

X 会所结合社区资源，为会员在社区内争取到相应的过渡性岗位，并制订了相应的过渡性就业计划。只要是会所会员，就有权利获得会所为会员提供的在社区内工作的机会，这些工作主要有社区养老院服务和小卖部服务等。过渡性就业计划有下列要求：（1）会员拥有是否参与过渡性就业计划的选择权，任何人都不能强迫会员从事他们不喜欢的工作；（2）就业机会均等化，在向会员提供就业机会方面，无论会员之前是否有过失败的就业经历都一视同仁；（3）要按照正常人一样对待参与过渡性就业计划的会员，工作场地必须是被雇用的地方；（4）为培养其工作能力，会所需对参与过渡性就业计划的会员的每周工作时间和就业时间进行详细规定；（5）实行责任共担制度，在会员就业过程中，除了雇主需要对其负责，会所也需要在挑选和训练会员方面担起责任；（6）会所提供的过渡性就业岗位必须在会所外，提供过渡性就业岗位的单位不能是会所；（7）过渡性就业计划的制订需由会员和职员共同进行。

2. 辅助性就业与独立就业

辅助性就业就是会所帮助会员找到一份满意的工作，会所也要进行各种职业技能培训来确保会员能够持续获得这份工作，这样做的目的在于帮助会员尽快获得工作所需的能力。X 会所的辅助性就业岗位主要是与政府、社会组织合作，为会员提供如保洁员、门卫、医院护工助理等岗位。独立就业就是会所不再为会员提供工作岗位，会员所得到的岗位完全依靠会员自己获得，职员不会进行任何形式的现场指导。但是在获得住房、住院等方面的支持和信息获取上，会所仍然会提供帮助。

（三）X会所模式职业康复的优势

1. 具有本地特色的职业康复服务体系

X会所的前身是某市精神病院的附属机构，后变更为社会组织，其既利用与市精神病院的隶属关系发挥社会组织的优势提供人性化服务，又有效利用该市精神卫生资源，探索具有本地特色的职业康复服务体系。在寻求外界帮助上，会所与会员所在社区建立了长效沟通机制，会所能够在寻求优质医疗资源、维护会员权益、寻求法律支持以及帮助会员寻求住所等方面向社区寻求帮助，而会所也会为社区的维稳和安全排查以及有关人员的转介提供便利。

2. 医院-会所-工作单位的联动机制

会所以医院为后盾，以工作为目标，收集整合各种社会资源，搭建就业支持平台。在会员开展工作的过程中，工作单位会对会员的日常行动进行记录并形成报告，并与医院、会所保持联系。一旦会员出现不适应行为，工作单位会及时通知会所，医院和会所职员第一时间介入。最初医院会对会员实施就业能力评估、就业期间用药建议指导以及后期的会员职业康复效果的联合诊断。会所职员对会员的职业进程进行规划，制订可行的工作培训方案并将追踪跟访贯穿会员工作的全过程。以上这些措施，建立了医院-会所-工作单位的联动机制，为精神障碍者开展职业康复活动提供了平台。

3. 会所模式下的互助优势

会所模式主要包括三个互助主体。（1）符合开展职业康复活动要求的会所会员，由于职业康复的特殊性，会员年龄一般在18~60岁。他们有权利参加会所内任何形式的职业康复活动。（2）会所职员的构成主要有四类人员，即职业治疗师、社会工作者、心理咨询师、其他人员。职员在会所中与会员是平等的同事关系，职员的主要职责是激发会员从事职业康复活动的兴趣，挖掘会员学习劳动技能的潜力。（3）会所的外界委员，他们由具有一定特殊技能且关心精神卫生事业的社会爱心人士组成，主要有公务员、企业管理者、律师顾问、专家学者等。他们的职责是为会所提供政策支持、资金供给、就业培训、法律咨询、场地支持、社会宣传推广等服务。会所为会员制订了详细的教育计划，并准备了相应教材以及配备专业人员担任授课教师。除此之外，会所还利用网络信息平台为会员提供网络自学机会，使其顺利完成学习目标。

四　融合视角下会所模式职业康复的效果

经济、心理、文化、社会交往等对精神障碍者的康复和回归社会非常重要。只有这些方面融合得好，才能实现真正意义上的社会融入。本部分将从经济融入、心理融入、社会交往融入三个方面对 X 会所的职业康复效果进行分析。

（一）提升康复者的经济融入程度

精神康复者在药物购买、照料护理等方面需要付出比正常人更高的生活成本。由特殊的身体状况导致的高支出使精神康复者仅仅依靠政府补贴会入不敷出，这种情况下会员家庭很容易陷入经济困难的境地。在与笔者进行访谈的会员中，有近80%的会员及其家庭感到经济困难，而造成经济困难的主要原因在于家庭日常开支过大和就业不充分。X 会所中的会员大部分都处于"上有老、下有小"的阶段，其因自身主观和客观条件的限制一直不能实现就业。部分会员由于自身年龄较大、受教育水平有限等，还需要家庭在经济方面给予支持。当谈论"就业困难"这一问题时，大部分受访者都将原因归结为"用人单位对精神康复者存在歧视，并不愿意接纳患有精神疾病的员工"和"自身缺乏就业能力"。

> 我的助听器一对就要1000多块钱，每过几年还要进行一次更换。我母亲患有老年痴呆，其他兄弟都有自己的工作，只能请护工照顾我母亲，每个月都要有2000多块钱的花销。我还有一个儿子，他现在读高中，正是长身体的时候，每个月给他补充营养也要花不少钱，政府每个月给的几百块钱补贴，根本不够用，只能辛苦我老婆在外边打两份工来补贴家用。（会员 D，男，45岁）

> 在会所完成职业康复训练后，我选择了独立就业，在我家附近的一家工厂上班。本来工厂是不愿意要我的，嫌弃我不仅曾是精神

病人而且肢体不协调，后来还是通过亲戚的推荐，工厂才勉强要了我。平时工作量也不大，一天 100 块钱，不过工厂并不让我每天都去，只有单子多的时候，才会叫我过去帮忙，一般一个月可以工作 15 天左右。单子少的时候，一个月只能上几天班。我老公已经和我离婚，儿子还在上大学。每天的经济压力都好大，不知道以后该怎么办。（会员 X，女，38 岁）

而用人单位同样面临因使用精神康复者作为工人而带来的一系列社会风险和用工成本等问题。例如，在访谈中企业负责人说道：

为了让 X 会所的会员更好地开展工作，在会员上岗之初我们就会安排专业的老师傅带着他们进行学习，教他们怎么操作器械，而且老师傅还会对会员的日常行为和工作、情绪状况进行日常汇报，确保会员在工作期间不出现安全事故。但是企业需要盈利，使用会所成员会增加我们企业用工的风险管控成本。所以，我们现在想要接收更多的会员也没有那个能力去实施，只能尽企业最大的努力去帮助他们。（企业负责人代表）

会所从经济和工作角度帮助会员的举措包括以下几个方面。其一，会所制定了工作日制度，帮助会员掌握工作所必需的劳动技能和人际交往能力，模拟完全真实的工作场景。这样，会员在会所不同的部门工作时，劳动以及人际交往技能才能得以提升。工作日制度在帮助会员重塑自信、实现自我价值方面发挥着重要作用。其二，面对部分会员出现的家庭经济困难问题，会所一方面帮助会员申请政府补助和残疾人津贴，另一方面针对会员由残疾导致的医用器材和医药成本支出过高的问题，寻求政府帮助并且积极联系社会组织和相关器材厂家，为会员争取价格合适的器材和药物。其三，针对会员反映的由用人单位歧视导致的就业困难问题，会所创建多种就业方式，包括积极与当地社区沟通，为会员在社区养老院争取多个辅助性就业岗位；利用政府对残疾人创业的支持政策，以会员的名义注册小卖部，帮助有就业意愿的会员在小卖部中实现就业。

　　会所一直致力于帮助会员解决经济方面的问题，不让每位会员因为经济方面的压力放弃会所内的职业康复。为此，会所在积极争取政府补助和社会各类爱心企业以及公益组织的捐赠的基础上，利用各种残疾人优惠政策，开办了小卖部、会所对外打印等多种类型的就业形式。会所相信，经济基础是会员正常融入社会的保障，也是会所一直以来努力的一个方向。（会所主管）

（二）促进心理融入的措施及对存在问题的分析

　　心理融入是社会成员实现社会融入的前提，主要包括社会成员对个体的认同和对社会的认同。社会成员对个体的认同主要是对自身能够创造价值的肯定和对自我的积极评价，而社会成员对社会的认同主要是对社会和相应社会群体的一种归属感。精神疾病难以根治，即使会员家庭投入了巨大的财力、物力和人力，会员的病情也不会快速好转。在漫长的治疗过程中，会员逐渐形成了对自身错误的认知和看法，他们将自己视为"废人"、只会给家里增加负担的"包袱"。久而久之，他们会产生病耻感，在会所接受职业康复的过程中，无意识地将自己"边缘化"，主动将自己隐藏起来，使自己尽可能不给他人带来麻烦。

　　面对这样的状况，一方面，会所通过设立不同的部门来锻炼会员的劳动技能，使其在不断完成工作的过程中获取成功的体验，增加其自信心；另一方面，会所实行工作平等原则，对所有人员都一视同仁，会员和职员是平等的同事关系，是共同处理部门事务的伙伴。在具体的部门工作中，职员需要在所在部门会员的帮助下完成日常工作。会所通过这种方式让会员主动意识到自己是被需要、被肯定的，从而逐渐建立起对自身个体的认同。

　　刚来所里的会员，一般都比较拘谨。刚开始的时候，无论干什么都要打报告，这种情况一般会持续3~6个月才有可能好转。为了帮助会员尽快地融入会所，会所一般在新会员来的第一天就会安排一名职员带着他完成他所选择的部门的工作。同时，为了丰富会员的生活，增加会员与社会接触的机会，我们会举办各种形式的外展活动，像乒乓球赛、歌咏比赛、集体旅游等。（会所职员）

　　然而，笔者发现，由于资源有限，日常的职业训练活动基本在会所中进行，会员几乎全天都待在会所中，缺少与外界的沟通交流，他们每天面对的都是同质性较强的会员以及少数几个会所职员。大多数会员都处于自卑、低成就感、自责的状态。缺少与外界的交流，会导致会员形成错误的内群体认同。会员对自身个体价值和成员资格认识不足，接受自己是社会弱者的角色，将自己放在"边缘人"的位置，被动地接受社会的服务和帮助。例如，会员 ZFK 来会所已经一年有余，但是至今还未能完全适应会所的日常工作，遇到问题习惯性地寻求职员的帮助，缺乏独立解决问题的能力和信心。

　　会所的康复模式存在需要改进的地方，同质化的沟通会导致康复者在职业康复训练方面没有突破。在职业康复活动以及日常的工作过程中，部分会员存在消极配合职业康复训练以及消极怠工的问题。加上长期被人照顾，会员普遍存在自主性不强的问题，他们习惯性地听取他人的命令和指挥，主动性和创造性有待提高。

　　　　发病之前我在大学里学的就是园林工程，所以我对会所教授的园林艺术课很感兴趣。每次我都会参加，开始每次都是我得第一名，但是后来因为我长期服药有了严重的副作用，我的胳膊开始颤动，在实际的操作课上没办法拿稳修剪刀。这使我很沮丧，觉得自己就是一个废人，无论干什么都干不好，还要不断地给家人和身边的人增添负担。(会员 Z，男，35 岁)

　　　　我非常喜欢会所里的人，我觉得他们很亲切，当我有困难时他们会主动帮助我，这让我觉得在会所生活很舒服。所以无论天气如何，我几乎每天都来。但是我特别不喜欢会所外的人，我觉得他们很不好相处，老是觉得他们看不起我，我每天坐公交来的时候都会选择最早的一班车，那个时候的人特别少，我觉得很舒服。(会员 F，男，40 岁)

　　　　我之前也得到过会所提供的工作机会，那是一家服装加工厂。我在里边主要负责裁剪衣服，工作量倒是不大，就是在里边不太自在，吃饭的时候我都是自己一个人。久而久之，我就不再去了，后来我在家没事做就又来到会所里，每天帮忙打扫卫生，和其他人聊聊天一天就过去了。（会员K，女，42岁）

针对会员的问题，会所主要通过开展各种外展活动帮助会员获得社会归属感。比如，会所会在公益性节日里，利用会员平时学习制作的手工艺品，开展公益项目的募捐活动，使会员在募捐活动中增加与社会公众的接触和对社会公益活动的兴趣。在中国传统节日中，会所同样会帮助会员参与各种社会庆祝活动，如在庆祝建军节时，会所在征求会员意见的基础上，替会员报名参加当地社区的歌咏比赛。会所通过各种形式的活动，增强会员与社会公众之间的联系，强化会员与社会之间的联结，从而帮助会员建立起对社会的归属感，帮助会员从心理层面实现社会融入。

（三）通过社会倡导、受教育水平提升、人际互动促进社会融入

笔者通过调研发现，职业康复促进社会融入体现在三个方面：通过社会倡导减少社会公众对精神障碍者的污名化；对康复者进行职业教育培训，提升其融入社会的能力；通过家属参与进行人际互动，提升康复者的沟通交流能力。

首先，社会公众对精神障碍者存在诸多偏见，这会影响会员的职业康复效果。会员普遍不被社会信任，即使会所出面担保，会员在就业过程中也会遇到诸多阻碍。很明显的一个例子就是，会员在工作中很难正常地融入工作群体，其他成员会对其工作能力、精神状况长久地持怀疑态度。此外，企业在让会所会员成为员工时，一般将其安排到一些无关紧要的岗位，会员日常基本接触不到太多外界人士，工作机会不能提供会所之外的真实世界中的再社会化。同时，工作时不被信任、工作带来的低成就感、工作期间缺少有效的社会交流等使会员难以正常融入社会，导致职业康复成效不足。

会员D经会所介绍被安排在一家酒店工作，是一名酒店保洁员。她曾向我们反映，在工作中总会时不时遭遇客人的无故投诉，理由很直接："我不想住有问题的人打扫的房间，说不定会有什么细菌和疾病。"除此之外，她在与其他同事相处的过程中也会被区别对待，

尤其是平时吃饭，其他同事很少有主动和她一起吃饭的。并且其他同事都不愿意和她分到一组，担心会被拖后腿。（会所职员）

针对这一情况，会所积极与政府和社区开展合作，进行广泛的社会性宣传和公益性服务。在世界精神卫生日前后，会所积极响应政府、社区开展的宣传活动，通过电视、广播、网络媒体等方式扩大《精神卫生法》的社会影响力，并举办了会所开放日、会员劳动和生活技能竞赛、入户咨询义诊等活动，让社会公众走近精神障碍者，了解精神卫生服务内容，接受会所会员。

其次，教育受限导致就业机会少，社会融入受阻。接受教育可以打开一条社会融入的通道。在接受职业教育的过程中，会员能够掌握基本的知识和社会技巧，这使其在日后工作和融入社会的过程中能够获得发展。针对会员受教育水平普遍偏低的情况，会所在充分利用职员和志愿者资源的情况下，根据会员兴趣和意见，开设园艺、电脑、英文、保洁、文秘等课程，充分满足会员接受教育的需求，并在会员接受职业教育的过程中，帮助会员习得社会接受的价值观念和行为方式。会所通过教育来降低会员将来犯错的概率，增强与提高会员社会融入的信心和能力。

我今年34岁了，我是在高中时发病的，这导致我没有上过大学。所以我到现在还不能通过工作来挣钱养活自己，我所有的开支都要依靠我的父母。随着他们年龄越来越大，我也越来越焦虑。后来通过在会所里参与保洁班的课程学习，我也在会所的介绍下到了一家医院从事保洁工作，这是我第一次通过工作来养活自己，我感到非常开心。唯一不好的就是，我在工作的时候还是会时不时被来看病的家属嫌弃，这让我很苦恼。（会员）

在实际的职业康复中，会员的受教育水平限制了他们的再就业选择和职业康复效果。会所会员的受教育水平普遍偏低体现在：会所注册的632名会员中，本科及以上学历的会员不超过20名，大多数会员都是初中和高中学历，部分会员因幼年发病而没有进过校门。会所日常活跃的

136名会员中，只有不到四成会员可以正常使用电脑进行学习。会员受教育水平偏低使他们在学习会所开设的相关职业康复课程中比较吃力，会员在职业康复种类的选择上也非常受限。

会员L是2015年来到会所进行职业康复训练的，受限于小学的受教育水平，她只能从事会所的厨房和卫生保洁工作，负责每天会所的伙食和卫生打扫，她本身也很排斥会所其他部门的工作，每当选择工作时，她都会在厨房和保洁两个工作上进行选择，这对全方位、综合性地提高会员的职业康复水平存在很大的阻力。在会所提供的辅助性就业岗位中，L也只能选择保洁员。

会所还有很多类似的情况。他们受教育水平的制约，无论是在进行职业康复训练还是选择工作过程中，可以选择的就业岗位不多，大多是没有技术含量的重复性机械劳动，如医院保安、筷子加工厂职员、保洁员以及洗车工等。

最后，由于精神障碍者的特殊性，会所会员的社会交往具有局限性，常常局限在家庭和家属亲缘层面上。在社区地缘和工作层面上，良好的业缘关系较少得到发展。而且会员之前长期住院治疗，与亲属、朋友之间的社会联系也较少，非亲属能够给予会员的支持不多。由于社区的异质性较强，在邻里守望互助方面社区没有发挥作用。对于多方面、全方位的人际互动，会所由于现实条件和服务能力的制约，没有及时制订解决方案，仍停留在呼吁和倡导层面。

在年终进行国际会所的审核时，我们也意识到，会所固化的服务理念，使我们并没有对会员家属参与会员的职业康复治疗所能发挥的作用，给予足够的重视。在之后的服务过程中，我们会在征求会员意见的基础上，和会员一起开展家属来访日活动，弥补会所这方面的不足。同时，我们意识到，会所在加强与社区的联动方面做得还不够好，之后也会就这一问题进行讨论。（会所主管）

由于多种因素的影响，会所会员无论是在与亲属交往方面还是与外界接触方面都不多。会员与家属的沟通交流基本停留在日常衣食照顾方面，会员与其他非直系亲属和朋友的社会联系基本处于断绝状态。未来会所应该链接家庭和社区资源，通过家庭和社区的帮助扩大会员的人际互动范围，从而促进社会融入。

五　影响会所模式职业康复成效的因素

实地调查结果发现，影响会所模式职业康复成效的因素体现在以下三个层面：会员自主性的培养、会所模式的制度改进、家庭与社会支持环境的营造。

（一）会员自主性的培养

在职业康复过程中，会所职员在提醒会员按时服药、安排职业技能学习的过程中，也应该重视会员自主性的培养，要通过改变认知、增加会员的成功体验习得自主性，提高会员工作能力强化自主性。

1. 改变认知习得自主性

在会员进行职业康复训练的过程中，消极认知是阻碍他们正常融入社会的关键因素。这种消极认知包括退缩、不主动、回避、自我否定等。在会所工作日中，会员被鼓励做力所能及的事情，习得自主性，改变自我否定的心态。例如，部分会员因担心长期服用药物带来副作用而出现了藏药行为，会所职员可通过组织开展健康知识讲座和合理情绪疗法介入来改变会员的这种错误认知，增强他们康复的信心。同时，会所职员可通过开展小组活动来提高会员的语言表达能力和人际交往能力。例如，定期组织会员开展自制手工艺品的义卖活动，将活动的组织权交给会员，由会员进行分工、负责场地的选址以及租借等，并在活动中积极鼓励会员创新义卖方法、鼓励其与陌生人进行交流。

2. 增加会员的成功体验习得自主性

针对会员自主性不强的问题，会所职员践行助人自助的专业价值观念，从会员自身入手，帮助会员实现"自助"的目标。增加会员的成功体验是获取自主性的有效手段。会所职员扮演利用资源链接者角色，定期组织会员参加一些社会性活动，如唱歌比赛、绘画比赛、爬山等，让会员在活动中获得更多的快乐和成功的体验，改善他们的精神状态，增强他们的自信心，锻炼他们的社交技能并培养他们独立思考问题和解决问题的能力，使他们更有动力参与日常的职业康复活动。会员在各种活动中获得成功体验的过程，也是帮助他们不断树立积极的生活态度和加快融入社会的过程。会所职员应该认识到自主性的重要性，无论是在会所日常的工作中还是在会所举办的各种外展活动中，都调动会员的积极性，从而强化康复效果。

3. 提高会员工作能力强化自主性

会所在职业康复中通过提高会员工作能力改善其对自主性的认知。在职业康复前期，会所职员可以引导会员通过完成一些基础性的工作，如打扫会所、修剪花草、办黑板报等，增强参加职业康复的信心。针对恢复状况比较好的会员，会所职员可以有针对性地组织一些高难度活动。比如，鼓励会员在会所的日常板报处编辑时事新闻、撰写文章等。锻炼会员的语言组织能力和文本书写能力，助力会员开展职业康复活动，可以为会员以后的工作打下坚实基础。此外，会所还可以与会员共同制定就业协议，使会员了解其就业后仍可以享受会所提供的服务，会所不会在其就业后终止为其提供服务，消除会员的后顾之忧。会所要让会员明白，实现真正的就业是势在必行的，在平时的职业康复过程中也应加强会员的独立性训练，减少会员的依赖。

（二）会所模式的制度改进

1. 加强专业能力建设

首先，应加强对会所职员的专业能力培训。针对大部分会所职员欠缺精神康复理论知识的问题，积极链接资源，鼓励职员参加国内、国际等方面的学术会议，定期邀请相关方面的专家学者开展培训和举办讲座，让职员在众多学习活动中逐渐加深对精神康复活动理念的理解。其次，针对职业康复过程中志愿者和实习生流动性强的问题，会所应制订合理分工计划，将关键性工作交由职员负责，辅助性工作交给志愿者和实习生完成。最后，会所可以采取一系列制度措施来解决在开展活动过程中遇到的记录不及时、评估滞后以及反馈不到位等问题。

2. 提升会所创新服务能力

会所模式在实施过程中可以通过提升创新服务能力实现在地化和本土化。首先，定期开展创意之星评选活动，从会员为提高会所创新服务能力所提的意见建议中，评选出创意之星并给予适当奖励，以调动会员的参与积极性。另外，会所要对积极提出创新意见的职员进行绩效奖励。此外，会所还可以定期举办创新能力反思讨论会，将阻碍会所创新的困难通过集体智慧来解决。其次，会所应该作为会员、家属、职员之间沟通和协调的桥梁，三者之间沟通顺利与否关系到职业康复效果的好坏。会所可以学习意大利会所模式中的沟通方式，定期开展心理沟通座谈会以及"圆桌沙龙"，将会员、职员、家属等相关人员聚集到一起开展对会所职业康复效果的无记名评估和意见收集活动，并在活动中重点收集对会所管理水平的意见和建议。最后，面对过渡性就业岗位不足的问题，会所应主动寻求社会和政府的支持，甚至可以利用会员自身的资源优势，为会员争取更多的就业机会。比如，除了寻求事业单位和社会企业提供的辅助性就业岗位，会所还可以合理利用会员的亲属资源，帮助会员入职亲属的公司和单位，或者整合会员现有的社会关系，积极寻求合作。

3. 强化会所资源链接的中间人功能

会所是会员依赖的重要机构，可以成为会员表达需求的发声器，作为在家庭和企业之间进行沟通的中间人。例如，对会员某方面的进步情况进行详细记录，定期召开家属会议，向家属如实汇报会员的康复情况，和家属一起制订会员下一步的康复计划，让家属对会员在职业康复过程中取得的成绩进行鼓励。同时，会所可以收集会员对社区的诉求，由会所和社区沟通，满足会员的需求。在营造就业环境方面，加强在社区以及企业中的宣传和倡导，增加企业和社会对精神障碍者就业的正面评价，消除社会的污名化和标签化影响；积极寻求合作企业，建立长期合作伙伴关系，降低会员就业门槛，提供长期稳定的就业岗位。此外，会所还可以制订不同需求的个性化就业计划，在征求会员意见的基础上，为会员提供种类多样的就业岗位，满足会员就业的差异化需求。

（三）家庭与社会支持环境的营造

1. 挖掘家庭的潜能

家庭成员参与精神障碍者的职业康复至关重要，会员家属的参与对增强会员的自信心、提高会员的活动参与度以及改善会员的心理状态具有显著的效果。X 会所现有的职业康复活动主要聚焦会员康复，与会员家属的联系和沟通、对家属社会资本的利用并不多。在未来的职业康复活动中，会所应该邀请会员家属参与，加强和家属的联系。改变家属的消极认知同样能够让会员的职业康复达到很好的效果，会所应邀请家属参与会员的职业康复活动，逐渐消除会员家属的畏难情绪和对会员职业康复的偏见，使家属认识到亲人陪伴对会员康复具有积极作用。鼓励会员家属参与会员的职业康复治疗，能够不断给予会员和会员家属正向强化的反馈，从而形成一个良性循环，使会员和会员家属愿意参加职业康复活动，以达到进行职业康复治疗的目的。

2. 消除社会公众的偏见和歧视

只有消除社会公众的偏见和歧视，才能为精神障碍者融入社会营造良好的社会环境。会所在全社会开展宣传教育活动，从根本的认知观念上逐渐消除社会公众对精神障碍者的偏见；开展有关精神障碍知识的普及教育工作，消除公众对精神障碍者的生理和心理恐惧；鼓励精神障碍者主动与正常人进行接触，积极参与和支持社会公益事业，让普通人逐渐认识精神障碍者，并意识到康复者和普通人一样，并不具有攻击性等事实。只有积极向社会大众宣传有关精神康复的知识，才能逐渐消除社会公众对精障康复者的偏见和歧视。

3. 营造对精神障碍康复者的职业再教育环境

首先，精神障碍康复者（会员）受教育水平偏低，是影响他们进行职业康复的重要原因。知识的匮乏使会员无法选择自己感兴趣的职业康复课程，会员在求职过程中错失很多宝贵的机会。例如，企业的文秘、外卖送餐员、快递员以及技术含量更高的其他工作，都要求会员具备一定的知识和职业素养。其次，会员家属和部分社区对会员接受职业教育持消极态度，不少人认为对会员进行再教育是浪费资源的举措，精神障碍康复者不能产生多少实际的社会价值，不如待在家里，这样家属和社区都放心。这些错误认知也是导致会员职业康复效果不理想的因素。最后，精神障碍者具有特殊性，面向普通大众的职业教育并不适合他们，有针对性的职业教育出现明显缺位，对精神障碍康复者的职业再教育还需要相关制度的支持。

第三节　不同类型社区的精神障碍社区康复实践比较

一　社区类型与精神障碍社区康复实践

社区是精神障碍者从医院重返社会的过渡区和缓冲区，精神障碍社区康复在整个康复服务体系中扮演着重要的角色。社区康复可在更自由的环境及更低医疗成本的情况下减轻症状，提高生存质量，增强社会功能。2003年，世界卫生组织进一步明确指出"改善精神卫生服务应由社区机构提供"。中国的社区建设历史不长，社区类型和属性存在多样化的特点。因此，对社区类型进行比较，探讨社区差异、社区治理主体及关系的不同有助于分析精神障碍社区康复实践的本土化过程。

2000年，我国开始推进城市社区建设，并形成了"市—区—街道办事处—社区"的纵向管理体制。在人员配置上，社区"两委"成员接受街道管理，社区服务站受职能部门和街道的双重管理；在经费配置上，社区工作经费主要来自财政拨款，这也意味着基层政府对社区的领导地位得以巩固。社区作为政府治理最基层的单元，不仅承担着行政性事务，而且承担着提供公共服务的职能，与居民息息相关的各项事务（如保险、就业、医疗等）都依托社区平台处理。

尽管政府正在尝试去行政化的种种努力，但社区力量不足、社会组织发育不完善、居民自治意识不强仍是当前社区治理存在的问题，行政管理体制向社区延伸及社区对政府资源的依赖使社区很难形成真正的自治。同样，社区公共卫生服务大多依赖政府，社区只是扮演执行者角色。在行政安排上，精神障碍社区康复工作是社区公共卫生事业的一环，但是在实际工作中，社区康复工作需要多部门和多主体共同参与，需要政府、相关部门、社区自身、社区居民和社会组织等充分利用资源建构精神障碍社区康复网络，而且各要素之间的互动对社区康复的有效推行起到关键作用。

对社区类型进行划分通常要基于社区的空间属性和社会属性，比如，基于区位属性将社区划分为中心城的城市社区、中心城边缘区的城市社区、中心城外围区的城市社区和中心城外围区的农村社区；基于人口密度将社区划分为高密度社区和一般密度社区；基于收入水平将社区划分为高收入社区、中等收入社区和低收入社区。而仅以某种单一指标进行社区类型的划分来研究社区康复在不同社区的开展情况则不够深入。也有国内研究将社区分为四类，即农村社区、村改居社区、单位制地区、城市商品房社区。① 本节借鉴这一社区类型划分，在A区选取四个典型

① 吴莹、卫小将、杨宜音、陈恩：《谁来决定"生儿子"？——社会转型中制度与文化对女性生育决策的影响》，《社会学研究》2016年第3期。

社区，分别是单位制社区 B 社区、城市商品房社区 J 社区、村改居社区 W 社区和农村社区 S 社区，比较各类社区的精神障碍康复工作开展状况。

在社区比较中还有一个维度值得提出，即基于社区治理主体——政府与社会关系类型的比较。社区治理区别于政府行政化管理，其参与主体是多元的，权力运行是多向度、上下互动的，通过协商合作伙伴关系等对公共事务进行管理。吴晓林在对台湾的社区治理研究中指出，影响社区治理的要素主要集中在以下几点：一是社区组织能力，二是社区参与主体，三是社区治理政策的价值与机制。① 而在本书中，A 区各社区的精神康复工作是在同一管理机制下运行的，其价值与机制基本一致，影响因素可能集中表现在社区组织能力与社区康复参与主体的差别上。社区康复参与主体包括康复服务提供者、各社区康复领导者和康复者；社区组织能力是指社区自主力量、社区居民意识、外部资源发掘力量。

本节讨论的 A 区精神障碍康复体系是由院内封闭式康复、院内开放式康复、院外康复园、社区康复中心四部分组成的"医院-社区"自助康复模式。这里聚焦的社区康复环节，包括 A 区各社区卫生服务中心开展的日间照料活动及各街道残联主导创办的温馨家园开展的康复活动。由于 A 区行政区划面积较大，所含社区较多，各社区人口构成、环境及文化氛围不同，本研究按照制度与文化之间的关系进行社区类型的划分，将某市 A 区中的所有社区分为四类，分别是单位制社区、城市商品房社区、村改居社区及农村社区，并在其中选取典型社区，对其开展的精神障碍社区康复工作进行横向比较。依据康复服务开展情况和以往学者对社区康复的研究，本研究将各社区康复工作开展情况描述总结成四个方面，分别是专业力量、康复者参与情况、社区组织能力和康复者家庭与社会回归情况。本节对所收集的资料进行归纳整理后，对四个社区的康复工作开展现状展开横向对比，找出四个社区的差异和存在的问题，探讨背后的原因及如何有效地推进 A 区的社区康复工作，以期探索出推进我国社区康复发展的路径。

笔者收集到的四个社区的康复工作开展情况资料包括社区卫生服务中心和温馨家园的参与康复活动的人数与康复者详细情况、各社区专业

①　吴晓林：《台湾学界如何研究城市社区治理?》，《中国行政管理》2015 年第 8 期。

力量、开展康复活动的次数和形式、各社区组织能力及与外界合作情况等。为了全面客观地收集资料，笔者对涉及的各方主体进行了实地走访与访谈，本研究所选取的访谈对象包括 A 精防院负责社区康复的工作人员、四个社区卫生服务中心精防科的工作人员、温馨家园的工作人员、街道社工、参与活动的康复者和家属等。具体对象的选取为 A 精防院社区康复科科长，每个社区选取一名社区卫生服务中心精防科的工作人员和一名温馨家园的工作人员（若有社工，则也对其进行访谈），每个社区选取两名参加社区日间康复的康复者和两名温馨家园的康复者，每个社区随机选取一名康复者家属，共计选取访谈对象 35 人。最后，笔者对所收集到的资料进行整理分析，对四个社区卫生服务中心及温馨家园开展康复服务的情况进行描述与总结，同时对四个社区康复工作开展的状况进行比较，找出影响四个社区康复服务发展状况的原因，并提出相关建议。

二　不同类型社区的精神障碍社区康复实践现状

作为整个精神康复链的最后一环，精神障碍社区康复在 A 区得以推行。虽然精神障碍社区康复实践都统一在 A 精防院的指导下开展，但由于 A 区所辖区域较大，各社区差异较大，环境、居民构成等存在差别，A 区的精神障碍社区康复实践现状存在一定差异。A 区共有 33 家社区康复站，分别位于 A 区不同的社区内，本研究从中选取四个社区作为实际调研地，对这四个社区康复站所开展的康复服务现状进行研究。这四个社区分别为单位制社区、城市商品房社区、村改居社区及农村社区的代表，本节将对四种不同类型社区所开展的精神障碍社区康复进行比较。在调研中了解到，不同社区的精神障碍康复实践主体包括专业医护人员、工作人员、社工、康复者及家属、社区居民、外部社会组织及专业医院、科研机构人员等。

结合以往相关研究，本部分主要考察各社区的参与主体及社区组织能力状况（社区参与主体包括专业力量、康复者、社区居民；社区组织能力包括社区自身能力、社区居民能力及动员外部资源能力），并从专业力量、康复者参与情况、社区组织能力及康复者家庭与社会回归情况四个维度进行横向比较，如图 4-1 所示。

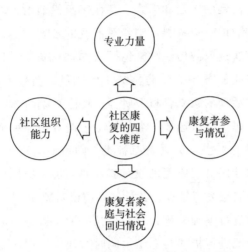

图 4-1　精神障碍社区康复的四个比较维度

（一）四个社区的情况介绍（见表 4-3）

1. B 社区（单位制社区）的精神障碍康复服务概况

B 社区位于 A 区东南部，常住人口约为 13.4 万人，区内有多所高等院校、科研院所。B 社区共有 31 个居委会，社区居民大多为该社区所辖单位或科研院所的职工，社区内还有小部分旧的商品房小区，且有一部分单位职工将住房卖给外来人口，但总的来说，B 社区常住人口以单位职工居多，根据社区分类，该社区属于单位制社区。B 社区有社区卫生服务中心（社区医院），其中精防科负责康复者日常的康复活动，康复活动开展地点大多为社区卫生服务中心的心理咨询活动室。社区卫生服务中心精防科共有 2 名医生：1 名为精神专科医生，另 1 名为全科医生。他们共同负责精神障碍社区康复工作。除了精防科提供日常康复服务，社区还设有温馨家园帮助康复者进行康复，但温馨家园不是专门为精神障碍者服务的，而是为肢体残疾者和精神障碍者服务的，让他们共同参加活动。温馨家园有 3 名工作人员，其中 2 名为街道派来的专职社工。温馨家园主要的康复活动形式为棋牌、舞蹈、健身、手工制作等。

2. J 社区（城市商品房社区）的精神障碍康复服务概况

J 社区位于 A 区东部，常住人口约为 7 万人，有 10 个居委会。J 社区的常住居民大部分是普通商品房居民，属于城市商品房社区。该社区设有社区卫生服务中心，其中精防科共有 3 名专科医生和 2 名社工（1 名为北大六院派来的，另 1 名为街道派来的），除了负责精神障碍社区康复者的康复服务，还与北大六院合作，提供老年人认知训练服务。社区卫生服务中心设有专门的精神康复活动室，康复者每周两次来此参加活动。此外，J 社区还与外部加湿花厂家合作，精神康复者自愿参与每周一次的加湿花制作活动。该社区的温馨家园共有 3 名残联工作人员，没有社工参与，专门为精神障碍者提供康复服务，参与人数限制在 20 人左右，需要在报名参加人员或者街道推荐人员中进行筛选，开展的康复活动主要有职业康复训练、家庭生活技能训练、手工技能训练及各种兴趣辅导等。

3. W 镇（村改居社区）的精神障碍康复服务概况

W 镇是某市 A 区辖镇，位于 A 区西北部，内部设有 7 个村民委员会和 10 个社区居委会，总人口约为 3.2 万人，其中城镇居民有 2.3 万人。2016 年底，在政府主导下全镇完成农转非户口，属于村改居社区。W 社区卫生服务中心精防科共有 3 名工作人员：1 名为全科医生，已开展精防工作 13 年，1 名为全科护士，1 名为医师助理。自 2016 年起，该社区的精神康复活动由残联组织进行，社区卫生服务中心提供技术指导。该社区的日间康复活动安排为每周一次，活动地点为社区卫生服务中心的活动室。同时，残联为康复者租了一个体育馆，每周带领康复者参加一次体育运动。W 社区的温馨家园由残联的 3 名工作人员负责，参与者为精神障碍者，开展的康复活动有家庭生活技能训练、职业康复训练、手工活动等。W 社区的温馨家园会定期与外界志愿团体合作，带领康复者开展活动。

4. S 社区（农村社区）的精神障碍康复服务概况

S 社区位于 A 区西北部，由三乡合并而成，全镇共有 19 个行政村，下属 3 个居委会、2 个社区卫生服务中心。全镇常住人口约为 3.2 万人，其中农业人口约为 1.9 万人，属于农村社区。本研究主要选择其中一个更具代表性的卫生服务中心及温馨家园所开展的康复服务进行研究。S 社区卫生服务中心精防科有 1 名专科医生，负责精神康复工作，没有专科护士、社工及其他工作人员，只有 1 名已经退休的专科大夫会协助做些工作。由于康复者居住地和社区卫生服务中心场地有限，S 社区开展日间照料康复活动的地点主要为该社区的温馨家园，日间照料康复活动与温馨家园的职业康复活动合并，每周开展两次，社区卫生服务中心的专科大夫会进行陪同。S 社区的温馨家园共有 5 名残联的工作人员，没有专业社工参与，参与温馨家园康复活动的为精神障碍者，开展的活动形式较为单一，主要为手工制作。

（二）四个社区的专业力量对比

1. B 社区（单位制社区）的专业力量设置

B 社区卫生服务中心（社区医院）设有精防科，康复服务活动开展于 2014 年，共有 2 名医生负责日常事务，1 名是精神专科医生，已在 B 社区工作 4 年；另 1 名是非精神专科的全职医生。B 社区卫生服务中心内没有就职的专业社工和精防护士。B 社区所属街道会派两名普通社工每年做 2~3 个个案管理，个案管理的对象为典型精神康复者或不愿参加康复活动的患者，个案管理的内容包括康复者的身体情况及家庭情况、目前面临的问题、自身期望等，社工和专业精防医生共同制定个案目标，实施介入计划，社工定期对其进行后续跟进。B 社区的康复活动每周开展两次，除了 A 精防院布置的任务（认知训练、社交技能训练），康复活动形式较为单一，大部分形式是选定某个主题，开展小组活动。此外，B 社区还会参与精防院统一组织的户外采摘、游玩、相关竞赛等活动。精神专科医生说："由于社区医院人手不足，大部分事情都要我负责，没有精力组织太多活动。"尽管 B 社区周围有较多高等院校，但 B 社区从未与这些院校有过合作，只是接受精防院专业上的指导。

B 社区的温馨家园建立于 2010 年，位于 B 区所辖范围内的一个小区中，由残联主办并出资，各街道协助，是面向 B 社区内所有残疾人开设的日间康复站，其在每个工作日均有活动，每天活动半天，有时上午，有时下午，视天气等具体情况而定。B 社区温馨家园共有 3 名工作人员，其中 1 名为残联工作人员，2 名为街道派来的专职社工，此外还有 3 名康复状况较好的精神康复者担任协管员。由于康复者人数较多和场地限制，在温馨家园参加活动的康复者由居委会统一安排，每周选择 1~3 个小区内的康复者前来参加活动。康复活动面向肢体残疾者和精神障碍者，所开展活动的专业性不强，但参与人数较多，活动规模较大，主要活动形式有棋牌、舞蹈、健身、手工制作。B 社区卫生服务中心的精防科医生也会每周定期前来指导康复工作。此外，B 社区温馨家园并未与其他外部力量合作。

2. J 社区（城市商品房社区）的专业力量设置

J 社区卫生服务中心共有 5 名工作人员，其中 3 名为专业精防科医生，他们之前都在 A 精防院工作，另外 2 名是专业社工，1 名是医院派来负责与 J 社区合作的老年认知训练项目，工作内容是老年痴呆筛查，另 1 名是街道派来负责 J 社区的个案管理工作，每年做 3 个个案，在安定医院接受过半年的精防培训。J 社区日间康复活动开始于 2010 年，配有专门的活动室，并且活动用具和器械是四个社区中最丰富的。康复活动开展的频率为每周两次，通常是周三下午和周五下午。J 社区日间康复活动形式较多，有音乐治疗、认知训练、小组活动等，同时有每周一次的手工加湿花制作项目，聘请老师对康复者进行培训，让他们制作加湿花并进行销售。与其他社区一样，J 社区定期与精防院保持联系，接受其专业上的指导。此外，J 社区精神卫生专家出门诊时间为每季度一次，老年认知方面专家出门诊时间为每周一次，范围为辖区所有居民。

J 社区温馨家园成立于 2008 年，共有 3 名残联工作人员。在该温馨家园进行康复的患者必须是户口在该街道并经过政府认定的残疾者（包括精神残疾）。J 社区温馨家园共开展三大类康复活动。一是职业康复，只要 10 名年龄在 60 岁以下的精神障碍者参加，康复内容为加工一次性餐具、湿巾等，工作时间为周一到周五，上午、下午各两小时。时间并不是强制要求的，根据康复者的具体情况、天气情况进行灵活调整。社区精防医生及残联工作人员在报名参加职业康复的患者中筛选出恢复情况较好的适宜参加的康复者参加职业康复活动。工厂按照每人做的数量发放酬劳，但金额较小，每人每月几十元。在调研中笔者了解到，J 社区参加职业康复的人的年龄大多在三四十岁。二是日间康复活动。这个活动的参加范围扩大到所有残疾者，但日间康复所能接收的康复者有限，只能按照报名先后顺序进行安排。活动内容有学习古琴、书法、手工、编织等，温馨家园聘请外部专业老师进行指导，并组队参加社区的一些比赛。该活动资金由街道的残联部门支持。三是家庭生活技能训练。J 社区温馨家园配备了整套居家设施，训练精神康复者的生活自理能力。

3. W 社区（村改居社区）的专业力量设置

W 社区卫生服务中心设有精防科，共有 3 名工作人员：1 名为全科医生，已经开展精防工作 13 年，1 名为全科护士，1 名为医师助理。2016
年，W 社区日间康复工作由残联工作人员接管，社区卫生服务中心精防
科提供技术指导，活动地点为社区卫生服务中心活动室。残联工作人员
还为康复者租了一个体育馆，每周三下午会带领康复者参加体育运动。
W 社区开展的康复活动类型主要为手工、绘画、体育等，每周两次。社
区卫生服务中心每个月会向精防院汇报工作并接受专业指导。此外，社
区卫生服务中心精防科每年还会针对典型康复者做 3 个个案管理，并进
行后期的评估跟进，街道没有派社工参与。对于全部登记在册的康复者，
社区卫生服务中心每隔三个月会进行随访。

　　W 社区温馨家园位于 W 镇的小区内，活动场地较大，共有 3 名残联
工作人员，面对精神障碍者开展康复活动，活动类型主要为职业康复，
活动时间为每周一至周五，上午、下午各两小时。据工作人员介绍，参
与职业康复的康复者比社区日间照料康复者年轻，但是 30 岁以下的只有
一名。康复者的职业康复活动为一次性餐具加工，其余活动有手工串珠、
家庭生活技能训练等。温馨家园设有多媒体教室、器械训练室、心理咨
询室等各个活动室，这些均可供康复者使用，工作人员会定期带领康复
者外出游玩。

4. S 社区（农村社区）的专业力量设置

　　S 社区卫生服务中心精防科只有一名在职专科医生，2008 年开始从事
精防工作，现负责 S 社区三个乡的精神康复工作，开展面向精神障碍者的
康复活动，活动开展的频率为每周两次，时间为周二和周四上午，活动开
展地点在 S 社区温馨家园内，社区医生每周进行两次专业指导，其余时间
则由温馨家园工作人员带领。总的来说，社区日间康复与温馨家园的职业
康复融合在一起。笔者在与医生的访谈中了解到，S 社区没有专业社工，
社区没有购买过外界专业的社工服务，街道也从未派过社工为康复者做
个案管理，精防医生会按照上级（精防院）的要求每年做 2~3 个个案管
理，并与医院保持定期联系。

　　S 社区温馨家园共有 5 名残联工作人员，面向精神康复者开展活动。
参加者的年龄限制为 18~50 岁（男性可到 60 岁），精神障碍者通常需要
通过区残联的推荐并经过专业评估，确定身体条件合适才可以参加康复
活动。但 S 社区温馨家园的康复者大多是自发过来的，参与的积极性很

高。温馨家园会为参加者提供免费的午餐，工作人员说："康复者来这里参加活动总是很积极，有时候中午也不愿意回去，所以就为他们提供午饭，中午可以在这里休息。"温馨家园的活动时间为周一至周五，上午、下午各两小时，活动室配置齐全，场地充足，活动形式包括手工制作等，但没有与外界开展合作，康复者也不能得到相应的酬劳。此外，S社区温馨家园也未与社会组织合作过。

总之，各社区均是在A精防院的统一领导下开展康复工作，经费由上级部门及残联按照具体人数拨款，社区卫生服务中心精防科提供专业上的指导，并与残联积极配合，开展活动形式包括社区日间照料康复活动和温馨家园的职业康复活动。但详细看来，四个社区提供康复服务的专业力量存在差异。

首先是社区日间照料活动专业力量的差异。在四个社区中，专业医生及相关人员最多的是J社区，共3名专业医生、2名社工；最少的是S社区，仅1名专科医生，没有护士及社工。专业人员的数量，影响到社区日间康复活动开展的形式、次数及专业性。J社区由于专业医生数量充足，又有专业社工辅助，开展康复活动的形式较其他三个社区丰富。同时，该社区向外部聘请专业人员指导康复者参与手工加湿花制作活动，康复者从中可获取相应报酬，而其他三个社区均无此项目。S社区由于医生数量少，无暇顾及精神障碍者，只得将社区日间照料活动与温馨家园的职业康复活动合并，康复活动类型主要为手工制作，专业的精神康复活动很少。B社区与W社区的日间康复专业人员数量处于中等水平，所开展活动的专业性及次数等也处于中等水平。从上述内容可以看出，社区专业人员的数量对日间照料康复活动的开展有很大影响。

其次是温馨家园专业力量的差异。在四个社区温馨家园所开展的康复活动中，只有B社区是面向肢体残疾者和精神障碍者的，其余三个社区均只有精神障碍者参加。作为残联设立的职业康复站，温馨家园的主要职能是为精神康复者提供职业康复服务，但就四个社区来看，只有J社区和W社区与外界进行合作，为康复者提供工作场地和机会，并按照工作量付给康复者相应报酬；B社区和S社区并未与外界进行合作，康复活动的职业性较弱。

（三）四个社区的康复者参与情况对比

1. B社区（单位制社区）的康复者参与情况

B社区共有精神障碍者521人，但登记参与社区日间康复活动的只有30人，进行社区康复的患者占社区患者总人数的5.8%，经常参与的约为15人，占社区患者总人数的2.9%。此外，B社区还有部分人虽然户口在此，但是住的地方离社区卫生服务中心较远，无法参加康复活动，只是在每个月月底免费发放药物的时候过来取药。在社区建档的精神障碍者每个月可以免费领取国产药和每年1000元进口药补助，同时精神障碍者每参加一次社区卫生服务中心的康复活动就会有10元补助。尽管有这些优惠政策，但建档参加活动的精神障碍者还是很少。笔者在与精防医生的访谈中了解到，精神障碍者几乎没有主动参加社区康复的，大部分都是社区医院、残联、街道及家属动员过来参加的。笔者在对日间康复活动的观察及相关人员的访谈中了解到，经常参加康复活动的15人中，30~50岁的参加者只有3人，占20%，没有30岁以下的患者，其余全是50岁及以上的患者。从活动过程整体来看，B社区康复者参与康复活动的积极性并不高。另外，笔者对精神障碍者月底免费取药的过程进行观察发现，绝大多数患者都是由家属代领药物，仅有2~3名年纪较大的精神障碍者是自己前来取药。

2. J社区（城市商品房社区）的康复者参与情况

J社区精神卫生平台登记的精神障碍者共267人，45岁以上的占2/3。其中，约有200人参加免费服药项目，占精神障碍者总数的75%；经常固定参加社区日间康复活动的约为30人，占全部精神障碍者的11%。J社区精防医生说："刚开始患者参加活动都是社区医院精防科医生动员，会先动员患者家属，让家属迈出第一步，有的病人两三年才能走出来。"

在这30名康复者中，18岁以下的有1人，18~30岁的有3人，30~60岁者有21人（占经常参与活动者的70%），60岁及以上的有5人。实地调研发现，一部分康复者参与活动时的积极性不高，需要社区医生加以引导和劝说。但由于J社区参与活动的人数较多，活动形式丰富，康复活动的整体氛围比较和谐。在康复者免费领药的时候发现，本人来领药的康复者并不多，绝大多数是家属代领。精防医生表示："那些康复者家属已经代领药物几年了，一般都是子女代领，本人亲自领药的都是康复状况比较好，参加活动积极的，但是亲自领药的年轻康复者并不多。"

3. W社区（村改居社区）的康复者参与情况

W社区登记在册的精神障碍者共189人，报名参加社区日间康复活动的有60人。其中，年龄较大者占大多数，30岁以下的康复者仅有4人；30~60岁的康复者有39人，占65%；60岁及以上的康复者有17人，占28%。经常参加活动的康复者为42人，占社区精神障碍者总数的22%，参加活动的康复者多数为农民，文化水平较低，只有一人是大学生，由母亲带领参加活动。社区中参加免费服药项目的康复者有140人左右，固定前来社区领药的有85人，另外一部分人会在精防院领药。医生和工作人员说："很多生活能够自理的人一般自己来领，不过都是些年纪大的，年轻人很少有自己来领药的，有个大学生，他爸爸是公司管理人员，都是他爸爸偷偷来领药，他爸爸对外就不承认他儿子有病。"在对社区医生的访谈中了解到，很多康复者参加社区康复活动都是由家属报名。康复者到社区参加活动不仅能节约出照顾他们的人力，还能领到10元补助，所以大家都愿意来参加。但随着康复活动开展次数的增多，活动形式并没有多大改变，康复者的积极性也没有之前高，处于疲惫状态。

4. S社区（农村社区）的康复者参与情况

S社区精神卫生服务平台登记在册的精神障碍者共97人，其中62人参加免费取药项目，有30人报名参加社区日间康复活动，占31%。每次康复活动的参加者为28人，大多数集中在30~60岁，其中30岁以下的有2人，30~60岁的有21人，60岁及以上的有7人。对康复过程进行观察时发现，大多数康复者参与的积极性都很高，也都会按时参加活动。在对免费取药的过程进行观察时了解到，除个别年轻康复者和年龄较大康复者外，康复者都会自己到社区医院取药，也会与医生谈及自己近阶段的状况。温馨家园的康复者大多是自发过来的，不需要经过医生和家属的长期动员，他们还会动员身边的精神障碍者参与温馨家园的康复活动，对工作人员组织的外出活动也十分积极。

总的来看，康复者参与情况包括参与活动人数和参与积极性。首先就四个社区参与康复活动的人数而言，参与康复活动人数占社区精神障碍者总数比例最高的是S社区，然后依次是W社区、J社区和B社区。其次是参与积极性的比较，在实地调研中了解到，B社区精神障碍者最多，但经过社区及家属的反复动员，参与康复活动的人数还是很少，同时康复者参与活动的积极性不高；而温馨家园开展的康复活动的参与者以肢体残疾者为主，精神障碍者很少。在专业力量和场地设备都很充足的 J 社区中，参与活动的康复者比例较低，同时在对康复过程的观察中发现，部分康复者的参与积极性不高，医生劝说动员后才肯配合参加活动。而对 W 社区和 S 社区的日间康复活动以及温馨家园开展的康复活动的观察来看，两个社区康复者参与的积极性均较高。

（四）四个社区的社区组织能力对比

1. B 社区（单位制社区）的社区组织能力

首先是社区自主力量。在对 B 社区实地调查时了解到，街道会定期举办有关残疾人康复的讲座，通常为每月一次，宣讲对象为社区内所有居民，但针对精神康复的专业讲座很少，对精神卫生知识的普及主要为精防医生在对康复者随访时对家属的讲解，社区内其他居民的精神卫生知识存在欠缺。其次是社区居民意识。在对社区精防医生和康复者家属的访谈中了解到，康复者家属只是单方面与医生联系，家属间联系较少且并没有形成任何互助组织，这与国外社区康复所形成的家属互助小组与居民互助组织存在较大差距。同时，社区民众并未自发组织过任何志愿服务或募捐活动等，未对精神障碍者展开帮助，居民对康复者的帮助仍处于邻里间互助的状态。最后是外部相关力量。外部相关力量主要指社会中的专业力量与社会组织。在调查中了解到，尽管 B 社区周围有高校与科研机构，但它们之间并未产生合作。同时，B 社区也未与外部基金会、志愿者团体等合作。

2. J 社区（城市商品房社区）的社区组织能力

首先是社区自主力量。社区医院院长曾在 A 精防院工作，对精防工作有深入的了解，因此非常重视精神康复工作。J 社区卫生服务中心每年会举办 7 场以上精神健康知识宣讲活动，宣讲对象包括康复者及其家属和其他社区居民。同时，精防医生还会去街道、居委会讲课，宣传心理卫生知识。社区医院精防科和慢病科每周都会有针对老年人、慢性病病人的讲座，精防医生也会针对康复者家属举办有关科学护理的讲座。其次是社区居民意识。在对康复者家属的访谈中了解到，康复者家属之间联系较少，没有统一的组织，家属与医生之间的联系也仅限于互相反馈康复者情况，有时康复者之间会分享社会福利保障信息，J社区居民未自发成立志愿者组织和开展相关志愿活动。最后是外部相关力量。J社区与加湿花厂家合作对康复者进行培训，并与某市专业精神科医院合作开展老年认知训练项目。此外，J社区并未与外界精神卫生专业科研机构和社会组织开展过合作。

3. W社区（村改居社区）的社区组织能力

W社区的精神卫生知识讲座通常是在精防院的统一安排下举办的，服务对象包括康复者和家属，W社区没有针对社区居民开展过讲座。在社区居民意识方面，康复者家属间交流很少，没有形成统一的组织，只有年轻康复者家属与医生联系较为密切，社区居民也从未自发组织过为精神障碍者服务的活动。在外部相关力量的挖掘方面，W社区在开展日间康复活动时会聘请书画协会、体育协会的人员进行指导，但社区并没有主动向外界科研机构寻求合作，只是在精防院指导下开展工作。此外，W社区温馨家园曾购买社工服务，带领康复者参加活动，同时与外界志愿团体合作，为康复者提供志愿服务，但目前没有与科研单位和高校开展过合作。

4. S社区（农村社区）的社区组织能力

首先是社区自主力量。在与精防医生的访谈中了解到，S社区由于人手不足，很少举行面向社区居民或康复者家属的精神卫生知识讲座，面向精神康复者的讲座活动也是在精防院统一安排下进行的。社区没有与外部人员联系，为康复者提供康复活动或劳动技能培训。其次是社区居民意识。S社区康复者家属之间没有通过相关组织加强联系或为康复者提供帮助，社区普通居民也未曾组织志愿小组为康复者提供帮助。最后是外部相关力量。据了解，无论是日间康复活动还是温馨家园的职业康复活动，S社区都未曾购买外部社工机构的专业服务，也未与相关社会组织和科研机构合作，仅接受精防院的专业指导。

总的来看，首先是社区自主力量的对比，通过四个社区的走访可以看出，J社区是举办精神卫生知识宣讲活动最多、服务对象最广泛的社区，宣讲内容包括精神卫生知识和慢性病防治的知识，而B社区、W社区和S社区则大多只是在精防院的统一安排下开展社区精神卫生知识宣讲工作。其次是社区居民意识的对比，据了解，四个社区的康复者家属联系均不太密切，并且没有成立相应的康复者家属互助组织，社区居民也未自发为康复者组织过相关活动。最后是外部相关力量的对比，四个社区都没有与科研机构或专业医院合作开展精神康复项目，仅有 J 社区和精神科医院合作开展老年认知训练项目，该项目由社区医院精防科主管。同时，四个社区的日间康复活动也没有与外部基金会或志愿者团体开展过合作。

（五）四个社区的康复者家庭与社会回归情况

1. B 社区（单位制社区）的康复者家庭与社会回归情况

康复者参与活动的最终目的是重新回归家庭与社会。因此，对不同社区康复者康复效果的了解主要来源于与康复者及其家属、精防医生和用人单位的访谈。B 社区中经常参与社区日间康复活动的 15 名康复者都能实现生活自理，有 3 人还会帮忙照顾孙子、孙女。康复者 H 说："我现在个人生活没什么问题，也能自己按时吃药，现在跟儿子、媳妇住一起，他们上班幼儿园放学时都是我接孙女，就是有时候晚上睡眠不太好。"在与康复者家属的访谈中了解到，康复者病情稳定后只要坚持按时服药、情绪稳定，就能实现个人生活自理，恢复状况较好的康复者还会帮忙做一些家务。总的说来，参与社区日间康复活动有利于康复者回归家庭。

有关康复者社会回归方面，B 社区有 3 名康复效果良好的康复者在温馨家园担任协管员，每月社区会发放 2000 元左右报酬。通过对精防医生的访谈了解到，曾有一名康复者到超市担任收银员，但后来发病，就没有再参加工作。精防医生说："他们想到社会上找工作，人家（用人单位）知道他们曾经患这个病，一般都不会录用，而且康复者病情复发的概率也有，有的恢复很好的康复者病情也会复发，复发后病情会更加严重。"由此可以看出，康复者若是想像正常人一样完全回归社会是很困难的。

2. J 社区（城市商品房社区）的康复者家庭与社会回归情况

在 J 社区经常参加康复活动的 30 名康复者基本都能实现生活自理，只有个别新加入的康复者需要家属提醒才按时吃药，参与康复活动 2 年以上的康复者还可以帮助做一些家务。康复者家属也都表示，经过长时间参加康复活动，康复者在家中的表现有很大进步。另外，温馨家园开展的家庭生活技能训练也有一定的帮助作用。在调研中了解到，J 社区只有几名抑郁症患者在病情稳定后继续参加工作，重性精神障碍者（精神分裂症等）在病情稳定后没有独立在社会中参加工作的，J 社区并无协管员、志愿者之类的岗位供康复者选择。

3. W 社区（村改居社区）的康复者家庭与社会回归情况

在对 W 社区调研的过程中，在与康复者、家属、医生及温馨家园工作人员的访谈中了解到，坚持长时间参加康复活动的康复者基本能实现生活自理，个人情绪也能得到较好的控制，康复者家属表示能看到康复者有较大进步。但在康复者社会回归方面，W 社区只有两名志愿者在开展康复活动时帮助协调，每次有 50 元补助，重新在社会中工作的只有 1人，其曾在精神专科医院做护士，现在在社区医院中担任护工，没有年轻康复者回归大学或工作岗位的。

4. S 社区（农村社区）的康复者家庭与社会回归情况

S 社区居民大多是农村户口，大多康复者患病之前没有稳定的工作，因此病情稳定后很少有人重新在社会中参加工作，大多都是待在家中，由家属照顾。参加社区康复活动可以减轻家属的照顾负担，同时可以提升康复者的生活能力和社会交往能力，让康复者基本实现生活自理。在社会回归方面，目前 S 社区没有康复者独立在社会中工作的情况，每月领取相应报酬。康复者的日常收入大多为助残金等福利性补助。S 社区也没有为康复者提供志愿者、协管员岗位，康复者要想实现完全的社会回归是很困难的。

总的来看，首先是康复者的家庭回归情况，在对四个社区的调研及相关人员的访谈中了解到，病情稳定但参加康复活动时间较短的康复者较容易出现情绪不稳定的状况，长期参加康复活动并坚持服药的康复者都能实现日常生活自理，康复状况较好者还能帮助家庭做些力所能及的事务。其次是康复者的社会回归方面，四个社区中均无独立在社会中工作的康复者，B 社区有 3 名康复者在温馨家园担任协管员，每月发放相应报酬，还有挂靠到企业的 2 名康复者，每月领取报酬；J 社区没有康复者承担志愿者或协管员的工作；W 社区有 2 名志愿者在康复活动中扮演协管员角色，每人每次有 50 元报酬。从上述内容可以看出，精神障碍者真正回归社会还比较困难，但是专业的社区精神康复活动可以让精神障碍者回归家庭并独立生活，他们的情绪及病情也能得到较好的控制。

表 4-3   四个社区的精神障碍社区康复现状对比

	项目	B 社区 (单位制社区)	J 社区 (城市商品房社区)	W 社区 (村改居社区)	S 社区 (农村社区)
社区卫生 服务中心	医护人员	1 名精神专科医生，1 名全科医生	3 名专科医生	1 名全科医生，1 名全科护士，1 名医师助理	1 名专科医生
	社工	无	2 名	无	无
	活动形式	小组活动形式单一	专业性强，形式丰富	交付残联代管，以娱乐、体育活动为主	与温馨家园的活动合并，开展形式单一
	活动频率	每周两次	每周两次	每周两次	每周两次
	个案管理	2~3 个	3 个	3 个	2~3 个
温馨家园	工作人员	3 名	3 名	3 名	5 名
	参与对象	肢体残疾者和精神障碍者	精神障碍者	精神障碍者	精神障碍者
	活动类型	棋牌、舞蹈、健身、手工制作	职业康复训练、家庭生活技能训练、手工技能训练等	家庭生活技能训练、职业康复训练、手工活动	手工制作
康复者	参与康复者占比	5.8%	11%	22%	31%
	康复者参与积极性	较低	较低	较高	较高
社区各主体参与	社区自主力量	较弱	较强	中等	最弱
	康复者家属参与	较弱	较弱	较弱	较弱
	普通居民参与	较弱	较弱	较弱	较弱
	外部力量	无	手工加湿花制作项目、老年认知训练项目	与外界志愿团体合作，购买社工服务	无

三   各类社区的精神障碍社区康复实践的差异分析

(一) 在调动社区自身能动性上存在差异

多元参与主体合作是推行社区康复的基础，其中参与主体不仅包括政府部门，还包括专业医生、康复者及家属、社区居民和社会组织等。根据上文分析，主体多元性差异是四个社区在康复实践中表现出的重要差异。在四个社区中，J 社区和 W 社区发掘外部力量的能力较强，J 社区与外部厂家合作开展加湿花项目，W 社区与外部志愿者组织合作并购买社工服务，这两个社区利用社区资本的效果更为明显。B 社区与 S 社区未有联系外部资源的自发性活动，除完成上级部门的任务外，日常康复活动开展都比较常规化。总体来看，四个社区在发挥自身主动性上还存在不足，康复者家属、社区自组织、社区居民很少进入精神障碍社区康复工作中，精神障碍社区康复工作的开展都依赖政府自上而下的资源配置，这种对政府力量的依赖和社区自身能力欠缺导致社区康复工作的活力不足。

（二）城乡社区在社工专业人员配置上不均衡

在对四个社区的调研中可以发现，仅有 J 社区的专业医生数量较多，能够达到国际平均水平，其余三个社区专业医生的数量均不能满足康复者的需要，尤其是 W 社区和 S 社区，专业力量及专业活动不足。另外，随着精神障碍者康复模式的变化，康复的重点已经从生理上的治疗转变为"生理-心理-社会"的治疗，更加注重精神障碍者社会功能的康复。[1]对于社区康复来说，社区精防医生更多关注的是对康复者病情与服药行为的监管，仅依靠精防医生，整个社区的康复活动远远不够，专业社工在其中承担重要工作。作为社区康复中重要一环的社工只有 J 社区拥有，B 社区中的社工只是做个案管理工作，而 W 社区及 S 社区从未有社工参与精防工作，社工的介入在社区间存在差异。综合来看，四个社区均没有起到整合精防社工资源、改善患者及家属心理状态、加强社会支持的作用，且社区中没有多余的人力对康复活动、康复者及家属的需求进行评估与管理，对康复者及家属需求了解不充分，不仅无法开展精准的社区康复活动，而且会影响到康复的效果和专业性。

（三）城乡社区间精神康复资源存在差异

在对 A 区四个不同类型社区的调研中可以发现，即使是在精神卫生事业发展较好的某市 A 区也存在资源分配不平衡的问题。J 社区（城市商品房社区）的专业力量较强，场地较多，活动类型较为丰富；S 社区

---

[1]　童敏：《生理-心理-社会的结合还是整合？——精神病医院社会工作服务模式探索》，《华东理工大学学报》（社会科学版）2012 年第 2 期。

（农村社区）的专业力量和各种资源比较欠缺。没有对各社区现实情况进行统计和调查，导致精神卫生资源分配不合理现象发生。在我国，社区是政府对基层进行治理的最基本单元，相关领导者对专业的社区精神疾病防治康复工作缺乏了解的情况普遍存在，同时缺乏相关的训练。若是不依据各社区的现实条件而片面地进行统一资源分配，则容易出现资源配置与需求不符的情况。

精神障碍社区康复资源分配不平衡也会导致资源浪费现象的发生，尽管政府及相关部门是按人数划拨经费，但各社区开展活动不同以及活动较多、参与者较少的状况都无法让康复资源得到最大化使用。同时，没有外界专业力量的支持，社区康复活动长期维持固定的几种类型，使康复者参加活动时产生疲怠感，而且没有专业人员对这种情况进行优化，社区康复活动只能维持现状。

四　影响精神障碍社区康复的社会性因素分析

如上所述，以上四类社区在精神障碍社区康复的过程中虽然存在一些差异性，但是在康复效果和康复延续性上存在共性。这些共同的特征与宏观的社会性因素密切相关，本书在这里尝试分析影响社区康复的社会性因素。

（一）　社区治理中的政府与社会的关系

目前我国社区治理仍处于"大政府-小社会"的阶段，社区是基层治理单元。精神障碍社区康复作为社区事务的一部分，也是在政府主导下进行的，民政部门制定政策，卫生系统和残联部门提供资金支持、配置康复资源，A精防院提供专业指导，社区医院专科医生及残联工作人员带领社区开展活动，但社会组织很少加入，社区居民赋权较少，这导致社区处于被动参与的局面，与理想中的精神障碍社区康复还存在差距。

在我国的社会治理语境中，政府与社会并非两个对立的主体。在社区事务处理过程中，政府与社会的关系是复杂的，许多事务既在政府职责范围内，又需要借助社会力量开展。另外，社区公共事务具有复杂性、多样性和动态性的特征，需要分类治理。一方面，社区治理不能完全脱离政府；另一方面，社区治理的主体是多元化的，应该注重社区基本要素的培育，包括建构社区组织体系、提升居民的社区参与积极性和能力、完善不同主体互动方式等。

从这一角度进行分析，A 区精神障碍社区康复在推行过程中面临两方面问题：一方面，A 区的社区实践多是自上而下的政府推进，社区力量相对不足，社会组织发育不完善使社区康复工作对政府资源的依赖性过强；另一方面，社区之间存在差异性，政府在配置资源时必须考虑社区资本、社区资源、社区能力的不同，如果不能充分考虑社区之间的差异，可能会导致社区康复流于形式，浪费资源，很难较为深入地推动精神障碍社区康复。

（二）　制度与文化环境的影响作用

采用"制度-文化"视角分析不同类型社区的精神障碍社区康复实践，有一定的解释力。由社区管理制度不同产生的社区文化差异会影响康复者及家庭的行为。最明显的是 B 社区（单位制社区），该类社区居民对单位体制的依赖性较强。居民大多经历过较长时间单位体制的约束，逐渐形成依赖单位、遵从"指令"的心理惯性，尽管我国单位制已经转变，但这种心理惯性并没有得到根本改变，具体表现为：社区居民自发参与社区事务的意愿不强，社区居民工作场域与生活场域一致性较强，信息能够更好地传达，对患有精神疾病和参与精神康复的人来说，病耻感更强烈，参与社区康复的患者较少且积极性不高。相比之下，在 J 社区（城市商品房社区）中，居民构成更加多元化，所形成的文化具有多样性，社区封闭性较弱、开放性更强。同时，居民工作场域与生活场域分离，个人信息隐私性较强，康复者参与活动更积极。

此外，在 W 社区（村改居社区）和 S 社区（农村社区）中，居民人口一致性强并且长期生活在该社区中，居民联系紧密，在康复活动中互动更多。同时，W 社区和 S 社区居民也受家庭经济水平的限制。在访谈中发现，W 社区和 S 社区康复者参与活动积极性高是因为每次活动都有补助，J 社区和 B 社区医生则表示康复者对活动补助不太在意。

（三）　社区感与社区共同体的凝聚力

我国的社区更多是行政区划和地理位域上的社区概念，社区共同体没有得到充分培育。相比于农村社区的熟人社会，城市社区面临的是一个陌生人社会，社区内居民的异质性更强，社区的共同体属性被城市化进程改变。城市化带来两方面影响：居民类型多元化，社区内部更具活力；社区空间要素单一，居民彼此之间联系较少，并以间接接触为主，居民共同体意识和社区归属感较差。另外，现代化的变迁改变了传统社区中生产生活空间的一致性，生产与生活地点的分离降低了社区居民的利益关联度，也削弱了社区认同的根基。

社区感强化社区资本，促进社区发展。① 与康复者生活在同一社区的居民参与社区康复的主体性意识及行动会给社区康复工作的推进带来很大影响。而目前我国在社区治理过程中存在的普遍问题就是居民参与社区事务的意识不强，在对待社区精神障碍者的态度上，社会公众大多抱有漠视和恐惧的态度。笔者在调研中了解到，四个社区的居民很少参与社区康复，社区也从未自发组织过志愿服务。康复者家属只是期望患者情绪稳定、生活能够自理，从未主动和有组织地参与社区康复事务，社区中也不存在康复者互助小组等相关组织。这些都反映出居民参与意识不强，对精神卫生工作缺少主体性意识。相比于城市社区，调研中的S社区（农村社区）居民之间的同质性较强，居民在社区居住时间较长，居民之间联系较多，康复者之间的互动较多。

---

① 王处辉、朱焱龙：《社区意识及其在社区治理中的意义——基于天津市 H 和 Y 社区的考察》，《社会学评论》2015 年第 1 期。

第五章 建构与区隔：文化语境
与精神障碍及康复

　　文化是人们行动实践的产物，是具有满足人类生存需要的功能性社会制度，是一群利用物质工具固定生活于某一环境的人所推行的有组织风俗与活动的体系。① 此外，文化还是人们共享的观念和规范。②③ 这种共享的观念可以体现在各种层面上，如人际、群体、社区、社会等。作为人们在行动过程中建构出的规范，文化存在于不同层级的单位中，如家庭、正式组织、村落、社区、国家等，与正式制度共同影响着个人行为选择。

　　新制度主义社会学研究指出，文化在制度变化及制度效力中起着不可忽视的作用。新制度主义创始人梅耶和罗温在早期新制度主义开拓性研究中指出，文化影响和改变制度实行效力。同时，文化是一套独立于制度系统之外的系统。④ 越来越多的中国研究发现，文化在制度制定、制度变迁中起着决定性的作用，尤其是在中国完全不同于西方的文化环境中。⑤ 有研究指出，文化可以作为动力将制度建构成人们自动遵守的规范，推动制度顺利实行；反之，当制度与承载人们内在需求的文化规范相冲突时，制度效力也会被减弱，即使设计完美的制度也无法顺利执行。⑥

　　讨论我国精神障碍社区康复问题，同样绕不开对文化影响因素的探讨，本章主要从以下几个方面探讨文化对精神障碍社区康复的影响：不同文化中人们对精神病症状描述的不同影响了对精神病的诊断、治疗和

---

① 马凌诺斯基：《文化论》，费孝通译，华夏出版社，2002，第4~10页。
② Chi-Yue Chiu and Ying-yi Hong, *Social Psychology of Culture* (New York：Psychology Press，2006），p. 75.
③ 吴莹、韦庆旺、邹智敏编著《文化与社会心理学》，知识产权出版社，2017，第50页。
④ John W. Meyer and Brian Rowan, *The Structure of Educational Organizations* （San Francisco：Jossey-Bass，1978）.
⑤ 纪莺莺：《文化、制度与结构：中国社会关系研究》，《社会学研究》2012年第2期。
⑥ 吴莹、卫小将、杨宜音、陈恩：《谁来决定"生儿子"？——社会转型中制度与文化对女性生育决策的影响》，《社会学研究》2016年第3期。

康复，在某种程度上也会影响精神障碍社区康复过程。此外，本章基于文化精神病学的研究进展和理念，理解不同文化中人们关于精神病的元认知，以及它如何影响社区中的精神康复。文化作为一种实践结果，也肩负着建构和维护社会系统正常运行的责任，污名化的出现是文化建构的结果。本章将探讨文化如何通过污名化这一机制，制造出刻板化印象、偏见、歧视和区隔，以及污名化如何影响精神障碍社区康复过程等。

第一节　文化对精神障碍的建构

一　在文化情境中理解疾病

在医学人类学领域，疾病和病痛（disease and illness）两个概念有着重要的区分。[①] 疾病和病痛的区分代表着"生物-医学"范式与"生物-心理-社会"范式的区隔。这两个概念的区别可以简单总结为医者与患者两方采用不同的知识加工系统对"生病"的现象做出不同的判断。疾病其实更多的是医生在西方现代医疗体系下的认知概念，是医生在西方现代医疗体系制度背景下以"生物-医学"模式的认知方式对人体生理异常现象的认知。在"生物-医学"模式下，人的生理异常现象被孤立地归因于机体的病理改变，变化多端的异常现象被概括为"疾病"，即一种由生理或生化过程出现异常导致的生理功能的缺损，一种可以被解释为异常的物理或化学活动的病态过程。[②]

疾病是以躯体的功能紊乱或缺损为判断标准的。在这个模式下病人对疾病的具身体验被忽略，对病患的主观感受并没有被纳入诊断确定的过程中，也没有在之后的治疗中受到足够的重视。在"生物-医学"模式下，患者被剥离了意识和情绪，躯体状况是病症诊断的唯一凭据。在医生的视角下，患者的身体情况只能通过生硬的医疗器械检查与密密麻麻的检测报告单来判断，围绕因疾病而发生的心理矛盾与情绪冲突被无意识地忽略。

---

① Arthur Kleinman, *Rethinking Psychiatry* (New York: Free Press, 1987), p. 1.
② 高永平：《现代性的另一面：从躯体化到心理化——克雷曼的医学人类学研究》，《国外社会科学》2005 年第 3 期。

病痛则是患者关于生病现象的具身体验。对于疾病，患者首先是通过身体的不适感进行体验的。这种不适感大多以身体某个器官或关节的痛感为主要感知。对于患者来说，身体状况的感知是认识疾病的首要过程。如果异于平时的体验，产生了变化，患者便会产生感性的、非医学性的疾病认知。值得一提的是，患者对自身的体验感知与特殊的文化因素等交织在一起，形成了患者及周围人群对病痛的初步认知。在生物医疗体系下的诊断程序并不会反映患者对病痛的主观意识和感知体验。这就造成了医者与患者对生病的冲突认知，比如，不仅仅是病情的轻重与治疗效果的好坏对疾病的预后有影响，而且提供人际关系的支持与社会资源网络的帮助对疾病的预后大有裨益。所以，对疾病的治疗认知不只是局限于恢复躯体的正常功能，家庭与关系网络对患者的支持，以及患者的心理与情绪等方面也同等重要。于是，从疾病到病痛的转变，是对患者主观认知的重视，也代表着单纯的"生物-医学"模式逐渐转向了"生物-心理-社会"模式。

二 西方文化中身心二元论对疾病的解释

将躯体化视作非正常的精神障碍蕴含着身心二元图式对立以及对立图式中的思维主体倾向。在西方文化环境中，对世界的认识进行哲学思辨便存在二元对立的模式。柏拉图在《理想国》中将世界分为现实世界与理念世界。现实世界会随着时间消逝，只有理念世界是永恒存在的。现实世界只是人们的主观意识在客观事物中的体现。此后，有关形而上的本体论的思辨争论源源不断，为二元对立的思维模式奠定了基础。之后，笛卡尔继承了二元论观点，并提出了身心二元分立的认知论。更重要的是，笛卡尔强调了主体我（思维）的突出作用，其思想也体现了超然理性的凸显。这也是其名言"我思故我在"的内涵。笛卡尔的哲学思想对后世影响巨大，他提出的身心二元论思想突出强调了思维的进步作用，理性的凸显需要心理与躯体分离作为必要条件。

西方心理学与医学在这种思维图式的基础上产生，身心二元论决定了西方身体医学和心理医学是独立发展的两种体系。随着生物学、解剖学、化学在西方科学体系中的快速发展，躯体器质性病变程度是判断疾病严重程度的一个重要指标。西方医学界将疾病局限于躯体性病变。如果患者对病痛的体验感知不能为诊疗体系所证实，那么便会冠以某种难以解释的综合征，或者干脆就是一种精神障碍。找不到任何器质性病变的躯体症状，便顺理成章地被戴上躯体障碍的帽子。躯体化术语是身心二元分立论的医学实践。

心理问题躯体化是指人们在心理不适时，不是以焦虑、恐惧等情绪变化方式呈现，而是以头痛、胸痛和腰痛等躯体症状方式呈现，但常规医学检查又不能证实器质性病变的存在。由于未能发现病理学基础，病人的躯体化主诉便不能进入生理疾病的范畴，也不能得到对应的医学处理；反复体现出这种表达倾向和求助模式的人，往往被认为是潜在的心理疾病患者。①

疾病与病痛的划分可以被认为是心理问题躯体化的一种外在表现。躯体化症状与任何生理病变都不相符，无法做出诊疗评断，所以躯体化不能纳入生理疾病，只能从属于心理疾病。随着研究的深入，躯体化现象成为东西方研究者共同反思的焦点。这些反思沿着两条路径展开：一是反思西方文化对躯体化概念的解读，厘清术语背后的文化心理逻辑；二是反思这一概念在其他文化中的适用性，寻求各自本土文化中对这一表达方式的合理解释。但无论是哪一种思路，其基本点都离不开本土文化特有的躯体观与疾病观。②

三　中国文化语境中的疾病躯体化表达

对于中国病人特有的高躯体化主诉现象的解释方向分为两条路线。③一方被称为体验派。这方学者认为，中国人更多地体验到躯体症状而非心理症状。这派学者秉承精神分析流派学术思想，将躯体化视作对不成熟心理的防御机制，中国人常用这种机制来表达被压抑的心理冲突。同时，他们认为中国文化的语言较少存在表达情绪的词。无论是防御机制还是语言机制，均建立在身心二元分立的基础上。另一方被称为理解交

---

① 吕小康、汪新建：《意象思维与躯体化症状：疾病表达的文化心理学途径》，《心理学报》2012 年第 2 期。

② 汪新建、吕小康：《躯体与心理疾病：躯体化问题的跨文化视角》，《南京师大学报》（社会科学版）2010 年第 6 期。

③ 周晓璐、Andrew G. Ryder：《中国躯体化？中国人抑郁与焦虑症状的文化表达》，《中国社会心理学评论》2018 年第 2 期。

流派。这派学者认为，患者在面对特定的社会环境与文化规范时会采用不同的策略对心理疾病进行躯体化反应。在中国的文化背景下，精神疾病被过度污名化，患有心理疾病被认为是一种报应，心理疾病躯体化表达是应对文化规范和人际互动冲突的缓和剂。患者可以根据交流对象的不同选择表达不同的症状。此外，中国文化倡导和谐人际关系，"中庸"规范和对"面子"的重视，使个人选择压抑心理情感，特别是消极情感，并以躯体化间接表达出来。

与西方躯体化表达解释相似，中国传统的身体观与疾病观同样造就了中国特殊的躯体化表达。与西方长期固有的身心二元分立模式不同，中国的身体观并没有形成身心分立的认识。无论是在民间信仰还是在中医论述中，身体从来都不是一个毫无情感的躯壳。中国人的身体并不只是静止器官的组合，而是一个开放性的场域，兼具生理、心理、精神多重功能。[1] 在身心合一的基础上，中国人的疾病观也不会刻意强调心理与生理疾病的划分与区别，中国传统的意象思维也是中国躯体化表达的解释途径。[2] 意象思维模式令中国人的身体具有开放性的功能，身体不仅是一具生理躯体，而且具有气、阴阳、五行等本土观念所体现的弥合物质与精神的开放性与模糊性。这种思维模式使自身对病痛的感知与脏腑的生理病理反应以及心志联系在一起，建构出人体内外环境、身心气血联动的整体。[3]

四　文化与精神障碍的诊疗

凯博文[4]对医疗模式的转变和认识疾病与病痛的两分法做出了重要的理论贡献。而作为"新跨文化精神病学"的代表人物，凯博文将目光投向精神病学的跨文化研究。凯博文关于中国抑郁躯体化表达的经典跨文化研究揭示了社会文化环境与精神疾病诊断结果会产生影响。中国躯

---

① 汪新建、吕小康：《躯体与心理疾病：躯体化问题的跨文化视角》，《南京师大学报》（社会科学版）2010 年第 6 期。

② 吕小康、汪新建：《意象思维与躯体化症状：疾病表达的文化心理学途径》，《心理学报》2012 年第 2 期。

③ 周晓璐、Andrew G. Ryder：《中国躯体化？中国人抑郁与焦虑症状的文化表达》，《中国社会心理学评论》2018 年第 2 期。

④ 国内通常翻译为凯博文，他的英文名字 Arthur Kleinman 直译是阿瑟·克莱曼。

体化现象，即中国人倾向于以躯体化的方式表达心理社会问题，这一研究主题一直是跨文化精神病学的经典课题。

神经衰弱是美国神经病学家乔治·比尔德于 1868 年提出的概念。神经衰弱是不是一个独立存在的病种的争论在 20 世纪 40~50 年代的美国开始出现。1968 年出版的《精神疾病诊断和统计手册》第二版（DSM-Ⅱ）将神经衰弱描述为一种主要以慢性虚弱、易激怒和疲劳为特征的病理心理和病理生理状态。越来越多的精神病学家发现，神经衰弱是由许多没有内在联系的症状堆叠而成的一个病种，神经衰弱成为许多难以鉴定的疾病的"废物箱"。因此，《精神疾病诊断和统计手册》第三版（DSM-Ⅲ）剔除了神经衰弱，以其他更好分辨的疾病名称代替。在中国，神经衰弱的诊断仍被广泛应用。凯博文在湖南采用人类学和精神病学方法对100 名神经衰弱患者进行评估，发现 93 名病人可重新诊断为患有特定形式的抑郁症（以 DSM-Ⅲ 为诊断标准），而且大多数患者皆诉有头疼、腹痛等躯体化症状，而对抑郁心境这一重要心理症状很少提及，仅有 9% 的病例报告该症状。绝大多数患者在服用了抗抑郁药剂之后，抑郁症状都得到了一定程度的缓解，这说明部分被诊断为精神衰弱的患者就是抑郁症患者（以 DSM-Ⅲ 为准）。

凯博文认为，抑郁症和神经衰弱都是在特定文化中个体对社会环境的反应，因此对症状的理解脱离不了个人所处的文化环境。在一定时期确定地域的社会文化背景下，患者对疾病的体验感知与认知表达均会因文化环境的影响而产生特异性。针对神经衰弱在中国应用广泛的现象，凯博文分析得出以下几点。首先，神经衰弱的概念与中国传统文化中"气虚"的概念极为相似。"主要以慢性虚弱、易激怒和疲劳为特征的病理心理和病理生理状态"这样的描述特别符合普通人对传统医学文化中对疾病描述的认同，神经衰弱的概念也更能让医生包括普通人接受。其次，很多患者的发病起因与其不幸遭遇有关。最后，神经衰弱能够承担精神疾病污名化带给人们的伤害。在中国的文化氛围中，人们会对精神疾病患者进行道德批判，精神疾病患者会受到他人的歧视。对于中国人，神经衰弱主要表现为失眠、虚弱等躯体症状，有别于称为精神疾病的抑郁症。因此，神经衰弱更能被患者以及周围的人接受。总的来说，在特定的文化氛围中与一定的历史时期内，神经衰弱因其特征与社会环境文化具有嵌入性而被广大群众（包括专业的医疗人士与普通人）接受。它承担了抑郁症所不能承担的社会功能——将社会问题医学化。同时，神经衰弱概念的应用充当了缓和社会矛盾冲突的稳定机制。[1]

五　引入文化精神病学

研究精神疾病的发病机制和治疗康复模式，离不开社会文化环境。文化具有的普适性和独特性使精神病学发展到一定阶段时，开始重视文化的影响作用。早在20世纪初，德国精神病学家克雷丕林（E. Kraepelin）就开始研究爪哇人，认为他们的发病倾向不同于欧洲人，表现出特有形态。例如，在爪哇人中，躁郁症、幻听、妄想都少见，而麻痹性痴呆则多于欧洲人。克雷丕林这些比较精神病学（Comparative Psychiatry）的开创性研究开启了人们对精神病学的跨文化差异研究。[2]

跨文化精神病学真正在学科意义上的创建开始于20世纪50年代，1955年加拿大精神分析学家Wittkower和Fried在麦吉尔大学精神病学系建立了跨文化研究部门，1956年Wittkower创办了文化精神病学第一本期刊《跨文化精神病医学研究回顾》，标志着跨文化精神病学作为分支学科成立。Wittkower提出了跨文化精神病学的五大任务：（1）讨论不同文化中精神障碍临床表现的差异性和相似性；（2）识别精神病症易感性及精神卫生中的文化因素；（3）评估识别出的文化因素对精神障碍频率和性质的作用；（4）研究不同文化中临床机构容易选择的诊疗方法；（5）比较不同文化对精神病的不同态度。[3]

1971年世界精神医学协会成立跨文化精神病学分会，由加拿大麦吉尔大学教授墨菲担任主席，美籍华人夏威夷大学曾文星担任秘书，在该领域活跃的非西方研究者包括Lambo（尼日利亚）、Seguin（秘鲁）、林

①　凯博文：《苦痛和疾病的社会根源：现代中国的抑郁、神经衰弱和病痛》，郭金华译，上海三联书店，2008，第200～204页。

②　肖水源：《精神疾病的文化相通性与文化相对性》，《国外医学：精神病学分册》1992年第1期。

③　李洁：《第六章　文化精神医学》，载肖水源、黄悦勤主编《全球精神健康》，人民卫生出版社，2016。

宗义（中国台湾）以及叶宝明（中国香港）等。① 20 世纪 80 年代之后，跨文化精神病学研究逐渐摒弃西方中心主义的思维，放弃发掘非西方社会"少见""怪异"的病症偏好，将文化作为一个影响变量，探讨更广泛意义上文化对精神病症的影响，这一分支学科也逐渐由跨文化精神病学更名为文化精神病学（Cultural Psychiatry）。有研究者提出，包括语言、信仰、文化价值观在内的沟通方式是文化精神病学面临的主要议题。②

20 世纪 80 年代有研究者在相关医学杂志中指出，中国文化是影响华裔精神病人康复和治疗的重要因素，这一研究以加拿大温哥华的华裔病案为例发现以下不同：中国文化对抑郁的容忍度高于对躁狂症的容忍度，因此抑郁症的诊断率较低；中国文化和语言中较少有关于情绪的表达，因此华人病案中较多将精神病躯体化，精神病症被诊断为神经衰弱的较多；华裔病案中较少有由酗酒、吸毒、离婚导致的精神病症。③

文化精神病学的发展，逐渐带来了人类学、社会学、心理学等社会科学与精神病学之间的融合和学科间交叉视角的碰撞。这对理解精神病治疗和康复大有裨益。文化精神病学对文化差异比较以及文化作为影响因素的强调，也成为研究和了解中国精神障碍社区康复的理论基础。

第二节　精神障碍污名化形成的原因及应对

一　不同社会文化生产出的污名

精神疾病公众污名具有极强的文化性，个体对公众污名的感知和内化受到社会文化的影响。污名和歧视是与群体和社会相关的文化现象，而不是简单的个人行为。凯博文也指出，关注污名背后的文化内涵是极其必要的。以精神疾病为例，Yang 等认为患者被污名化是因为他们背离了特定社会中文化习俗对可接受的外表和行为的定义，转而被定义为丑

---

① 李洁：《第六章　文化精神医学》，载肖水源、黄悦勤主编《全球精神健康》，人民卫生出版社，2016。

② Laurence J. Kirmayer and Harry Minas, "The Future of Cultural Psychiatry: An International Perspective," *Canadian Journal of Psychiatry* 45 (2000): 438.

③ Tsung-Yi Lin, "The Squibb Academic Address: Culture and Psychiatry: A Chinese Perspective," *Australian and New Zealand Journal of Psychiatry* 16 (1982): 862–867.

陌、可怕、异类和非人。[①]

　　集体主义文化中的个体对社会影响敏感，更容易从众，推崇集体主义文化的社会可能比推崇个体主义文化的社会，在某些方面更容易导致公众对精神障碍的污名化。Rao 等的研究再次验证了这一观点，相对于美洲或欧洲国家，亚洲国家和非洲国家通常会被认为是具有集体主义文化取向的。Rao 等在关于精神分裂症的研究中，发现感知到精神病人的危险及希望与精神障碍者隔离存在种族及伦理方面的差异：美籍非洲人和美籍亚洲人比白人感知到精神病人的危险更多，更强烈地要求与精神病人隔离；拉丁人比白种人感知到精神病人的危险少些，较少要求与其隔离。[②] Griffiths 等研究发现，与澳大利亚相比，日本对精神障碍者有更强烈的歧视和保持更远的社会距离。[③] 总之，社会文化可能是导致精神障碍公众污名的原因之一。

　　基于比较研究，凯博文还解释了导致精神障碍污名的直接原因在不同社会文化中存在差异。在中国，精神病人及其家庭污名化的主要原因是社会关系网络的破坏，面子、耻辱等概念在理解污名化现象中具有重要意义；而在美国，污名化的原因主要在于疾病造成患者个体能力的缺失，这些患者被认为是个体能力有缺陷甚至是无能的人，背离了美国文化崇尚个体自由与独立的核心价值。[④]

二　社会经济与权力不平等导致污名化

　　精神障碍公众污名的形成具有社会性。社会学派从宏观社会结构、制度的层面看待污名化，认为权力是理解污名的唯一有效路径，而且认为这一路径对污名的解释具有普遍性。[⑤] Link 和 Phelan 最先将社会权力

[①] Lawrence Hsin Yang et al., "Culture and Stigma: Adding Moral Experience to Stigma Theory," *Social Science & Medicine* 64 (2006): 1524-1535.

[②] Deepa Rao et al., "Racial and Ethnic Disparities in Mental Illness Stigma," *The Journal of Nervous and Mental Disease* 195 (2007): 1020-1023.

[③] Kathleen M. Griffiths et al., "Stigma in Response to Mental Disorders: A Comparison of Australian and Japan," *BMC Psychiatry* 6 (2006): 21.

[④] Lawrence Hsin Yang et al., "Culture and Stigma: Adding Moral Experience to Stigma Theory," *Social Science & Medicine* 64 (2006): 1524-1535.

[⑤] 郭金华：《污名研究：概念、理论和模型的演进》，《学海》2015 年第 2 期。

概念引入污名研究，指出污名完全是社会、文化、经济和政治权力的产物。他们认为，污名由标签、刻板印象、认知区隔、地位丧失和歧视五个要素共同构成，而权力因素直接决定了这五个要素是否生产出污名。① 在 Link 和 Phelan 看来，污名是权力差异的产物。有研究者认为，污名是社会分层的必然产物，是产生权力和地位的手段，其导致社会阶层的进一步巩固和社会不平等的产生，而社会不平等的状态反过来又促使较上的阶层对较下的阶层的污名和排斥行为。② 对他人污名化是社会生活中复杂的权力斗争的部分内容，是一部分人通过制度或霸权追求权力、地位和社会资源的过程，并且这部分人在获得优势地位之后继续污名他人，以社会结构的不平等实现他们的优势地位合法化。③ 总之，从宏观社会结构层面来看，污名其实是一个社会问题。社会阶层以及权力不平等是导致污名存在的原因，污名的存在又会加剧社会阶层的固化和权力不平等。

三　大众传媒的选择性报道导致污名化

一般来说，大众对某一群体印象的认识主要来源于经验建构（直接接触）和社会传播这两条途径。然而，在社会现实中，一方面，精神障碍者大多不会主动走出家门与大众接触；另一方面，愿意与精神障碍者直接接触的人也很少。因此，社会传播是人们认识精神障碍者的主要途径，大众传媒成为人们获取信息的重要渠道，在塑造精神障碍者形象的过程中发挥着重要作用。

然而，媒体为了猎奇，通常对精神残障青年的报道都是选择性的、带有偏见的和过分渲染的。有研究通过对 676 则电视新闻进行分析发现，大众传播媒体中的精神残障青年形象大致被划分为越轨者的形象、边缘化的形象、不名誉的形象以及工具化的形象四种类别。④ 也有研究分析

---

① Bruce G. Link and Jo C. Phelan, "Conceptualizing Stigma," *Annual Review of Sociology* 27 (2001): 363-385.
② 管健：《污名研究：基于社会学和心理学的交互视角分析》，《江淮论坛》2007 年第 5 期。
③ 刘颖、时勘：《艾滋病污名的形成机制、负面影响与干预》，《心理科学进展》2010 年第 1 期。
④ 陈仁兴：《精神残障青年形象的媒体再现——基于相关电视新闻报道的内容分析》，《青年研究》2020 年第 5 期。

《人民日报》中有关精神疾病的话语变迁，发现危险、弱势与无能等精神疾病患者的形象几乎贯穿于所有年代。① 研究发现，精神残障青年大多被描述成具有攻击性、反常、危险的形象，因而令人恐惧。② 经由媒体的"选择"与"塑造"，精神分裂症患者也经常以情绪不稳定、行为偏差等负面形象出现。③ 媒体中精神残障青年的形象大多偏向于负面，精神残障青年不同程度地受到污名化，媒体对精神障碍者带有偏见的报道，也成为精神障碍被污名化的原因之一。

四　人类学的解读：污名化是维护社会秩序和应对危险的方式

1967 年，戈夫曼（Goffman）以精神疾病为例，再次对"污名"概念进行解释。戈夫曼指出，精神障碍者的行为实质上是越轨行为，构成针对社会秩序的挑战和威胁，这是精神疾病污名化的原因。④ 简而言之，精神障碍者在其所处的社会情境中的某些行为是一种与正常人行为相区分的不恰当的"非正常行为"，是一种越轨行为，这种越轨行为破坏了人类建立并遵守的整套行为规则和社会秩序，让人们感觉到危险，由此对精神障碍者进行污名化。这种污名化是为了维护社会秩序，是人们察觉自己所习惯的规范和秩序遭遇破坏时的应对方式。

人类学从人类应对危险的道德体验和社会普遍现象的角度看待污名化的形成原因，与上述解释具有相似之处。污名化的实质就是分类，分类是人类社会一种普遍的社会现象。涂尔干和莫斯指出，在原始社会，人类通过分类建立起秩序，进而认识自身和世界。公众对精神障碍者污名化的过程相当于进行一次分类的过程。分类能够帮助区分"我们"和与我们不同的"他者"，建立新的社会秩序，使社会稳定运行。在分类的基础上，人类学提出了"危险的道德化"这一概念。玛丽·道格拉斯认为，人类通过分类建立起正常与异常的边界，并赋予其价值内涵。所

---

① 张晨：《精神疾病话语的媒介呈现及框架变迁——以〈人民日报〉为例（1946—2013）》，博士学位论文，武汉大学新闻与传播学院，2014。

② 葛忠明：《"他者"的身份：农民和残疾人的社会建构》，山东人民出版社，2015。

③ 张晓凤：《精神分裂症患者的污名现象——以"同沐阳光：精残人士康复增能计划"项目为例》，硕士学位论文，华东理工大学社会与公共管理学院，2014。

④ Erving Goffman, *Interaction Rituals: Essays on Face-to-Face Behavior* (New York: Anchor Books, 1967).

谓异常，就是人或物没有出现在应该出现的位置上，是对分类边界的混淆，违背了分类建立的秩序，被体验为一种危险。面对这种异常，人们通过各种方式（消灭异常、净化仪式或者正常化）迫使异常"归位"，实现"洁净"，重申分类规则背后的价值和道德，维持和强化社会秩序。①

　　总之，人类通过分类建立起来的社会秩序如果被打破，人类就会感到危险，会采用一系列方式来应对危险。其中一种应对方式就是强调分类规则背后的道德属性，将那些打破分类规则的人视为"不道德的"。这就是危险道德化的过程。综上所述，精神障碍者被污名化的原因是，精神障碍者的行为通常被污名的施加者认为是突然的、具有不确定性的和不符合社会规范要求的，这种不确定性让人们感受到风险，因此人们觉得必须与这种风险的来源——精神障碍者本身区隔开来，才能保证安全。所以，污名化可以被看作人类维护社会秩序和应对危险的一种方式。

五　消除污名化的应对措施

　　Corrigan 曾提出抗议、教育和接触三种污名抵制策略，并随后进行了大量的实证研究。② 抗议是指通过强调污名的各种不公平形式，责备对污名群体持有刻板印象、歧视行为的人来减少污名的方式；教育是指通过提供正确的信息来改变公众对精神障碍者错误的认识，从而减少公众污名的方式；接触是指通过让精神障碍者与公众互动来减少公众污名。③然而，研究发现，抗议通过让污名者压制偏见会导致污名者产生无意识反弹，不仅不能改变污名，反而使污名态度更加强烈。④ 所以近年来较少有使用抗议策略来减少公众污名的研究。

　　近年来众多实践证明，教育和接触是减少污名的有效策略。针对我国居民心理健康意识淡薄的情况，运用书籍或者宣传手册介绍的方式对

①　Mary Douglas, *The Cultural Logic of Perception Risk and Blame*：*Essays in Cultural Theory* (Taylor and Francis, 1992).

②　Patrick W. Corrigan, "Mental Health Stigma as Social Attribution：Implications for Research Methods and Attitude Change," *Clinical Psychology*：*Science and Practice* 7 (2000)：48-67.

③　赵鹤宾、夏勉、曹奔、江光荣：《接触干预在减少精神障碍公众污名中的应用》，《心理科学进展》2019 年第 5 期。

④　Patrick W. Corrigan and Jenessa R Shapiro, "Measuring the Impact of Programs that Challenge the Public Stigma of Mental Illness," *Clinical Psychology Review* 30 (2010)：907-922.

社会大众进行教育可以增强人们对精神障碍者的认识，减轻精神障碍者的公众污名。更多的研究发现，接触干预在减少公众污名上比教育干预更具有优势。① 英国的 Time to change 就是一项基于接触的国家级干预项目，该项目其中一个促进公众与精神障碍者直接接触的举措是，在不同城市或地区人流较大的街道，设置可移动的房屋，处于康复状态且受过训练的精神障碍者邀请路人进入该房屋，并与之分享自身经历。② 通过对该项目进行评估，Evans-Lacko 等发现，这种直接接触显著地改变了公众对精神障碍者的污名态度。③ 也有研究通过观察实习学生进入精神病院前后对精神障碍者看法的变化，验证接触干预对减轻精神障碍公众污名的有效性。④

第三节 污名化与精神障碍社区康复中的区隔

文化对精神障碍社区康复的影响表现在污名化带来的社会区隔和社会排斥中。根据世界卫生组织的报告，全球每 4 人中有 1 人会受到心理或精神障碍的困扰。但是现实生活中精神障碍者求医都是被动的，他们不愿承认患者身份，不积极主动接受治疗，治愈患者重新回归社会时面临困境。这些现象出现的主要原因是公众对精神障碍者的污名化。污名是加诸患者的标签，使患者及家属遭受社会歧视和排斥。学界研究显示，污名化是影响患者生活的核心力量。⑤ 世界卫生组织也曾指出："对于心理和行为疾病患者以及残疾人群而言，其身心康复和社会融入的最大阻碍就是社会施予他们的污名和与之相连的歧视。"⑥

---

① 赵鹤宾、夏勉、曹奔、江光荣：《接触干预在减少精神障碍公众污名中的应用》，《心理科学进展》2019 年第 5 期。

② Evans-Lacko et al. , "Mass Social Contact Interventions and Their Effect on Mental Health Related Stigma and Intended Discrimination," *BMC Public Health* 12（2012）：489-496.

③ Evans-Lacko et al. , "Influence of Time to Change's Social Marketing Interventions on Stigma in England 2009-2011," *The British Journal of Psychiatry* 202（2013）：77-88.

④ 谢迎迎、施征宇、介勇、汪作为：《污名：医学人文视角下精神疾患的病痛叙述》，《中国医学伦理学》2021 年第 3 期。

⑤ 威廉·考克汉姆：《医学社会学》（第 11 版），高永平、杨渤彦译，中国人民大学出版社，2012。

⑥ Lawrence Hsin Yang et al. , "Culture and Stigma：Adding Moral Experience to Stigma Theory," *Social Science & Medicine* 64（2006）：1524-1535.

公众对常见精神障碍和心理行为问题的认知水平低，社会偏见和歧视广泛，污名化问题严重，这不仅使患者遭受了超出疾病和治疗本身带来的痛苦，而且严重阻碍了医疗和社会机构向这些患者提供服务的渠道和路径。同时，对患者家属的"连带污名"，也会导致家属社会关系网络的断裂，给家属带来极大的心理负担。围绕精神障碍公众污名现象的形成机制与负面影响进行探讨，不仅有利于我们有针对性地提出去污名化的策略，保障精神障碍者的权益，提高精神障碍者及其家属的生活质量，而且有助于促进社区康复的发展。

一 污名化的相关研究

污名"stigma"一词，源于希腊语，原意为给罪犯烙印，表示不受欢迎。1960 年，社会学家戈夫曼的研究将污名定义为"个体在人际关系中具有的某种令人'丢脸'的特征，这种特征使拥有者具有一种'受损身份'"。[①] 当个体具有某种不被社会期望的特征时，社会大众会对这些个体产生负面的态度，进而导致这些个体受到不公正对待。在戈夫曼看来，污名是由自我污名和社会污名构成的整体。[②] 从 20 世纪 90 年代起，随着西方学者对精神疾病污名的研究深入，关于污名的概念更加多样化。Link 和 Phelan 将污名定义为标签、刻板印象、隔离、地位丧失和歧视等各种元素叠加共存的状态。[③] 污名化的后果不仅具有客观排斥性，在社会和群际现象中会产生对精神障碍者的负性认知、情感拒绝和行为歧视，而且具有主观感知性，患者因精神病人身份而对自我感到羞愧和耻辱。

国内外一些学者对污名化的发展机制进行了研究分析，Corrigan 用社会认知模型来解释污名的产生过程。首先是标签化（诱因），即社会大众给精神障碍者贴上标签，认为他们能力低下和具有暴力倾向；其次是对精神障碍者的刻板化印象（态度），对精神障碍者的消极看法使他们从态度上产生消极的情绪反应，如恐惧、害怕、厌恶等；最后是歧视（行为），

①　耿峰、董毅：《精神障碍患者病耻感研究进展》，《精神医学杂志》2010 年第 2 期。

②　Patrick Corrigan, "How Stigma Interferes with Mental Health Care," *The American Psychologist* 59 (2004): 614–625.

③　Bruce G. Link and Jo C. Phelan, "Conceptualizing Stigma," *Annual Review of Sociology* 27 (2001): 363–387.

一系列的负性情绪反应，将导致歧视、排挤或疏离精神障碍者等行为的产生。① 国内研究者认为，污名产生的过程包括如下几个步骤：污名者对被污名者贴标签；污名者对自己与被污名者进行分类；污名者区别对待或隔离被污名者；被污名者的地位丧失，出现身份焦虑；污名者继续强化污名；歧视、公众污名形成；被污名者内心认同，自我污名形成等。②

　　西方学者在对污名化的研究过程中产生了许多理论，社会学家莱默特（Edwin M. Lement）和贝克尔（Howar Becker）提出了标签理论，认为每个人都有"初级越轨"，但只有被贴上标签的初级越轨者才有可能走上"越轨生涯"。人们被贴标签与其他社会成员对其行为的定义和标定密切相关。Scheff 后来发展了标签化理论，将其应用于精神疾病的研究中。Link 等在 1989 年对该理论进行扩展，提出精神疾病标签修订理论，其主要内容为：在何种程度上，人们将被视为精神疾病在接触治疗的过程中患者被正式贴标签；精神障碍者对污名化身份的反应，以及污名化对患者生活的影响。亨利·塔菲尔、约翰·特纳等提出了社会认同理论，把个体对群体的认同摆在核心的位置，认为个体通过社会分类对自己的群体产生认同，并产生内群体偏见和外群体偏见，个体通过实现和维持积极的社会认同来提高自尊，积极的自尊来源于内群体与相关外群体的有利比较。③

　　戈夫曼将污名化的人群分为三类：一是身体有缺陷的人；二是性格上有瑕疵或有心理疾病的人；三是某些特殊族群、宗教或种族中的成员。④ 依据戈夫曼的这三种分类，国内外学者围绕"污名"这一概念，在各个领域展开了研究。其中，关于精神障碍公众污名的研究数量众多，国内外学者针对精神障碍污名的形成原因、影响公众污名的因素、对被污名群体的

---

① Patrick W. Corrigan, "Mental Health Stigma as Social Attribution: Implications for Research Methods and Attitude Change," *Clinical Psychology: Science and Practice* 7 (2000): 48-67.

② 管健：《污名的概念发展与多维度模型建构》，《南开学报》（哲学社会科学版）2007 年第 5 期。

③ 郑银佳、黄国展、唐晓丹、莫煊：《精神疾病公众污名的研究进展》，《精神医学杂志》2017 年第 4 期。

④ Erving Goffman, *Stigma: Notes on the Management of Spoiled Identity* (New York: Prentice Hall, 1963).

影响以及减轻污名的干预策略等方面进行了丰富而深入的探讨。

随后很多学者在 Goffman 的基础上对"污名"这一概念进行了修正。Corrigan 提出了污名的分类，认为污名可以分为公众污名和自我污名两类，前者是泛化的社会群体对某些特性的受污名群体的不良刻板印象；后者是公众污名产生后伴随出现的自我低评级和自我低效能。① Link 和 Phelan 进一步从社会学的角度出发，认为"污名"是指在一个允许污名各种成分显露的社会情景中，贴标签、刻板印象、地位丧失、社会隔离和歧视同时发生的情况。② 该定义弥补了之前定义大多只关注被污名个体而忽略污名化产生的社会背景的不足，将权力差异和社会文化的影响加入污名的过程中。

二　污名化给精神障碍者带来的诊疗和康复困扰

近几十年来，国内外各领域学者针对精神障碍者做了多项调查，探究社会大众对精神障碍者的污名给患者群体带来的影响，主要概括为不利于患者就诊、治疗和康复，社会参与受阻，导致患者自我污名三个方面。

公众污名会导致精神障碍者就诊困难、治疗困难和康复困难。一般情况下，人们发现自己患病会主动寻求专业人士的帮助，而对于精神障碍者而言，发病后的求助过程是非常被动的。出于对被污名的恐惧，患者本人和家属常常讳疾忌医，非常排斥承认自己的心理或精神方面出了问题。对精神障碍者的研究显示，中国人寻求外界帮助时会将心理问题躯体化，用"头疼""胸闷"这样的躯体化症状来掩盖自己情绪低落、焦虑不安等心理问题，在这样的认知下，他们更倾向于去中医院或者综合性三甲医院的内科、神经内科或者综合性医院的心理科治疗，最后才会去精神病医院治疗。③ 这种污名文化妨碍患者就诊及康复，可能使患者病情加重，耽误患者治疗过程。

---

① Patrick Corrigan, "How Stigma Interferes with Mental Health Care," *The American Psychologist* 59 (2004): 614-625.

② Bruce G. Link and Jo C. Phelan, "Conceptualizing Stigma," *Annual Review of Sociology* 27 (2001): 363-385.

③ 李强：《浅析当代中国人心理求助行为的主要误区》，《社会》2004 年第 7 期。

相对于其他疾病，精神障碍者更容易否认自己的患者身份，所以刚刚入院的患者通常会经历强烈的否认过程，往往不配合治疗、拒绝服药。患者恐惧污名而不承认自己患有精神疾病，试图用这种方式来摆脱施加在自己身上的污名。拒绝服药是住院精神病人最普遍、最常见也是最简单易行的抗争方式。然而，这种与污名抗争的方式往往是无效的、自伤式的，其结果是既加重了污名，又阻碍了治疗与康复。①

在目前"去机构化"背景的影响下，我国也开始推行社区康复模式，主张精神障碍者在社区进行康复，公众污名的存在在一定程度上导致精神障碍者出院后的社区康复困境。谢迎迎等通过对广州市 H 社区康复情况的调查发现，患者由于担心邻居知道自己的病情后施加污名，通常会拒绝精神障碍社区康复机构的邀请，即使有一部分患者愿意参加社区康复，社区内其他居民的歧视也使患者的社区康复举步维艰。②

（一）污名化阻碍精神障碍者的社会参与

精神障碍者患病的诱因不同，发病后的行为表现不同，多数精神障碍者不会对他人造成危害，只有小部分带有很强攻击性的精神障碍者发作时可能会伤及他人。但由于人在认知过程中形成的刻板化印象，并且习惯于将习得知识作为认知标准对人群进行分类，少数精神病患表现出的社会危害性被公众关注并用来识别精神障碍者，公众认为其是危险的、不可靠近的，排斥与精神障碍者交往。这使精神障碍者在社会交往方面遭到公众排斥的现象十分普遍。

在公众中形成的对精神障碍者的污名化，使患者的社会参与受阻，并且在不同社会中都存在由污名导致的排斥和歧视行为。Link 等调查1444 名美国公众对精神障碍者的态度，发现63%的被调查者不愿与精神分裂症患者交往。③ Crisp 等对英国公众的研究发现，英国公众对精神障碍者的不正常及不可预测的行为感到害怕，导致出现回避、隔离及排斥

---

① 徐岩：《住院精神病患者污名化下的身份抗争》，《广西民族大学学报》（哲学社会科学版）2017 年第 5 期。

② 谢迎迎、汪作为、范明林：《医学社会学视阈下精神病人的社区康复困境分析》，《医学与哲学》2019 年第 4 期。

③ B. G. Link et al.，"Public Conceptions of Mental Illness: Labels, Causes, Dangerousness, and Social Distance," *American Journal of Public Health* 89（1999）.

行为，不愿意与患者在同一个地方居住、生活或工作，这使患者在交友、亲密关系的维持以及工作上遭遇不平等的对待。[①] Durand-Zaleski 等随机调查了 1000 名 18 岁以上的群众，结果显示，65% 的被调查者会和精神分裂症患者保持距离。[②]

此外，精神病患的自我污名化在很大程度上影响到他们正常的社会交往，在针对 95 名精神分裂症患者的污名调查中，47.3% 的受访者表示患病后从周围朋友中获得的理解、支持非常少。[③] 杨文英等学者关于社会大众对精神病人态度的研究发现，39.6% 的市民认为精神障碍者应和社区的其他人隔离开来。[④]

（二）精神障碍者的婚姻选择受污名化影响

婚姻在个体人生历程中有着重要的作用，精神病患在婚姻领域遭受的社会排斥是公众污名更深层次的反应。Ogunsemi 等对医科大学高年级在校生的调查结果显示，大部分学生都不愿意把房子租给精神障碍者，不愿与之做邻居，也不允许自己的妹妹与之结婚。[⑤] 国内研究显示，在我国精神障碍者面临着相同的问题，林丁盛等的研究表明，66.3% 的被调查者表示不会与已康复的精神障碍者结婚。[⑥] 精神障碍者在婚姻领域的受阻与公众污名有着密不可分的关系，"精神病会遗传给后代""精神病会家暴"等标签化的想法在许多人的思想中根深蒂固。除此之外，选择精神障碍者作为另一半日后会面临的照护压力、治疗压力等也是导致精神障碍者被排斥在婚姻领域外的重要原因。此外，社会公众污名的存在也推动和加

[①] A. H. Crisp et al., "Stigmatization of People with Mental Illness," *British Journal of Psychiatry* 177 (2000): 4–7.

[②] Durand-Zaleski et al., "A First National Survey of Knowledge, Attitudes and Behaviours towards Schizophrenia, Bipolar Disorders and Autism in France," *BMC Psychiatry* 12 (2012).

[③] 谢迎迎、施征宇、介勇、汪作为：《污名：医学人文视角下精神疾患的病痛叙述》，《中国医学伦理学》2021 年第 3 期。

[④] 杨文英、苏琳、王海军、李国旺、张培琰、杨洲云：《市民与精神卫生工作者对精神病人态度的对比研究》，《临床精神医学杂志》1998 年第 6 期。

[⑤] Olawale O. Ogunsemi et al., "Stigmatizing Attitude of Medical Students towards a Psychiatry Label," *Annuals of General Psychiatry* (2008).

[⑥] 林丁盛、郭永松、齐朝阳、吴丽霞：《社区人群对精神病人关爱态度的调查》，《医学与社会》2004 年第 5 期。

深精神障碍者的自我污名，"累赘""拖累"等自我标签开始在病患心里扎根，这使精神障碍者自身失去了迈向婚姻的勇气。

（三）精神障碍者的工作权利受污名化影响

受污名化的影响，精神障碍者在就业领域同样面临着社会排斥。美国的一项调查研究显示，慢性精神障碍者的就业率只有15%。[①]"精神障碍者是定时炸弹""精神障碍者缺乏基本能力"是公众对精神障碍者的普遍看法，企业认为精神障碍者具有潜在危险性且无法长期工作而将之拒于职场之外，在此刻板印象下，精神障碍者难以获得进入职场的机会。企业对精神障碍者的污名与排斥在我国同样存在，林丁盛等在对公众对待精神障碍者态度的一项调查中显示，公众在就业领域对精神障碍者存在明显的拒斥，在样本量为276的抽样调查中，21.5%的人明确表示不会招收已康复的精神病人作为职员，56.7%的人尚在犹豫。[②]

国内有研究采用疾病叙事的方法，以一名叫建国的患者为个案进行分析，呈现精神障碍者在就业领域遭受到的排斥。当研究者第一次见到建国时，他已经住院超过三个月，原因并不是病情得不到控制，而是没有人愿意接他出院，他的单位宁愿他更长时间地待在医院。[③]由精神疾病的诊断标签和患者表现出的异常行为导致的针对患者的社会歧视是普遍存在的，而社会歧视具体表现为社会排斥。在建国的案例中，他所遭受的社会排斥表现为工作单位的同事对他的排斥、嘲笑、捉弄和逃避。社会大众对精神障碍者的污名导致精神障碍者无法作为社会人参与正常的社会生活和发挥社会作用，这主要表现为工作机会丧失、社会关系断裂、人际交往困难等，公众污名剥夺精神障碍者正常参与社会生活的合法权益。

（四）精神障碍者及其家庭遭受自我污名和连带污名

精神障碍污名会导致精神障碍者本身的自我污名。精神障碍者得知

---

①　Patrick W. Corrigan et al. , "The Stigma of Mental Illness: Explanatory Models and Methods for Change," *Applied & Preventive Psychology* 11 (2005): 179-190.

②　林丁盛、郭永松、齐朝阳、吴丽霞：《社区人群对精神病人关爱态度的调查》，《医学与社会》2004年第5期。

③　郭金华：《与疾病相关的污名——以中国的精神疾病和艾滋病污名为例》，《学术月刊》2015年第7期。

患病后会经历否认与抗争、妥协与让步、对污名的接受与内化这三个阶段。① 自我污名指的就是患者将污名内化的过程，一旦将污名内化，患者就会陷入自我污名的困境中，产生自己是一个"无用之人"的看法。相关研究发现，主流文化下对精神病人的污名化，会给患者心理造成严重伤害，让他们产生强烈的羞耻感，认为自己是丢脸的。自我污名会导致自我贬低，采用放弃、逃避、认命与接受等策略来避免伤害，最终无法回归社会生活，只能把自己封闭在医院内，与社会自我隔离。② 从某种程度上讲，自我污名比公众污名对群体的危害更大。

社会大众对精神障碍者的污名化不但会影响患者本人，还会影响与患者关系密切的人，首当其冲的就是患者的家属，会产生对患者家属的"连带污名"。有学者对 156 名病人的父母及配偶的研究发现，1/3 的人主动隐瞒其家人患有心理疾病的情况，1/4 的人曾因其与精神疾病患者的关系而被人回避。③ 中国社会文化中的社会取向强调家庭和关系的重要性。④ 在这样的文化语境下，精神障碍者家庭所遭遇的"连带污名"会表现得更明显，家属对公众污名的感知也会更敏锐。家属受到"连带污名"的影响，原先建立的社会关系破裂，社会支持网络缩小，给患者家属带来了沉重的心理负担。一些患者和家属为了隐瞒疾病、避免污名甚至会采取一种近乎断裂的方式回避以前交往的群体和曾经生活的场域，通过拒绝或者回避他人表示的亲近而避免透露与精神疾病相关的信息，降低信息被泄露的可能性。⑤

① 徐岩、蔡文风：《医学人文视角下住院精神病人的康复困境分析》，《广西民族大学学报》（哲学社会科学版）2015 年第 6 期。

② 徐岩、温佩佩：《住院康复精神分裂症患者的权力状态与自我污名》，《北方民族大学学报》（哲学社会科学版）2014 年第 5 期。

③ Patrick W. Corrigan et al. , "The Stigma of Mental Illness: Explanatory Models and Methods for Change," *Applied and Preventive Psychology* 11 (2005): 179-190.

④ 杨国枢：《中国人的社会取向：社会互动的观点》，《中国社会心理学评论》2005 年第 1 期。

⑤ 谢迎迎、施征宇、介勇、汪作为：《污名：医学人文视角下精神疾患的病痛叙述》，《中国医学伦理学》2021 年第 3 期。

第六章　契合与联结：文化如何影响
精神障碍社区康复

文化从哪些层面上通过何种机制影响精神障碍社区康复的实践过程？本章基于某市 A 精防院开展的社区居住康复模式"康复园"项目近十年的运行，呈现其从"去机构化"到"再机构化"的演变过程。同时，本章从文化契合性的角度分析制度和社会层面的文化机制如何影响精神障碍社区康复实践，并且讨论社区内的精神康复共同体何以形成。

第一节　精神障碍社区康复共同体与文化契合性

一　社区共同体：精神康复"去机构化"的基础

精神病症有其自身特点，即病程长、病情忽好忽坏、发病原因多是社会因素、患者需要长期照料和正常的社会生活环境等，"生物-医疗"模式中的住院治疗无法满足精神康复者的需求。而社区作为人们生活的场所，能够提供邻里交往、人际互动等支持，生活的意义和价值在社区互动中能够得到实现。"失能者能在社区中过上正常的生活，享受其应得的权利，在常人的环境中得到有尊严的照顾，在日常生活中恢复或维持其承担社会角色的能力。"① 社区是实现精神康复"去机构化"的基础。利用社区资本和资源，建构聚集多主体力量的社区共同体是实现"去机构化"的根本，这也是各国"去机构化"实践的经验总结。②

精神障碍社区康复是社区照顾的范畴，这里的社区共同体应该是谁的共同体？共同体是指与照顾对象密切相关的家庭成员或邻居或其他利

---

① 黄源协：《社区照顾——台湾与英国经验的检视》，扬智文化事业股份有限公司，2000，第 2 页。
② 杨锃：《替代服务与社区精神康复的转向——以日本"浦和贝塞尔之家"为例》，《浙江工商大学学报》2019 年第 1 期。

益不相关者？共同体如何存在？① 对这些问题的回答实际是讨论如何建构社区共同体的问题。中国当下"社会治理共同体"的提倡具有时代特点，这是中国治理重心下移，倡导通过基层治理建构社区、鼓励多主体参与的趋势。

　　虽然当下社区照顾模式主要应用于社区养老问题，但是最初的社区照顾开始于英国政府对精神病院机构化的反思，以及推行精神障碍社区康复"去机构化"时，社区拥有的资源和资本可以弥补国家福利供应不足和市场化照料不够的缺陷。20 世纪 80 年代英国推行社区照顾政策，证明了社区对精神障碍者、老年人、孤儿、残疾人等弱势群体的支持性功能。当时出于对精神病院、孤儿院、老人院等"机构化"照顾出现的弊端的反思，以及经济衰退引发的福利国家财政危机等，英国政府大力推行社区照顾政策，提出在社区中照顾、由社区照顾和对社区照顾的理念，促进了社区中自助与互助的形成，以及社区内社会共同体功能的建构等。②

二　文化因素对建构精神障碍社区康复共同体的影响

　　文化因素影响着社会治理过程。梅耶和罗温在早期新制度主义开拓性研究中指出，文化作为非正式性规范，影响和改变正式制度实行的效力；当制度设计与内生性文化规范冲突时，制度执行的效力最差，文化成为一种阻碍性因素。③ 关于文化与社会治理的研究集中于"中国研究"的相关领域，更多的是对传统农村社区治理的探讨。有研究探讨在不同类型社区及不同社会背景中，文化规范对人们决策的影响。④

　　国内已有研究指出，"服务性""管控性""区隔性"是国内精神障碍社区康复所处的文化环境所具有的特性。⑤ 本书将文化视角引入精神

① 王思斌：《社区照顾对中国社会的借鉴意义》，《社会工作研究》1994 年第 3 期。
② 钱宁：《"社区照顾"的社会福利政策导向及其"以人为本"的价值取向》，《思想战线》2004 年第 6 期。
③ John W. Meyer & B. Rowan, 1977, "Institutionalized Organizations：Forman Structure as Myth and Ceremony," *American Journal of Sociology* 83.
④ 吴莹、卫小将、杨宜音、陈恩：《谁来决定"生儿子"？——社会转型中制度与文化对女性生育决策的影响》，《社会学研究》2016 年第 3 期。
⑤ 杨锃、陈婷婷：《多重制度逻辑下的社区精神康复机构研究——兼论本土精神卫生公共性建设的可能路径》，《社会科学战线》2017 年第 3 期。

障碍社区康复共同体形成机制的分析中，探讨在当下中国的微观社区治理中制度文化和社会文化对建构精神障碍社区康复共同体的影响。

（一）管控性和服务性制度文化的区分

政府与社会作为社区治理中的两个主体，具有不同的功能，营造不同的制度环境，进一步影响精神障碍社区康复共同体的建构。对比我国与欧美国家实施"去机构化"的实践经历发现，两者的制度文化存在管控性和服务性的差异。我国精神康复制度文化存在的管控性，具有历史传统，[①] 同时是我国社会治理中"大政府-小社会"模式的体现。精神康复制度文化的管控性表现在维护社会稳定、避免病情复发而肇事等方面。

欧美国家精神障碍社区康复实践的"去机构化"得益于"大社会-小政府"的环境，表现出显著的服务文化。这种服务文化包括政府和社会对家庭的有力支持计划，政府通过购买社会服务发掘非政府组织等社会力量及市场力量参与；发动"自下而上"的社会参与，依托成熟的社区，鼓励社区居民培养共同社区意识，鼓励社区的多主体参与等。[②] 以英国为例，在精神病患的社区康复中，在具体社区照顾中表现为政府多部门之间的合作，包括由中央政府的健康与住宅部、地方政府的社会服务局和住宅局负责，经费来源于中央政府的健康部、住宅部、社会安全部以及地方政府。[③]

在家庭参与和为家庭提供支持方面，欧美国家在"去机构化"实践中非常强调对家庭的支援和为家庭提供服务。相比之下，缺少对家庭照料和干预制度的支持，使我国精神障碍社区康复制度文化缺少服务取向。我国的家庭干预形式仍然比较单一，没有形成欧美国家"与家庭合作"的工作模式。家庭参与还处于制定规则和倡导阶段，如卫健委在《严重精神障碍管理治疗工作规范（2018年版）》中仅仅对患者和家属健康教育形式、患者和家属精神障碍知识宣传与护理教育、患者和家属意外事件预防、患者和家属救治救助信息宣传等方面进行了规定和部署，对精神

① 刘白驹：《中国古代精神病人管理制度的发展》，《社会发展研究》2014年第1期。
② Jean Luc Roelandt et al.，"Community Mental Health Service：An Experience from the East Lille，France，" *Journal of Mental Health and Human Behaviour* 19（2014）：10-18.
③ 王燕锋：《去机构化的多元服务：英国城市社区治理现状与经验》，《浙江学刊》2008年第5期。

病患家庭的物质及服务性支持还未出现。

（二）社区与家庭中的特殊文化

文化是人们行动实践的产物，因此文化涉及不同层面。文化共享于人际和群体内，也共享于社区内和作为社会共识的社会宏观层面上。在社会层面，社区与家庭中的文化对精神障碍社区康复具有直接影响。

在社区层面，欧美国家文化的制约性表现在对少数族群精神康复者的区隔中。多元文化国家（如加拿大和澳大利亚）面临着由不同移民群体的语言、信仰和文化价值观导致的社区精神病康复差异。[①] 美国的"去机构化"实践存在忽略少数族群"文化敏感性"的现象。例如，俄亥俄州黑人和西班牙裔人的精神病院住院率高于白人，在精神病院中住院的有色人种的人口比例高出有色人口很多倍；"去机构化"的社区康复资源优先由白人中产阶级享用；在"去机构化"的消费和家庭运动中较少有少数族裔的声音；在地方精神健康委员会中，黑人委员的比例较低；等等。[②]

我国社区文化表现出的区隔性主要源于社区内部有机团结及社区意识的缺乏。社区意识是指社区居民所共享的意识、观念、价值观或规范，社区意识是形成社区文化的重要内容和基础。社区心理学家萨拉森（S. B. Sarason）提出，社区感在精神障碍社区康复过程中发挥着重要作用。[③] 另外，近期大数据研究指出，社区感是影响社区地理环境结构和精神疾病发病率的中间机制。[④] 当下社区感被认为是实现社区"共居、共管、共建、共享"发展目标的关键所在，党的十九大报告将加强社会心理服务体系建设和社区治理体系建设作为重要内容。然而，我国传统文化中的"私民"意识使公众社区意识较弱，公众对社区内弱势群体的关注较少；社区居民对精神病的污名化使之对精神康复者的支持不足。

①　Laurence J. Kirmayer and Harry Minas, "The Future of Cultural Psychiatry: An International Perspective," *Canadian Journal of Psychiatry* 45 (2000): 438.

②　Deborah Deas-Nesmith and Stephen McLeod-Bryant, "Psychiatric Deinstitutionalization and its Cultural Insensitivity: Consequences and Recommendations for the Future," *Journal of the National Medical Association* 84 (1992): 1036-1040.

③　Seymour B. Sarason, *The Psychological Sense of Community: Prospects for a Community Psychology* (San Francisco: Jossey-Bass, 1974), p. 1.

④　Rachel Terry et al., "The Influence of Sense of Community on the Relationship between Community Participation and Mental Health for Individuals with Serious Mental Illness," *Journal of Community Psychology* 47 (2019): 163-175.

此外，中国特有的家长权威文化与精神障碍社区康复实践理念存在冲突。在中国家庭文化中，权威、秩序大于自由、表达和沟通。[①] 在精神障碍者家庭中，中国家庭文化中家长对孩子的管控变成了对精神病患的管控和监督。[②] 家长权威文化观念使精神康复成为家庭私域内事务，使家庭倾向于在家庭内解决精神病患康复问题。并且，由于缺少服务性的制度文化氛围，家庭照顾者较少求助于社区或社会，更偏好将患病者隔离于医院或机构。这些文化因素可能阻碍精神障碍社区康复共同体的形成。

第二节 一个社区康复项目的发展历程及田野介绍

本研究的田野地点是某市 A 精防院下设的康复园。A 精防院是所在区公立精神卫生二级专科医院。在精神康复的"医院-社区"一体化模式中，A 精防院经过多年实践逐步形成独具特色且行之有效的"A 精神康复模式"，该模式曾多次在各种行业会议上作为特殊模式推广。2016 年，在由国家卫生计生委主办的全国精神卫生综合管理试点区现场交流会中，该模式被作为"医院-社区全程自助化精神康复链"特色模式推广交流。A 精神康复模式由四部分组成：封闭式院内康复、开放式院内康复、家庭式居住康复、自助式社区康复。其中，家庭式居住康复（康复园模式）是 A 精防院的一大创新举措，也是本书的研究对象和研究重点。

2009 年 9 月，A 精防院学习意大利社区康复模式，和意大利合作方在医院外社区中共同建立了第一家康复园——玫瑰园，由意方负责管理运行，A 精防院提供业务支持及保障。从 2011 年起，A 精防院牵头组织社会力量，成立了 A 精神康复服务协会，该协会开始独立建园。该协会对社区式居住康复机构实施了全面的管理工作，医院负责协助推荐康复者及提供医疗支持。从 2011 年 9 月至 2018 年 9 月，协会共建立了 20 家

---

① Jing Hsu, "The Self in Cross-Cultural Perspective," In A., Marsella, G., De Vos, and F. L. K. Hsu (Eds.), *Cultural and Self*: *Asian and Western Perspectives* (London: Tavistock Publications, 1985).

② Wen-Shing Tseng and Jing Hsu, "Chinese Culture, Personality Formation and Mental Illness," *Internation Journal of Social Psychiatry* 16 (1969): 5-14.

康复园，其间因为租房合约到期、租金涨价、拆迁等问题关闭了几家，目前还有 8 家康复园，分别位于 A 区不同的社区中，共有床位 56 张。

康复园是为那些满足出院条件但家属不愿接收的患者而设立的。康复者入住康复园需符合以下条件：具有 A 区户口；无传染病及重大躯体疾病及病史，生活能自理；经精防院精神科执业医师评估适合居住在康复园；康复者自愿、法定监护人及家属同意入住康复园，并能够遵守康复园的各项规章制度。每个康复园可容纳 5~15 名康复者，这样可以满足患者出院后的安置、养老和职业康复、社会适应的需求。这些康复园依据功能分为三种模式：养老式康复园，只接收 55 岁以上的康复者，主要负责养老以及基本生活技能培训；职业康复园，依据在此园内入住的康复者的自身能力及需求安排职业，培养康复者的自理能力以及职业技能；居家生活式康复园，主要进行日常生活技能训练。

本章涉及的访谈和参与观察从 2015 年 7 月开始，到 2019 年 1 月结束，笔者选出三个康复园作为研究地点。研究方法以个案访谈和参与观察为主，访谈对象共 31 人，包括居住在康复园的精神障碍者 20 人、康复园的护士和护理员 8 人、医院康复部管理人员 2 人、A 医院院长 1 人。三个康复园的基本情况如表 6-1 所示。

表 6-1　三个康复园的基本情况

名称	类型	康复人员	工作人员
S 康复园	城市老年园	5 名康复者：3 名男性、2 名女性。年龄在 55 岁以上	1 名护理员 1 名精神科护士
T 康复园	农村老年园	5 名康复者：3 名男性、2 名女性。年龄在 58 岁以上	1 名护理员 1 名精神科护士
M 康复园	职业康复园	15 名康复者：8 名男性、7 名女性。年龄在 27~65 岁	3 名护理员 1 名精神科护士

资料来源：A 精防院。

一　康复园项目的"去机构化"目标：建构精神障碍社区康复共同体

受意大利合作方的影响，康复园最初建立时有比较明确的"去机构化"实践目标，同时从建立多主体参与模式和发展多元化职业康复模式这两个方面努力建构社区共同体。

（一）多主体参与社区共同体模式的建构

在建构多主体参与模式上，康复园深受意大利精神康复"去机构化"的影响，并学习其合作方——意大利特伦托市精神康复机构的经验，如"患者家属专家"（User and Family Expert，UFE）模式。这个项目的重点在于发挥患者及患者家属的作用，让他们通过培训成为"精神康复志愿者"、帮助患者的"专家"，以便对更多患者（家属）进行培训。在与意大利康复机构的合作中，康复园最初培养了 7 名 UFE 志愿者，其中 6 名是患者、1 名是患者家属，每人对接帮助 5 名其他患者。此外，康复园还吸收了意大利"大家一起做"的项目理念，社区精神卫生分中心的医生、护士、社工、UFE 志愿者和其他志愿者的共同参与推进了多方合作模式的形成。

在 2009 年第一家康复园——玫瑰园建立初期，意方专家在培训中分享了他们的多主体合作的共同体康复模式。

> 意方专家介绍了他们在 30 年间为病人提供的服务项目，如开设了"精神卫生中心""阳光之家""一起做之家""自助之家"等服务机构。这些机构都是开放性的，鼓励病人、家属、志愿者及市民共同参与，强调患者家属专家在病人康复中的作用及意义。他们认为，病人和家属用自身宝贵的经验和体会，自愿帮助有需求的人，一方面能体现自己的人生价值，另一方面也让病人及家属有说话的机会，这有助于消除偏见和歧视，使病人能够真正回归到社会群体中。（A 精防院提供相关资料）

（二）发挥社区共同体的作用，实现多元性职业康复的目标

职业康复是帮助精神障碍者重新进入社会的主要方式，是精神障碍社区康复比较高级的形式，也是精神障碍社区康复的最终目标。职业康复是精神障碍社区康复的突破口，也是精神障碍社区康复的薄弱环节。在康复园提供的训练目标（生活技能训练、自主服药技能训练、社交技能训练、体能训练、职业康复训练）中，职业康复是其中之一。职业康复是康复园作为一个康复社区共同体的最初目标。A 精防院在 2011~

2012 年建立了四家职业康复园，康复活动包括卫生用品生产、洗车服务、超市服务和蔬菜种植等，如表 6-2 所示。

表 6-2　2011~2012 年建立的四家职业康复园的情况

名称	康复者	工作人员	志愿者	康复活动
MD 园	18 名	2 名	4 名	生产一次性筷子，产品计件，月底根据计件结果发放报酬
SX 园	6 名	1 名	1 名	洗车服务，每月对洗车收入进行汇总，根据每人日常工作生活的综合表现给予报酬
HT 园	9 名	1 名	1 名	便民超市和洗车房，3 名康复者和 1 名志愿者经营超市，同时他们负责"HT 洗车房"其他 7 人的午饭供应工作。洗车房的经营模式与 SX 园相同
CL 园	6 名	1 名	1 名	进行蔬菜的种植

资料来源：A 精防院。

　　康复园从建园至今的十多年时间里经历了摸索创建、繁荣发展、规模逐渐缩小的历程。在建园初期，A 精防院及下属协会积极吸收意大利精神康复中共同体的理念，鼓励多方人员参与，激发和挖掘患者自身力量，调动患者及家属的积极性，整合自身资源，强调康复园作为"家"的概念，试图建构以精神康复为目的、在治疗系统及医院之外的社区共同体。康复园积极为康复者寻找出路，从职业康复角度实现了自身的多样化，使康复者有机会逐步与社会对接并走向社会。

　　这些初期的发展、规划和尝试都很超前，和"去机构化"中建构社区共同体的理念一致。然而，康复园也经历了衰落阶段，导致"再机构化"结果的出现，这种初衷和结果的反差使我们看到了本土精神障碍社区康复中影响"社区共同体"建构的因素。

二　康复园实践中的"再机构化"结果

　　在十多年的发展过程中，康复园由之前的多元主体合作、多元化康复模式、"去机构化"发展转变为功能单一的"再机构化"模式。这种转变体现在：康复园数量逐渐减少；多样化的职业康复逐渐式微；服务群体同质性较强，以老年康复者为主。

（一）康复园数量逐渐减少

康复园经过了创建、发展、繁荣和萎缩四个阶段。2009 年，A 精防院与意大利爱心协会合作创办第一家康复园。2011 年 9 月至 2012 年 12 月，A 精防院独立建立了 4 家康复园，设床位 44 张，其中一家开展对外洗车服务；2013 年，新建 6 家康复园；2014 年，康复园总数达到 20 家，床位达到 102 张，年入住患者 172 人次；2016 年，房租涨幅较大，康复园发展受房租影响缩减至 10 家，床位 69 张；2018 年，康复园缩减至 8 家，只有一家职业康复园，床位 56 张（见表 6-3）。

表 6-3　2009~2018 年康复园数量变化情况

单位：家

年份	2009	2011~2012	2013	2014	2016	2018
康复园数量	1	5	11	20	10	8

资料来源：A 精防院。

（二）多样化的职业康复逐渐式微

2014 年底，A 精防院共有康复园 20 家，其中有 4 家职业康复园，工作地点包括便民超市、便民洗车店、一次性餐具加工车间、复印室等，职业康复的内容很丰富。但是随着康复园的不断发展，入住的老年康复者数量逐渐增多，他们参与职业康复的意愿减弱，社区居民还有些不认可，政府对违章建筑也在进行管制，目前仅剩 1 家职业康复园（M 康复园）。该康复园从事一次性餐具加工，其他 3 家都变成了养老式康复园或居家生活式康复园，多样性减弱。康复园的功能由职业康复向养老、居家康复转变，实现再就业、真正回到社会的康复者数量变少。

> 2014 年的时候，有洗车店的那个康复园开得红红火火，工作人员认真地培训洗车的流程，那个园的康复者体力好，工作也特别认真，我们把价格也定得很低，来洗车的不算多，但是康复者每个月多多少少能领点工资，他们也很开心，有时候我自己也会去那儿洗车，也算是对他们的鼓励。2017 年的时候，政府地毯式排查违章建筑，进行安全检查和整顿，检查有安全隐患的地方。咱们这个小超市和洗车店都是在街边开的，没有营业执照，所以就都关了。（A 精

防院五年规划康复部主任)

> 我以前是在另一个园里做超市收银员的，后来那个园关了，我就转到了这个园。我觉得做收银员比这个包筷子有意思，包筷子老是在那里坐着重复一个动作，没啥意思。而且如果我爸同意接我回家，我就想去超市当个收银员或者理货员。(M康复园康复者M₂)

由于受到外界因素的影响，原本多样化的职业康复功能逐渐减弱，变成单一的养老式康复园或居家生活式康复园，这一变化使有就业意愿的康复者失去职业技能培训的机会，他们走出康复园更加困难，回到社会的机会变少，自我价值难以实现。

(三) 服务群体的同质性较强，以老年康复者为主

康复园与其他精神康复机构状况相似，老年病患的比例增加。2014年底，康复园共有20家，据统计，入住康复者共86人，其中年龄在55岁以上的有34人，占总人数的39.5%。截至2019年1月1日，A精防院有8家康复园，共入住康复者58人，其中年龄在55岁以上的康复者有35人，占总人数的60.3%。原本设定的居家生活式康复园中老年康复者比例明显提高。

> 现在园里的老年人比较多了，他们大多数都是离异，或者一辈子没结过婚，没有孩子。兄弟姐妹也有自己的生活，不能整日照顾他们，就把他们放到这儿。有专业的人照顾，给点零花钱，偶尔来看看。他们也就基本在这儿养老了。(A精防院五年规划康复部主任)

老年康复者的社会支持尤其是家庭支持减弱，家属无力照顾年老体弱的康复者，他们被安置在康复园中，养老的目的逐渐强于治疗。康复园的目标由最初的"去机构化"转变为目前的承担养老功能的"再机构化"。

老年康复者数量逐渐增加，职业康复训练逐渐减少，康复园提供的康复服务越来越单一，最初设定的生活技能训练、自主服药技能训练、社会技能训练目标没有得到较好实现。首先，生活上基本还是由看护人员照料，生活技能训练呈现形式化。康复园里每天都有一个人去帮厨，

给护理员打下手。室内卫生是划分区域的，每个人每天都要负责打扫自己的区域，康复园负责人每天都进行监督，如果有什么事的话，负责人会和他们沟通，问清缘由，但这不是强制的。其次，在康复者服药方面，工作人员统一发药并监督他们服药，并未达到自主服药的训练目的。最后，因为缺少接触社会的机会和病耻感较强，康复者接受的社会技能训练不够，不愿主动与人沟通等。另外，家庭和康复园的联结松散、来自家庭支持不足也是社会技能训练不够的原因。多数家属仅仅是定期交费并给少量零花钱，看望的次数逐渐变少，尤其是老年康复者和家属的联系较少，和外界的互动有限。

总之，职业康复的多样性减弱、服务对象同质化较强、服务内容单一使康复园离最初建园的"去机构化"目标越来越远。这种单一化代替多元化、封闭性代替开放性的状态，使康复园逐渐表现出"再机构化"特征。

第三节　文化契合性如何影响精神障碍社区
康复共同体的建构

对康复园出现的"再机构化"现象进行分析发现，当下社区康复表现出的文化特征是影响精神障碍社区康复共同体建构的重要原因。

一　"管控"：制度文化表现出的特点

康复园由 A 精神康复服务协会和 A 精防院康复部共同管理。如上所述，A 精神康复服务协会由医院牵头于 2011 年 1 月成立，是一家社会组织，由医务人员、康复者、病患家属以及部分社会人士组成，目的是组织和发挥社会力量。协会有对康复园名义上的管理权，康复园的工作实际上还是由医院康复部来完成，这些工作包括具体的运营管理和康复管理、与医院进行沟通、向医院反馈工作情况等。另外，医院医务科和护理部负责提供医疗支持和康复支持，对康复者定期进行评估等。

康复部隶属于医院，康复园是不属于医院的，由协会来管。康复部和协会共同负责康复园的运营，二者不是割裂的，但是也有明确的界限。协会是一个社会组织。（A 精神康复服务协会会长）

在精神障碍社区康复中，基层政府更多发挥的是管控和维稳作用。

> 康复园能发展起来，区政府给予很大的支持，如果没有政府的支持，康复园根本办不起来，政府为我们提供了资金支持、政策支持，使康复园的建立和发展减少了很多阻力，得到了必要的资源。但是协会的工作也受到很多限制，缺乏自主性，做什么事都要以稳定为主，不能损害到周边居民的利益，要定期向政府部门汇报工作。（A 精神康复服务协会会长）

政府的管控使职业康复园具有非常有限的自主活动空间，不利于其引入市场资源，拓展发展的机会。同时，制度表现的管控文化也使职业康复园的多样性和创新性发展受到限制。

> 之前有考虑过在康复园所在的社区内开设面包房，让康复者通过康复训练有工作可做，但是跟领导沟通后，他们就不太愿意，觉得风险太大，"安全问题"谁都不能保障，最后只能不了了之。（康复园工作人员）

精神障碍社区康复中的管控文化与社区治理中的"大政府-小社会"模式有关，这在精神障碍社区康复的其他方面也有所表现。例如，精神卫生法律法规具有浓重的管理色彩，相比于其他国家立法进程缓慢，关注对象仍以严重精神障碍者为主；在对相关部门的年度考核中，过于强调维稳和安全，将减少严重精神病人肇事作为考核的单一指标，社区康复的发展成果被忽略。[①]

我国还处于发掘社区、社会组织等力量的阶段，社会组织的作用发挥不足，能够调动的有效资源有限，基层政府对康复园支持不够，保证安全、"不出事"是基层政府对当下精神康复工作的考核目标，[②] 这使在康复园

---

① 谢迎迎、汪作为、范明林：《医学社会学视阈下精神病人的社区康复困境分析》，《医学与哲学》2019 年第 4 期。

② 杨锃、陈婷婷：《多重制度逻辑下的社区精神康复机构研究——兼论本土精神卫生公共性建设的可能路径》，《社会科学战线》2017 年第 3 期。

运营过程中政府发挥的管控作用大于服务作用，是建构社区共同体的阻碍，也是康复园逐渐向"再机构化"发展的原因。

二　"服务"：制度文化所缺失的内容

（一）对家庭和场所的支持性服务不足

我国当下的社会治理在制度文化建构中显得服务性不足，表现为制度中缺乏对家庭支持和照顾的理念、设计和实现路径。发达国家的经验表明，家庭是"去机构化"实践的重要基础。在英国社区照顾中家庭成员是照料主体，家庭是建构社区共同体的基石。[①] 然而，在我国的精神障碍社区康复语境中，照顾者家庭的功能还未被政策决策者、执行者和公众重视。我国现有的针对精神病患及家庭的社会保障政策虽有一定的生活补贴和护理补贴，但是这些补贴远远不够，存在明显的地域差异，远不足以满足精神病患家庭的需求。

以北京和西安为例，北京对重度精神病患（一、二、三级）的补贴为每月 1300~1500 元，非低保四级精神病患的生活补贴为每月 300~500 元；对一级和严重二级的看护补贴是每月 300 元，对二级和三级的看护补贴是每月 100 元。西安对一、二、三级精神病患的补贴是，18 岁及以下的每月 110 元，18 岁以上的每月 60 元；对一级残疾的精神病患的看护补贴是每月 120 元，对二级残疾的精神病患的看护补贴是每月 80 元。北京和西安实施"以奖代补"政策，对三级以上未肇事的严重病人看护每月给予 200 元补贴。[②]

患者家庭面临的经济压力以及政府和社会对家庭支持不足的现状，使很多家属更愿意将已经康复的精神康复者留在医院而不是送去康复园，这是康复园人数较少的原因。同时，家庭承担的压力过大，在这种情况下，家属逃脱照顾责任成为本能反应，这也是家属作为重要照顾主体较少参与康复园项目的重要原因。

制度文化的服务性缺乏还表现在对患者社区康复住所和康复场地的

---

① 王燕锋：《去机构化的多元服务：英国城市社区治理现状与经验》，《浙江学刊》2008年第 5 期。

② 李莹：《精神残疾群体的社会保障需求与供给：现状、问题与发展建议》，《残疾人研究》2020 年第 1 期。

支援性缺位上。在英国社区照顾运动中，中央政府和地方政府的房屋管理部门是重要参与者，与社会福利部门同等重要，它们联合起来为康复者提供住房和资金资助。① 我国的精神障碍社区康复还很难做到这一点，住所和场地成为康复园"去机构化"精神障碍社区康复的阻碍。康复园对房屋建筑有一定要求。

> 位于城市社区的康复园需要建筑面积为 120~150 平方米的三室两卫或四室两卫简装房屋，楼层在 3 层以下，可容纳 6~7 人同时居住，内部必要生活设施齐全。农村地区或厂区的康复园，生活设施要保证齐全，能够接收精神障碍者居住。空间的要求使康复园寻找合适的房屋有一定困难。（A 精神康复服务协会会长）

在康复园从"去机构化"到"再机构化"的过程中，拆迁、整治市容等城市规划使康复园面临房屋和场地等硬件缺乏的难题。对于这一难题的解决，政府相关部门给予的支持很少。在康复园实际运营中，较少看到基层社区服务部门的参与及支持，本地社区居民的自发力量参与更少。城市拆迁、租金涨价、房主拒绝续签租房合约、社区居民不接纳、入住康复园的人数减少等因素导致多家康复园关闭。

（二）条块分割：功能部门之间的有机联结文化的缺失

在政策执行层面，政府部门条块分割、资源独立，较难形成合力。② 目前"医院-社区"模式多是以精神专科医院为指导、以基层区县和街道卫生机构为依托联合社区进行的，社区康复活动仍然以医院为主导。③ A 精防院的康复园项目也是如此。康复园虽然由 A 精神康复服务协会这一社会组织承办，但是其运营和管理主体仍然是 A 精防院的康复部，从康复园入住者的精神评估、接受申请到护理人员和医护人员的选派，再

---

① 王燕锋：《去机构化的多元服务：英国城市社区治理现状与经验》，《浙江学刊》2008 年第 5 期。

② 马弘、刘津、于欣：《中国近十年重要精神卫生政策的发展与解读》，《中国心理卫生杂志》2009 年第 12 期。

③ 马弘、刘津、何燕玲、谢斌、徐一峰、郝伟、唐宏宇、张明园、于欣：《中国精神卫生服务模式改革的重要方向：686 模式》，《中国心理卫生杂志》2011 年第 10 期。

到康复园的运营实际都归医院管。另外，康复园的资金来源虽然一部分来自民政部门和残疾人联合会的拨款，但是社会福利部门在康复园的扩展性运营、发展以及联络和动员的社会力量参与的深入性支持还不够。

在国家政府部门的横向合作过程，我们也可以看到医疗卫生部门的主导性，民政、残联等社会管理和福利部门的参与不够深入。我国多次关于精神康复的医疗、社区多部门合作会议都是由原先的卫生部和卫生计生委主持的①，直至 2017 年才第一次出现了由民政部牵头的部委层面的精神障碍社区康复合作②。在运营过程中，康复园在吸纳社会救助部门参与、引入社工服务方面做得还不够。在康复园中发挥重要作用的服务人员有精神科医生、精神科护士、护理员以及少量志愿者，这与西方发达国家"去机构化"改革中以社工为主体，精神科医生、心理学家等多主体合作的团队模式不同。

> 康复园里没有社工，A 精防院有社工，但是也不会来康复园开展康复活动。去年有北大六院的社工学生过来做团体心理治疗，或者做一些互动的游戏，每周末都来，持续了有半年，但是今年还没来。（A 精防院五年规划康复部主任）

医院部门的主导使需要"去机构化"的精神障碍社区康复仍然摆脱不了"机构化"色彩，使社区照顾共同体的"社会性"匮乏。

三 社区和家庭中的区隔性与权威式文化

（一）社区中的区隔性文化

精神障碍者深受疾病困扰，他们作为弱势群体，除了要承受来自家庭和社会的压力，还要承受来自文化的压力，如歧视、污名以及社会排

---

① 2002 年颁布的《中国精神卫生工作规划（2002—2010 年）》；2015 年 4 月，国家卫生计生委、中央综治办、公安部、民政部、人力资源社会保障部以及中国残联联合印发《关于开展全国精神卫生综合管理试点工作的通知》。

② 2017 年 10 月，民政部、财政部、卫生计生委、中国残联联合印发《关于加快精神障碍社区康复服务发展的意见》。

斥。① 公众的精神卫生知识缺乏，使精神障碍者遭受污名和歧视。普通民众对精神障碍者或康复者的污名化认知，形成了一种弥散在社会中的普遍共识，进而变成一种文化，在康复者与社区居民之间形成屏障，成为妨碍建构精神障碍社区康复共同体的因素。

本研究发现，康复园所在的各个社区普遍存在对精神障碍者的污名和排斥现象，居民难以接纳和精神障碍者生活在同一个社区，他们的排斥行为使康复者的活动范围受到限制，康复者的生活处于封闭状态，他们只能和康复园内的其他康复者以及工作人员进行交流，康复园向"再机构化"形态发展。

我国的社区建设始于 2000 年，历史很短，导致居民社区意识淡薄、对社区公共事务的参与不足，同时公众对精神障碍者存在污名化和歧视现象，这些使建构精神障碍社区康复共同体较为困难。例如，康复园的工作人员曾讲述康复园建立过程中，社区居民对精神康复居住者的不接纳和排斥反应等。

社区共同体没有真正建立起来，对精神障碍者的排斥更严重，目前康复园只能建立在较偏远的城市社区或农村社区。笔者在访谈中也发现，农村社区居民对康复园的接纳程度高于城市社区居民，城市社区居民存在严重的排斥和不接纳现象。此外，社区的排斥使精神康复者的就业等高层次的需求无法得到满足，使康复园逐渐失去职业康复功能，而仅仅维持单一的养老、居家功能并呈现"再机构化"趋势。

（二）家庭中存在的权威式文化

中国传统文化中的家长权威观念，是家庭层面影响精神障碍社区康复共同体建构的重要原因。在能否出院、去哪个康复园接受康复训练等方面，家属有很大的话语权。这种由家属做决定的家长式文化在中国普遍得到认可，较少被人质疑。同时，长期住院的患者也非常依赖家属，较少有表达自己想法的能力。

《精神卫生法》规定，自愿住院的精神病人经评估可以出院后

---

① Patrick W. Corrigan and Amy C. Watson, "Understanding the Impact of Stigma on People with Mental Illness," *World Psychiatry* 1 (2002): 16-20.

可以自己决定是否出院、出院后去哪儿，但是现在中国的实际情况
又有很多限制，就是安全责任方面的限制，就必须给他指定一个监
护人，一定要监护人同意才可以出院，才可以住到康复园里，中国
这个家长的身份特别明显。（M 康复园负责人）

拆迁补偿、推卸赡养责任等经济利益纠纷也被隐藏在这种家长制的
家庭文化中，患者个人的自由意愿和利益并不能充分表达。

监护人的权力太大，有时候还会侵犯病人的经济利益，比如家
里拆迁了，监护人就越不想把他接回家，把他放到这儿，给他交点
费用，给点零花钱。病人进入康复园之前要签协议，病人自己、康
复部、家属三方都要签，主要是对康复部和家属的权责的一个划分，
没有太多涉及病人的。（M 康复园负责人）

此外，还有很多家属为了逃避责任，选择将康复者继续留在医院。
这种现象使医院存在长期压床现象，而康复园的运行规模逐渐萎缩。因
此，权威和家长式的文化规范也是影响"去机构化"和精神障碍社区康
复共同体建构的因素。

《精神卫生法》第三章第四十四条规定："自愿住院治疗的精神障碍
患者可以随时要求出院，医疗机构应当同意。"该法条保护精神病患个人
的自主权，但是在现实的入园程序中，精神病康复者的自主权受制于亲
属。在调查中发现，在实际履行过程中，精神病患在经过专业医生评估
可以出院后，入住康复园也要征得监护人或家属的同意。如果监护人或
者家属不办理出院手续，康复者就不能出院，更无法选择去康复园进行
康复。这造成的后果是，康复者的自主选择权受到很大限制，康复园成
为家庭摆脱康复者的场所和机构，康复园的多样化功能衰退，变成纯粹
的托养机构，离建构康复共同体的"去机构化"目标越来越远。

总之，制度、社区和家庭层面的特定文化氛围是导致精神障碍社区
康复共同体建构失败的原因。因此，寻找我国社会情境中的文化契合性，
培育包括政府治理、社会和家庭等层面的积极文化是建构精神障碍社区
康复共同体的关键因素。

四　总结

本章将康复园项目作为本土精神障碍社区康复的案例，呈现其从"去机构化"到"再机构化"的过程，探讨该项目中未能形成社区共同体的文化机制。本章中的文化分析也可以应用在其他社区治理实践的共同体建构研究中。除此之外，本章还关注了以下几点。

（一）打破"社会医学化"模式，建构精神康复的社区共同体

精神病治疗和康复是一个容易被"医学化"的领域，如同国内外社会学家的反思，精神病从诊断到治疗再到康复都会受到特定文化情境的制约。实现精神病康复领域的"去医学化"，体现"社会学的想象力"，将社会从精神病的过分治疗中还原出来，都需要回到社会科学自身的研究框架和分析体系中。只有用成熟的社会学分析视角与概念体系进行分析，才不至于让对"社会医学化"现象的反思陷入批判的虚无中。

如何实现"去机构化"精神障碍社区康复是我国精神病康复需要探索的重要问题。文中所提到的从"去机构化"构想到"再机构化"现状，是我国众多社区康复模式探索的一种结果。基于精神康复中建构社区共同体的概念，探讨影响建构这一共同体的文化机制，有助于了解和分析我国精神康复"去机构化"的过程，并推动其进一步完善。对精神康复社区共同体何以可能的探讨，也会使精神障碍社区康复成为我国社区建设的功能模块之一，为建立社区内部有机联结、促进共同体形成提供操作性路径。

（二）探讨契合本土社会的精神障碍社区康复实践

本章的理论意义还在于对文化因素的强调，本章以精神障碍社区康复为例，探讨我国微观社会治理中不同层面文化的重要作用。从国际经验来看，精神障碍社区康复的"去机构化"在不同国家具有不同的实践历程，这种不同源于不同国家地区的文化特殊性。例如，Hudson 等对全球 136 个国家精神康复"去机构化"状况进行模型分析发现，控制经济发展水平之后，种族多样性、地理位置、人类发展指数、人口密度以及国家整体表现出的价值观取向等文化因素也决定了不同国家"去机构

化"水平参差不齐。①

　　从契合本土社会角度来看，探讨影响我国精神障碍社区康复实践中的文化机制也非常重要。将始于欧美的"去机构化"精神障碍社区康复观念引入中国，进行本土化，需要从社会治理视角入手，分析当下我国文化特殊性可能在其中产生的影响。这些具体途径可能包括：改善制度文化中的管控属性，增强制度文化中的服务取向；弱化消极社区文化因素对精神障碍社区康复的区隔和阻碍，包括改善公众对精神障碍者的污名化；强化社区共同体意识以及公众对精神康复的认知和参与；重视精神康复者的个人自由、权益和发展需求，减少家长制文化对个人意愿的控制；等等。

---

①　Christopher G. Hudson，"A Model of Deinstitutionalization of Psychiatric Care across 161 Nations：2001-2014，" *International Journal of Mental Health* 45（2016）：135-153.

第七章 忽视与疏离：家庭与社区共同体的分离

第一节 精神障碍者的家庭需求与社区康复的缺失

孤独症是精神障碍的一种。孤独症亚型有多种表现，包括不同程度的语言发育障碍、人际交往障碍、兴趣狭窄和行为方式刻板，约有 3/4 的患者伴有明显的精神发育迟滞，部分患者在一般性智力落后的情况下某方面的能力表现较好。由于病因未明、缺乏有效的治疗药物、致残率高、发病率有不断提高的趋势，孤独症被认为是当今世界严重的公共卫生挑战。虽然孤独症与典型精神分裂症不同，但是在康复过程中孤独症患者需要家庭的照顾与陪护，家庭照护在很大程度上影响患者的康复状况。

长期的照护使孤独症家庭面临巨大的经济、心理和社会压力。在西方发达国家，孤独症家庭会得到来自政府和社会的福利支持。相比之下，我国还停留在给予残疾人补贴的阶段，社会服务与支持、社区内多主体参与形式严重缺乏。随着孤独症的发病率逐年提高，探讨如何从社区康复角度解决孤独症患者及其家庭的问题显得十分必要。此外，孤独症家庭面临的照护和康复压力、家庭与社区之间的联结与分离，与精神分裂症家庭的情况具有相似之处。在本节中，我们以孤独症儿童的家庭为例，探讨家庭如何实现与社区的联结，从而进一步讨论精神障碍社区康复中对家庭的关注及照护等诸多问题。

一 对孤独症家庭需求的研究

通过整理分析相关文献可以发现，孤独症家庭的需求可以分为以下几个方面。

（一）经济需求

在孤独症儿童的康复治疗过程中，家庭因康复费用较高而面临巨大的经济压力，为此希望得到救助与补贴，以维持孤独症儿童的康复教育和家庭的正常生活。已有研究通过调查71个孤独症儿童的家庭需求发现，50%以上的孤独症儿童的家庭经济困难，希望能够获得更多的资助，同时希望能够增设孤独症儿童康复机构。① 也有研究对长春市孤独症儿童家庭的育儿需求进行分析发现，孤独症家庭承受着巨大的经济负担。② Kogan等则针对孤独症儿童的家庭展开调查研究，通过分析指出，孤独症家庭除了要应对儿童本身病症带来的一些挑战，还要面对许多外部系统带来的压力。孤独症儿童的康复训练花费比一般残疾儿童高，是使家庭承受较大经济负担的原因。③

不同家庭的社会经济水平会影响孤独症儿童的康复。在家庭阶层对于智残儿童康复现状影响的研究中发现，中下层家庭儿童的康复比例最低（56.1%），其余各层（下层、中上层、上层）儿童的康复服务利用率之间的差异无显著性。上层、中上层家庭的儿童仅对特殊机构有需求，而下层家庭的儿童对普通机构、特殊机构、医院的需求都相当大，且近一半在家里进行康复锻炼的儿童应寻求更高层次的康复服务。④ 也有研究指出，家庭中父母的收入会直接影响整个家庭的生活水平及对孤独症子女的康复教育投入，文化程度较高的家长，特别是学习过教育学、心理学、生理学等学科的家长，在帮助孤独症儿童进行康复训练的过程中会发挥更大的、更积极的作用。不同阶层的家庭由于经济收入、受教育水平以及职业地位的不同，会有不同的家庭观念、教育观念、生活方式，这些都在潜移默化地影响儿童自身与他们的前途发展。

① 黄辛隐、张锐、邢延清：《71例自闭症儿童的家庭需求及发展支持调查》，《中国特殊教育》2009年第11期。

② 王丹洋、李静、王雪莲、马敏、杨丽春：《长春市自闭症儿童家庭教育现状与需求分析》，《护理研究》2014年第3期。

③ Michael D. Kogan et al., "A National Profile of the Health Care Experiences and Family Impact of Autism Spectrum Disorder among Children in the United States, 2005-2006," *Pediatrics* 122 (2008): e1149-e1158.

④ 孙军玲、季成叶、郑晓英、张致祥：《智残儿童康复现状及家庭社会经济因素对其的影响》，《中国临床康复》2006年第18期。

（二）信息需求

孤独症家庭在养育孩子的过程中希望了解治疗、康复训练、教育、保障等方面的相关政策，除此之外还包括对与孤独症有关的康复知识、技巧的掌握需求。由于孤独症的特殊性，养育孤独症儿童会面临许多专业方面的困境。孤独症儿童在生活、治疗、康复等过程中都需要得到专业的指导，孤独症家庭对专业知识的需求也比较迫切。

对专业知识、技巧的掌握能够应用在日常的康复训练中，使家长获得心理上的满足和生活上的希望。因而，对于孤独症家庭来说，在诸多需求中最为迫切的是掌握专业技能方面的需求。[1] 林云强等在对重庆市孤独症康复机构中孤独症儿童家长的调查中发现，家长对曾经参与的专业活动记忆犹新，并表示希望能长期参与此类活动。[2] Sung 等采用家庭需要评估量表（FNAT）对因创伤性脑损伤而导致残疾的患者家庭的需求进行研究，发现他们的家庭需求主要集中在居住需求（源于在外地康复医院和机构对孩子进行康复训练所需要的住房需求）、信息需求（医疗技术的发展、国家政策的制定和完善）、经济需求（主要为孩子进行康复治疗所需的费用）、健康需求以及社会支持需求五个领域，其中最重要的需求是能够及时了解相关的康复进度。[3]

（三）心理疏导需求

孤独症家庭在养育孩子的过程中因孩子本身的特殊性而感受到的沉重心理压力需要得到释放，产生的消极情绪需要得到宣泄，包括家庭希望得到社会的理解、接纳、友好而平等的对待，而不是被排斥。有调查发现，长期受到严重社会排斥的孤独症家庭中的家长往往会形成一种自卑心理，表现出主动"隔离"社会的心理和行为，此时需要专业人士及社会给予心理疏导。[4] 孤独症儿童的家长与普通儿童的家长相比更容易

---

① 高雪：《育儿过程中自闭症儿童家长需求的个案研究》，《学理论》2010 年第 2 期。

② 林云强、秦旻、张福娟：《重庆市康复机构中自闭症儿童家长需求的研究》，《中国特殊教育》2007 年第 12 期。

③ Connie Sung et al., *Influence of TBI Impairments and Related Caregiver Stress on Family Needs in Guadalajara* (Mexico: Cambridge University Press, 2013).

④ 倪赤丹、苏敏：《自闭症家庭的需求与社会工作介入——来自深圳 120 个自闭症家庭的报告》，《广东工业大学学报》2012 年第 5 期。

产生抑郁和焦虑，所以情绪排解与疏导是孤独症儿童家长的重要需求之一。孤独症儿童家长几乎时时刻刻都要照顾患儿，而孤独症儿童因为其严重的社交障碍、表达障碍等，几乎不会给予家长情感回报与沟通，这也增加了家长的心理和精神负担。

孤独症儿童不被他人接受，社会包容、接纳孤独症儿童的程度不够，如家长带着孩子外出逛街、游玩时遭受到的他人不理解的目光、态度以及言语，都会对家长造成较大的心理压力。除此之外，在自己孩子的病情被诊断后，家长还可能会从养育的喜悦跌入悲伤的低谷，在日常的家庭教育、康复以及生活等诸多方面中的分歧与不理解也会对夫妻关系产生影响，这些都会导致孤独症家庭的离婚率升高。而这些困境在一定程度上会强化孤独症家庭对心理疏导的需求。

（四）发展性支持需求

孤独症家庭希望获得与孩子相关的教育、成年以后生活安置和就业安置等方面的支持。有研究发现，孤独症儿童的家长同样关注孩子的未来发展，希望孩子能接受正规的学校教育和专业的康复训练。[①] 也有研究发现，如同普通儿童父母一样，孤独症家庭的父母同样关心孩子未来的教育、就业、生活问题。[②] 一项对重庆市 6 所康复机构近 60 名孤独症儿童家长的研究发现，孤独症儿童家庭的内外部需求众多，但其最大的苦恼来源于孤独症儿童将来的生存问题，需要得到国家、社会的支持与帮助。不同孤独症儿童的患病程度不同，有些儿童生活不能自理，家庭担心其未来的生活安置问题；有些孤独症儿童状态较好，家庭较为关心他们入学甚至就业的问题。总之，对未来生活和发展担忧，是大龄孤独症患者家庭面临的主要问题。

（五）社会支持需求

社会支持是指人们得到的来自亲属、社会、社区的关心和支持。家庭拥有的社会支持网络越密集，越能够更好地应对各种来自环境的挑战。

---

① 黄辛隐、张锐、邢延清：《71 例自闭症儿童的家庭需求及发展支持调查》，《中国特殊教育》2009 年第 11 期。

② 王丹洋、李静、王雪莲、马敏、杨丽春：《长春市自闭症儿童家庭教育现状与需求分析》，《护理研究》2014 年第 3 期。

有研究指出，除了经济支持，孤独症家庭还需要志愿服务、家庭服务、社区支持、社会交往、社会包容等。[①] 有研究发现，孤独症儿童家长在育儿过程中获得的社会支持严重不足，邻居和陌生人对孩子和家庭的接纳程度比较低，这也增加了孤独症家庭的压力。[②] Lederberg 和 Golbach 认为，不同的社会支持模式对家庭的影响不同。[③]

美国对孤独症康复的支持通过专业服务机构跨学科合作，在促进孤独症患者发展、提高孤独症家庭生活质量方面发挥着重要作用。跨学科的沟通与合作成为美国管理运作模式的核心。跨机构的沟通与合作则是学校教育机构、医疗评估和诊断机构、康复研究和干预机构、信息和支持服务机构、社区服务机构之间的沟通与合作。这种学校、政府与机构之间的合作，将社区范围扩大，形成一种家庭之外的社会性支持力量。以对俄亥俄州读高中的自闭症学生提供的就业转衔（transition）服务项目为例，2012 年有218 名接受该项目服务的孤独症高中毕业生，除有 47.7% 的学生进入大学接受高等教育外，有 49.5% 的学生获得了工作机会，其中 34.9% 的学生获得了融合性就业机会。[④] 总之，孤独症患者仅仅依靠家庭去解决康复和融入会面临一定困境，其对社会支持的需求体现在诸多方面，从对专业康复机构的需求到对社会公众、学校教育及社区服务的需求，这些都是孤独症家庭的社会支持需求不可或缺的组成部分。

二　调查地点介绍和研究过程

本节内容来自对山东某市 X 特殊教育学校中的孤独症家庭的访谈，研究使用参与观察法和访谈法收集资料，研究内容包括孤独症儿童的受教育现状、社会融入和排斥状况，孤独症儿童家长对制度的了解及受相关福利政策支持的情况，家庭与其他家庭的交往情况，家长对孤独症儿

---

① 黄辛隐、张锐、刑延清：《71 例自闭症儿童的家庭需求及发展支持调查》，《中国特殊教育》2009 年第 11 期。

② 高雪：《育儿过程中自闭症儿童家长需求的个案研究》，《学理论》2010 年第 2 期。

③ Amy R. Lederberg and Traci Golbach, "Parenting Stress and Social Support in Hearing Mothers of Deaf and Hearing Children: A Longitudinal Study," *Journal of Deaf Studies and Deaf Education* 7 (2002): 330-345.

④ 于文文：《美国俄亥俄州自闭症学生就业转衔的实践与启示》，《现代特殊教育》2015 年第 8 期。

童的未来规划和发展期待，等等。访谈的主要对象是 X 特殊教育学校的学生家长，共 25 人，同时对该特殊教育学校的教师、主任进行个案访谈，以补充相关信息。

X 特殊教育学校对于被访的孤独症家庭来说，是为数不多的与外界环境长期接触的场域，在很多研究中学校被看作大社区的一部分。因为较多家庭访谈涉及学校环境，学校在家庭获得社会性支持中具有不可忽视的地位，所以有必要对 X 特殊教育学校进行详细介绍。

X 特殊教育学校创办于 2005 年 3 月 5 日，是一所专门培训孤独症儿童的非营利性民办学校，也是国家康复定点机构。2012 年 1 月，市残联为该特殊教育学校提供更为宽敞的教学环境，即当前的民政事业园社会福利中心。因为学生比较多，教室还是不够用，学校可能还会要搬到市残联和教育局提供的更宽敞的场地。根据孤独症儿童康复发展的需要，学校设有个别训练室 6 间、集体教室 3 间、音乐游戏室 1 间、多媒体教室 1 间、感觉统合训练室 3 间、教师办公室（兼咨询室、档案室）1 间、儿童测评室 1 间。

X 特殊教育学校创办近 11 年来，学校发展到有教师 18 名、孤独症儿童 86 名。从 2016 年 5 月开始，学校又扩展为南校区与北校区。南校区主要用于 2~6 岁孤独症儿童的教学和训练；北校区是学校自费租用的场地，面向 7 岁及以上的孤独症儿童，分为两个班级：由 7~14 岁的孤独症儿童组成的班级和由 14 岁以上的孤独症青少年组成的班级。

最初 X 特殊教育学校对每个孩子每月收取 1000 元学费，2015 年 5 月之后，该特殊教育学校对有本市残疾证的儿童免收学费，而对没有本地残疾证的儿童收取一定的费用。教师工资由当地残联根据学校学生的数量进行拨款，同时当地教育局也会进行少量拨款。社会方面给予学校的资助一般是物品、教具和食品。总体上，作为一所由社会力量创办的民办特殊教育学校，由于办学经费的限制，学校还存在一些制约自身生存和发展的问题，如教师的专业培训力度不足、学生学习和训练的环境仍需改善、教师待遇较低等。

2015 年 9 月，该校首次中标政府购买服务项目，获得拨款 20 万元，用于学生的康复。然而，并不是每年都会有政府购买服务项目，所以每年学校的收支也不同。如果学校资金充裕，那么教师的专业培训力度会加大，教具种类也会增加；如果学校资金缺乏，那么教师的专业培训力度会减小，教具种类也会减少。当然，这些都是在保障教师基本工资的基础上进行的。学校的教师数量不足，远远达不到政策上教师与学生的比例为 1∶4 的要求，每名个训教师每天都是 8 节课（满课）。因为学生数量一直在增加，教师缺乏，教学场地也比较拥挤，所以学校在暑假会开设暑期班，为期 1 个月。参加暑假班的学生一般是在 10 名左右，学生需支付暑期班康复费用。

三　孤独症家庭与其他支持主体的联结

家庭是孤独症儿童的养育主体，承担监护主体的责任，孤独症儿童的康复靠家庭完成。家庭履行监护人的职责以及抚养、康复和陪伴的义务，也承受着巨大的经济和精神压力。在可能的外界支持中，哪些主体可能是家庭在养育重负中寻求帮助的对象？家庭又会和这些主体有怎样的联结？在访谈中发现，亲属、其他孤独症家庭、学校、社会、国家是与孤独症家庭相关的主体（见图7-1），以下将通过访谈资料探讨被访的孤独症家庭与各个主体之间的联结情况：是松散的还是紧密的？这些主体能够给予怎样的支持？

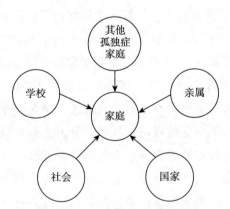

图 7-1　家庭与其他支持主体的联结

（一）家庭与家庭的联结

根据美国精神障碍社区康复经验，缺乏对社区资源的利用以及缺少资源链接是精神障碍者及其家庭面临的较大困境，美国在社区康复中使用个案管理和主动社区行动模式来应对家庭链接资源能力不足的问题。[①] 通过访谈内容可以发现，有些孤独症家庭会得到亲属的帮助，在包含亲属的扩大家庭中获得经济或社会资源的支持，但并非全部孤独症家庭都能够获得这样的帮助。此外，孤独症儿童家庭之间也会通过日常的交流和信息分享来相互支持。

1. 扩大的家庭边界：与亲属的联结

> 孩子上幼儿园这事是借助了亲戚的关系。除此之外，亲戚们会时常安慰我们。其他的外界帮助没有得到过。也想去北京给孩子治疗，但是那样的话经济压力就太大了，我们承受不起。（A 的爷爷）

> 家里比较近的亲戚给予过帮助，比如借钱、心理安慰。基本不会主动寻求帮助，因为也习惯了，而且我们需要的社会和政府也都解决不了。希望社会或政府给予经济上的帮助，但这种想法目前来看更不现实。（I 的妈妈）

> 大女儿嫁在市区了，我们现在带孩子进行康复训练就是住的大女儿家的房子。孩子的衣服都是另外两个女儿家的孩子的衣服。除了另外两个女儿对自己有帮助，其他人没有给予什么帮助，特别希望国家能有相关保障、补贴。（G、H 的姥姥）

> 除了自己的爸妈、兄弟姐妹给予过自己心理上的安慰和经济上的帮助之外，社会组织、朋友都没有给予过帮助。其实我们也希望能得到国家的支持，有好的关于孤独症群体的政策。（J 的妈妈）

> 我们就是孩子的爷爷奶奶会在经济上给予帮助，其他人没有，所以希望国家能提供一些补贴和相关保障。（K 的妈妈）

---

① Sands R. G.：《精神健康——临床社会工作实践》，何雪松、花菊香译，华东理工大学出版社，2003，第 318~410 页。

　　一般都是自己的兄弟姐妹给予经济上和精神上的帮助。(O 的妈妈)

　　亲戚会给予安慰，其他方面没有得到过帮助。(M 的妈妈)

上面访谈的这些家庭基本上都是得到了亲戚的帮助，包括金钱、住房和精神安慰等。这些大家庭的资源利用状况与家庭经济水平和受教育水平无关，求助于亲友和家庭也是中国孤独症家庭的现状。

2. 家庭无链接资源的情况

也有部分家庭无法从大家庭和亲戚那里得到帮助，他们的亲戚也处在生活困难的境遇中，无法提供资源。

　　家里的其他人没有给予过帮助，家庭经济压力挺大的。(D 的爷爷)

　　经济上的困难最大了，希望政府能给予低保，但是我们向村委会反映也没给我们办低保。亲戚们也没给予过帮助，因为亲戚们也都多灾多病，家里经济条件也不宽裕。(E 的奶奶)

　　亲戚、外界都没给予过帮助，我们两个孩子都这样，都是自己花钱、自己找地方去康复。光靠孩子爸妈两个人的工资真的不够，所以孩子的爸爸就找相关政府部门咨询低保的事情，但是政府部门不给我们办，说孩子爸妈都有稳定工作。其实这其中的苦又有谁能知道呢。(L、Z 的奶奶)

3. 孤独症家庭之间的互助和联结

当缺少政府和社会等外在资源的支持时，孤独症家庭之间的互助是较多家庭的可利用资源。

　　我们几个孤独症孩子的家长比较谈得来，经常讨论孩子的教育问题，别的家长建立了一个群，交流养育孩子的心得体会，排解愁

绪。有时候，谁遇到什么问题，说一声，大家就聊起来了，寻个安慰。(U 的妈妈)

我私下里和几个孤独症孩子的家长成了好朋友，我们有机会就会带着孩子出来聚聚，诉诉苦，谈谈孩子最近有什么进步、参加了什么培训，然后大家一起学习。我觉得我们这些孤独症孩子的家长才是一个朋友群体，和那些正常孩子的家长也聊不了什么，毕竟孩子不一样，别人同情，自己也觉得心酸。(Z 的妈妈)

我朋友少，一般都是跟学校里的家长联系多，大多时候都是在聊孩子，希望别的普通小朋友能跟自己的孩子玩，不歧视他。(X 的妈妈)

U 和 Z 的家长通过结交身边同为孤独症儿童的家长，以精神慰藉、相互鼓励为主要交往形式。本文所访谈的家庭都来自中部的三线城市，这里的家长不像大城市那种受过高等教育的患儿父母，他们不可能有自发形成家庭自组织的意识，不能在规章制度下相互帮助。本文被访父母的互助仅限于日常简单的互动和帮助。

(二) 孤独症儿童家庭与学校的联结

1994 年，联合国教科文组织在西班牙颁布的《萨拉曼卡宣言》中首次提出了"融合教育"的观念。融合教育在这里是指在平等和不受歧视的前提下，让孤独症儿童跟同龄儿童一起在常规学校尽可能接受好的教育，使他们适应校园生活，发挥潜能，让其身心得到全面发展。我国早已提倡"融合教育"的理念。1988 年 7 月 11 日，国家教育委员会等七部门制定了《中国残疾人事业五年工作纲要 (1988—1992)》，在这个纲要中，中央政府第一次明确提出了"随班就读"这一术语，这可视为我国融合教育的发端。但是从已有文献和社会现实状况来看，我国孤独症儿童的融合教育并没有被广泛推行，孤独症儿童进入普通学校就读困难。孤独症儿童的融合教育还停留在理念层面，执行力度不够。有调查研究指出，普通幼儿园和中小学接收孤独症儿童的比例较低，常以多方面的借口拒绝接收孩子入学，这很大一部分原因来自社会对孤独症患者的接纳程度不够，有部分孤独症儿童在接受融合教育，但并没有实现真正的融合。①

　　本研究发现，孤独症儿童家长经常面临被私人幼儿园拒绝后，在向相关教育部门反映无果的情况下，不得不把孩子送到特殊教育学校学习的情况。在特殊教育学校里，教师会对孤独症儿童进行专业培训，并为其提供康复教育服务。C的妈妈因为在孩子上学这件事情上受过很大挫折，所以对公立学校接收孩子的期望不高，J、L、Z的家长同样如此，都满足于孩子现在就读特殊教育学校。

　　　　孩子现在已经12岁了，之前也带孩子去过北京、天津的相关机构进行康复训练，因为孩子的患病情况不算重，所以治了几年就回家了。在家里也没有学校能接收自己的孩子，之前也去过一个残联办的福利院，但是效果太差了。后来听人介绍，就来到了这所学校，现在孩子能有所学校去就已经很满足了，觉得这所学校挺好。（C的妈妈）

　　　　孩子虽然5岁，但也早到了上幼儿园的年龄，而且因为家不在市区，去幼儿园单程就要1个小时10分钟左右，我还要去单位上半天班，所以不得不托亲戚的关系，让孩子下午去幼儿园。其实如果不是亲戚，没有幼儿园会接收我们这样的孩子的，也是碍于情面才让孩子去上半天。但是孩子在幼儿园，老师也不怎么管，孩子也融入不了。（A的爷爷）

　　　　孩子该上正规小学的时候，学校以孩子的特殊性、普通孩子家长的反对、上课扰乱秩序等借口将孩子拒之门外，我也向相关教育部门反映过，但是他们都是把责任推来推去，最后也没能解决，所以孩子只能来这所特殊教育学校上学。（I的妈妈）

---

① 　熊絮茸、孙玉梅：《自闭症儿童融合教育现状调查、困境分析及家庭参与的探索》，《内蒙古师范大学学报》（教育科学版）2014年第4期。

孤独症家庭还面临特殊教育学校数量有限的困境，有些小城市甚至没有针对孤独症儿童的特殊教育学校。访谈中发现，家长带着孩子来 X 特殊教育学校就读时面临住房、经济等多重困难，在一定程度上增加了家庭负担。例如，孤独症男孩 K 今年 4 岁，妈妈 38 岁，小学毕业；爸爸 36 岁，小学毕业。K 的爸爸妈妈自己做点小生意。K 还有一个哥哥，正在上初中，家里的经济压力比较大，K 的爷爷奶奶会帮助家里分担部分经济压力，妈妈在该市租房子陪 K 读书。

> 现在孩子还比较小，离上小学还有两年，所以我也希望孩子能在这所学校得到更好的康复训练，到了合适的年龄去上正规小学。我们才刚来几个月，也听其他家长说过自己孩子被拒入学的情况，所以现阶段就是把希望寄托在孩子身上，国家有政策但是正规学校不执行，咱也没办法。因为县城和村里都没有这样一所针对孤独症儿童的特殊教育学校，为了孩子，不得不在市区租房陪孩子进行康复训练，自己也挣不了钱了，所以家里的经济负担更重了。我希望孩子在上小学之前能恢复得更好，能上正规小学，同时希望县城也能有这种特殊教育学校，这样家长就会方便很多。（K 的妈妈）

> 之前孩子在济南医院康复，后来在电视上看到这所学校，就觉得孩子能在离家近的地方有所特殊教育学校接收就很好了，对孩子能去上正规小学真的不敢奢望。（J 的妈妈）

家庭与学校的联结面临困境，解决孤独症儿童的现实教育困境，包括：完善特殊教育法律并制定配套措施；确保随班就读孤独症儿童享受到特殊教育资源；整合社区教育资源，加大孤独症儿童健康教育知识普及力度。[①] 孤独症儿童的教育现状在某种程度上反映了孤独症群体与外界的联结。此外，孤独症家庭只能依靠自身资源为孩子提供康复教育，这使孤独症儿童的康复训练受限于家庭社会经济水平。

---

① 付忠莲：《自闭症儿童的教育公平问题探析》，《黑龙江教育学院学报》2014 年第 10 期，第 85~86 页。

（三）孤独症家庭与社会的联结

社会融入是行为主体与他人不断地进行持续互动的过程，在功能上能够帮助个人实现自身价值。[①] 从促进整合与和谐以及社会团结的角度来看，社会融入是指让每个社会成员在遵守社会规范的前提下充分地参与社会，不为社会所隔离和疏远。[②] 在本书中，社会融入主要是指孤独症家庭与社会的联结，可能包括社会对孤独症儿童及家庭的接纳与支持，以及孤独症家庭的社会参与等。

在调查中发现，患病症状表现比较明显的儿童，如有拍手、大喊大叫、乱跑等行为的儿童，会受到外界的歧视。这种歧视在一定程度上会增加孤独症家庭的心理压力，相应地，家长就会减少带孩子外出接触社会的次数。

> 我现在都不敢带孩子去大街上，因为我家孩子行为异常比较明显。我就是希望带孩子去大街上的时候，别人能不躲着孩子，不歧视孩子。（E 的奶奶）

> L、Z 两个人都是孤独症，我会经常带孩子去商场，因为他们毕竟是小孩，对外面的环境和事物都会感到比较新鲜，也喜欢出去玩，但是孩子到了商场或者外面其他地方就会比较激动，会大声喊叫，所以陌生人就会投来异样的眼光。孩子确诊后我们带他们去亲戚家串门的次数都比较少了。（L、Z 的奶奶）

孤独症男孩 N 今年 8 岁，妈妈 42 岁，小学毕业；爸爸 42 岁，小学毕业。N 的妈妈现在没有工作，爸爸靠种地和打零工挣钱。N 还有一个姐姐，正在上高中。N 的家不是市区的，家里离学校比较远，每天都是妈妈带着 N 从家到学校进行康复训练。

---

① 徐丽敏：《"社会融入"概念辨析》，《学术界》2014 年第 7 期。

② Hugh Collins, "Discrimination, Equality and Social Inclusion," *The Modern Law Review* 66 (2003): 16-43.

家在村里，所以孩子一出去，村里人就会特别歧视，会在背后说孩子是傻子。（N 的妈妈）

有些家长受到外界多次歧视后，心理也会有一定的压力，即使有些压力，为了孩子的成长和社会融入家长也会经常带孩子外出。

我家孩子行为异常比较明显，带他出去经常会被投来异样的眼光，但是我现在还是会在周六、周日带孩子去商场，不能天天把孩子闷家里吧。（C 的妈妈）

孩子刚确诊时，我们都不想出去，也不带孩子出去，我和儿子除了在医院做康复，就是在家。我们一开始受不了外界的眼光，每时每刻都害怕别人的歧视，后来时间长了也就不在乎了，去哪儿都带着孩子。（I 的妈妈）

我们当然会受到外界歧视，他还是个孩子，孩子受到歧视，我们做家长的也会很难受。但是我出去买东西的时候还是会带着孩子，他也是孩子嘛，也爱出去玩。（F 的奶奶）

现在我会经常带孩子出去玩，会受到很多歧视，不过现在习惯了，就是孩子一开始被确诊的时候会特别受不了来自外界的歧视。我特别希望国家能呼吁大家不要歧视孤独症儿童，因为目前社会上对他们的歧视太严重了。（J 的妈妈）

孤独症儿童家长希望自己的孩子能融入社会，和其他孩子一起玩耍，外出的时候能得到其他人的理解和帮助。但是，目前社会对他们是不包容的、歧视的，无论孤独症家庭的经济、教育处于什么水平，孤独症儿童受社会接纳的状况都不太乐观。孤独症儿童与社会的其他联结更少，大多数家庭都奔波在送孩子来特殊教育学校和回家的路上，只有较少的社会交往，同时很多儿童的家与学校有一定距离，家长为了孩子进行康复训练一般租房居住，这些情况又让作为社会重要部分的社区处于缺席的状态。总之，孤独症家庭与社会的联结相对较弱。

（四）孤独症家庭与国家的联结

国家对于孤独症家庭来说是抽象的概念，但是从福利理论的角度来看，国家是提供社会福利的重要主体。因此，孤独症家庭与国家的联结可能会通过福利制度、照料制度来体现。这里的福利制度是指在受教育、社会融入、就业、社区照料、残疾补贴等方面的规定。目前孤独症儿童家长对国家相关制度和政策的了解程度不够。

> 对国家的政策了解得少，基本上也没有什么关于孤独症儿童的针对性政策，就算有，孩子也没享受过。但我们是很希望国家为孩子提供保障的。如果以后孩子康复的情况不太乐观，也希望孩子大了、老了能有地方去，希望国家福利能够增强。（A 的爷爷）

> 对孤独症儿童的相关政策了解一点，但不多。孩子该上幼儿园的时候，幼儿园不接收，自己也向教育部门反映过，不过都是推来推去，最后也没解决，而且其他正常孩子的家长也不接受自己的孩子和他们的孩子一起上课，觉得自己的孩子会对他们的孩子产生不好的影响。我就觉得了解了政策但国家不实施也没有用，希望国家能加强孤独症儿童的相关政策的实施。（I 的妈妈）

> 了解的国家政策不多，孩子也没享受过什么权利。我希望国家对孤独症儿童会有专门的社会保障。（J 的妈妈）

> 了解的国家相关政策挺少的，希望国家会有相关的社会保障，不然家庭真的承受不住。（K 的妈妈）

> 家里真的挺困难的，连低保也不给办，哪有什么政策保障啊。（L、Z 的奶奶）

> 没有了解过相关政策，只是现在孩子在这所学校不用交费。（O 的妈妈）

自己也咨询过相关孤独症儿童政策，但是孩子享受不到，也没有什么可享受的。（N 的妈妈）

一般的相关政策都是听学校或其他家长说的，也没有向政府等反映过问题。（W 的妈妈）

没有专门了解过相关政策，也没有向相关政府部门反映过问题。我希望国家能加大有关孤独症知识的宣传力度，以便消除社会对孩子的歧视，使孩子更容易融入社会。（X 的妈妈）

被访家长对相关政策的了解比较粗浅，这与家庭的经济收入水平、受教育水平并无关系。国家对孤独症群体的接纳与支持在现实生活中没有达到预期的效果，例如，我国早在 2006 年制定的《中国残疾人事业"十一五"发展纲要（2006 年—2010 年）》中就已经明确提出全国 31 个试点城市要建立省级孤独症儿童康复中心，并且必须配备齐全的康复训练器材和专业的医师、教师，孤独症患者的康复训练费用减免等优惠及相关政策保障也要加快落实，但在实际运行过程中效果不理想。按照政策要求，有地区在残疾人康复指导中心成立了孤独症儿童定点康复机构，却没有专业的师资、设备和资金为孤独症患者和家庭提供服务，这一现象使孤独症儿童康复中心的建立流于形式。一些城市规定资助家庭的康复费用，却仅限于在定点机构中使用，而这些定点机构往往不契合孤独症儿童的实际康复需要。例如，X 特殊教育学校得到的政府资助非常有限，导致教师的工资低、流动性大，专业老师极其缺乏，配套的基础康复设备不充足，孤独症儿童的康复教育效果大打折扣。

以上调查发现：首先，家庭缺少可链接的外部资源是孤独症家庭面临的共性问题，这与每个家庭的经济水平无关，不管是生活贫困还是经济条件较好的家庭，可得到的社会、国家支持都极为有限，亲属是家庭求助的主要途径；其次，在政府及社会资源匮乏的情况下，家庭只能依靠自己的能力，不同经济水平的家庭可能给予孩子的康复条件不同，经济条件允许的家庭会花费家庭积蓄到大城市寻求康复治疗等，而经济水平较低的家庭只能靠运气，希望周边能够有相应的特殊教育学校或机构供孩子康复。由此，从政府制度与社会服务两方面出发，为孤独症儿童及其家庭提供支持是未来的趋势。

四　孤独症家庭的应对

以上研究发现，政府和社会所提供的资源在对家庭需求的满足上还有很多提升空间。家庭只能依靠自身能力，挖掘亲属以及大家庭资源应对孤独症儿童的康复和社会适应问题。在这一部分，我们将通过访谈资料呈现孤独症家庭的应对举措，其中包括不同家庭所制订的康复计划、家长所具有的技巧和专业知识，以及家庭对患儿未来发展的期望和判断等，从家庭视角出发，探讨社会保障体系对家庭的影响。

对孤独症儿童的康复规划具体是指家庭对患儿的教育、行为、生活等方面的计划、目标和期待等。孤独症儿童的病症表现具有多样性，家庭根据病情所做出的规划和所持有的期待是不同的。但是从接下来的访谈中也可以发现，受制于家庭的经济条件、家庭成员的照料能力以及家庭结构和功能的完整性等诸多因素，家庭对孤独症儿童未来的养育和康复是无法规划的。

（一）家庭对孤独症儿童的康复和发展规划

孤独症儿童 A 是一个 6 岁男孩，妈妈 29 岁，高中毕业；爸爸 28 岁，初中毕业。平时 A 的爸爸妈妈出去工作，A 的爷爷带着他来做康复训练。A 的爸爸妈妈有生二孩的打算。A 确诊前后，家里的生活有所改变，A 的奶奶为了支援家庭不得不做一些小生意，爷爷退休后也打算做点别的事情来增加家庭收入。A 的家庭经济条件较好，家庭结构和功能也很完整，还有祖辈帮忙照料，所以 A 的爸爸妈妈对 A 的康复和发展有一定规划。

> 孩子爸妈会自己上网查有关孤独症的知识和康复训练的技巧，然后每天下班回来或者周六日就会运用老师教的、自己查到的一些知识和技巧对孩子进行康复训练。孩子爸妈对孩子的康复规划做得比较详细，对孩子某些突出的症状会有阶段性的康复计划。比如，孩子是特别好动的，爸爸妈妈就会划分阶段训练其减少好动行为，直至该行为消失；孩子的发音不太准，爸爸妈妈就会在家里帮助他着重练习发音，以达到他们所规划的和正常孩子发音一样的目标。

爸爸妈妈对孩子的管教是很严厉的，我和孩子奶奶一般会很疼孩子。（A的爷爷）

孤独症儿童B是一个4岁男孩，妈妈23岁，初中毕业；爸爸26岁，初中毕业。B的妈妈没有工作，爸爸做点小生意。B的老家在河北邢台，邢台没有专门针对孤独症儿童的康复教育学校，且异地康复训练费用不予报销，而去石家庄等地进行康复训练的费用又太高。因为B的奶奶的娘家是本市的，所以全家就在这里买了房子，B的奶奶陪着B到该特殊教育学校进行康复训练。B的户口不是本地的，所以每个月都要交学费。B的爸爸妈妈不打算要二孩，其顾虑是：一方面要照顾孩子，另一方面怕再有一个患孤独症的孩子。

我现在还不到50岁，身体也硬朗，所以孩子一生下来就是我帮儿子和儿媳妇带，后来孩子被确诊为孤独症，也是我一直跟孩子去各地进行康复训练。我不太懂网络，所以没有对孩子有过具体的康复规划，孩子的爸爸妈妈因为不在这里做生意，所以带孩子的时间很少，更加没有针对孩子的康复规划。我现在就是听老师的叮嘱，每天来上课，孩子也在慢慢进步，自己就很高兴。（B的奶奶）

A和B的家庭经济收入比较稳定，但是A和B的父母对孩子的康复规划大大不同，A的父母会为孩子制定阶段性和有针对性的康复规划，而B的日常养育完全由奶奶负责，父母在外地做生意，对孩子没有康复规划。

孤独症儿童I是一个8岁男孩，妈妈41岁，初中毕业；爸爸42岁，初中毕业。I的妈妈全职照顾I，陪I进行康复训练；I的爸爸现在是一名厨师，以前自己开了十年饭店，I被确诊为孤独症后就不再开饭店了。I还有一个哥哥，I的妈妈和爸爸对I的康复态度很积极，也很疼爱I。

孩子刚确诊时，对家里的打击还是很大的，但是我和他爸爸对孩子的治疗态度还是很积极的，也比较乐观，而且从不认为孩子是有问题的，也没仔细想过未来孩子会怎么样，倒是没有制定相应的

康复规划,都是跟着学校老师的计划来,孩子能慢慢进步,我们就已经很高兴、很感激了。(I的妈妈)

孤独症儿童C今年12岁,妈妈47岁,初中毕业;爸爸45岁,初中毕业。C的妈妈一直没工作,爸爸在天津当建筑工人。C还有一个哥哥,在上大学。

我和孩子爸爸的年龄比较大了,孩子12岁,在这个学校也算不小了。我文化程度不太高,孩子的爸爸和哥哥也常年不在家,我自己也不懂什么康复规划,就是期待有一天孩子能好起来,看着孩子一点点进步,自己就会很高兴。之前我为了孩子能康复,寻医治病、求神拜佛等,什么都做过。现在我就只信神,还是为了孩子能好起来。(C的妈妈)

孤独症儿童O今年7岁,妈妈35岁,初中毕业;爸爸35岁,初中毕业。O的妈妈在O被确诊为孤独症之前有工作,O被确诊后妈妈就辞了工作,只有爸爸在上班。

我现在就是每天陪孩子到学校进行康复训练,我自己没有对孩子制定阶段性的康复规划,就是按照学校老师的安排进行,觉得老师制定的康复规划肯定比自己制定的要专业。(O的妈妈)

通过对比以上家庭可以发现,经济收入、受教育水平、养育精力、家庭结构都会影响家庭在康复规划中的详细安排,家庭层面的个体差异决定了是否对孩子制定康复规划。但是家庭经济收入和结构的差别导致家庭的养育规划不同,同时说明了公共服务的丧失,政府、社会提供的公共性支持不够。

G、H是一对双胞胎男孩,今年4岁,不幸的是两个孩子都患有孤独症。G、H的妈妈32岁,初中毕业。G、H的姥姥本想招上门女婿,但是G、H的爸爸是外地的,在G、H的妈妈怀孕后就不来G、H的姥姥家了,还在这时与G、H的妈妈分手了,之后妈妈独自抚养G、H。目前妈妈在唐山打工，放假回家看 G、H。G、H 由姥姥和姥爷带着。

> 两个孩子自打出生就是我和孩子姥爷带着，因为女儿单身，总要去挣钱养家，我和孩子姥爷都快 70 岁了，身体硬朗，能带孩子到这所学校进行康复训练就已经很知足了。对于对孩子进行什么规划，哪里会想那么多，孩子上完课回家，我和孩子姥爷就已经很累了，还要做饭、做家务。孩子的妈妈在外也忙于挣钱，哪有时间和精力管这两个孩子。（G、H 的姥姥）

孤独症儿童 E 今年 7 岁，妈妈 32 岁，小学毕业；爸爸 32 岁，小学毕业。E 的爸爸的身体很虚弱，妈妈的腿有点残疾。E 的爸爸和妈妈都没有工作，没有收入来源，家里的生活支出主要由爷爷和奶奶干点零工来承担。E 的妈妈嫌 E 给自己带来负担，准备和 E 的爸爸离婚，已经 3 个月不在家里住了。E 的奶奶现在 63 岁，一直陪 E 进行康复训练，但节假日要回家种地。E 的爸爸干不了活，家里没有低保。E 已经 20 多天没上学了，因为 E 的爷爷病了。

> 我们现在哪里还考虑和制定什么康复规划啊，我也老了，不知道这是什么。现在家里这样的情况，我也顾不上想太多，孩子的爷爷病了，我们已经一个月左右没上学了。现在孩子能有免费的学上，我已经很知足了。老师怎么教，孩子怎么学就可以了。（E 的奶奶）

像 E 这样的家庭，经济比较困难，孩子的康复完全依赖学校，家庭的大多精力都集中在为家庭增加收入上。所以，家庭的经济水平对孤独症儿童的康复规划会有一定程度的影响。家庭经济水平越高，对孤独症儿童的康复越有帮助。

孤独症男孩 D 今年 4 岁，妈妈 35 岁，本科毕业；爸爸 37 岁，硕士毕业。D 的妈妈在水利局工作，爸爸在司法局工作。D 的奶奶 64 岁，D 一般都是由奶奶带着来进行康复训练，爷爷和奶奶常年身体不好，一直吃药。原本 D 的父母想生二胎，但是由于经济、精力有限，不打算再生孩子了。D 的家庭有一定的经济压力，在 D 确诊前，家里在学校附近付首付买了房子，房贷还没有还清。家里吃饭能省则省，生活上也十分节省，家里基本没添什么新的家电和家具。

　　孩子确诊后，家里人虽然会有点接受不了，但是对孩子的康复还是持比较积极的态度的。孩子的爸爸是硕士毕业，妈妈是本科毕业，对孩子的康复比较关注，懂的东西比较多，对网上查到的东西也理解得比较透彻，所以在跟老师学习完康复技巧后，会自己制作一份家里的康复计划，对孩子进行康复训练。毕竟孩子在学校的时间是比较短的，像个训课，每个孩子一天只有半个小时，所以老师也说父母回家要自己制订相关计划，进行康复训练，这样孩子才能进步得快。（D 的爷爷）

孤独症男孩 L、Z 是一对双胞胎，今年 6 岁。L、Z 的妈妈 33 岁，专科毕业；爸爸 33 岁，本科毕业。L、Z 的妈妈是一名小学教师，爸爸在水利局工作。L、Z 平时分别由奶奶和外婆带。

　　我是一直带老大的，孩子生下来是一对双胞胎，他们妈妈自己带不过来，老大就一直是我带。孩子妈妈是一名老师，寒暑假的时候有时间带孩子，一般帮孩子的外婆带老二。虽然我儿子和儿媳妇的工作都挺不错，也比较稳定，但是两个孩子前期的治疗、家庭的支出也给家庭带来了很大的经济压力。孩子父母的精力有限，天天上班心理的压力就够大了，哪里还有时间管儿子，我和孩子的外婆也没有什么文化，我们和孩子的爸爸妈妈也没有对孩子制定具体的康复规划。（L、Z 的奶奶）

通过对比可以发现，在经济和职业状况良好以及家庭结构功能完整的情况下，家庭会更重视儿童的康复规划。受教育水平及经济水平较低的家庭无暇顾及孩子，较少制定相关康复规划，家庭把大部分精力都放在挣钱养家上，对孩子康复的期望也寄托在特殊教育学校和教师身上。

（二）家庭对与康复相关的专业知识的关注

本研究通过访谈发现，当孤独症儿童家长的受教育水平较高并能够灵活运用信息技术和网络时，他们会更加关注孩子的康复情况，同时会学习一些专业知识。

孩子的爸爸妈妈都比较年轻，对孩子的康复治疗也比较上心，每次学校组织开展有关孤独症的知识和康复技巧的培训时，他们都会参加，而且自己也会在网上查一些有关孤独症的知识和康复技巧，在下班后和周末都会用所学的或所查的康复技巧对孩子进行康复训练。（A 的爷爷）

孩子爸爸妈妈的文化程度都比较高，所以竭尽全力对孩子进行康复训练。孩子的爸爸妈妈会在节假日或者请假去治疗孤独症比较权威的地方报名学习，然后在空闲时间对孩子进行康复训练。（D 的爷爷）

对有关孤独症知识、康复技巧的了解，都是在学校学的或在网上自己查的。一开始也是什么都不懂，后来慢慢懂得了一些，并且在家中也会用所学的技巧对孩子进行康复训练，但技术性太强的技巧不能应用。（X 的妈妈）

孤独症男孩 U 今年 4 岁，妈妈 37 岁，初中毕业；爸爸 38 岁，初中毕业。U 的妈妈没工作，爸爸在东北从事装修工作，收入刚够全家花费，没有存款。U 还有一个姐姐，在寄宿学校上学。

我是在家天天查关于孩子的这些知识，加了一些 QQ 群，自己会在里面学习，然后对孩子加以应用，而且通过学习自己的脾气也小了很多。（U 的妈妈）

孤独症女孩 P 今年 5 岁，妈妈 30 岁，初中毕业；爸爸 30 岁，初中毕业。

孩子在确诊前一直都是由妈妈带着的，确诊后妈妈就嫌弃孩子，不管孩子了，所以之后就是我带，孩子妈妈哪里还管什么康复技巧啊。孩子爸爸了解的有关孤独症的知识比较多，会自己主动去学习。（P的奶奶）

当家庭经济较为拮据时，家长就无暇顾及康复专业知识的学习了。

两个孩子生活在单亲家庭中，又都是孤独症儿童，他们没见过爸爸，一直是我和孩子的姥爷带着孩子进行康复训练的。孩子的妈妈因为要挣钱养家，在外地上班不经常回来。我和孩子的姥爷年纪大了，对孤独症的了解也不多，对孤独症的相关知识和康复技巧就算是学校老师讲了，也记不住。回到家就是做饭、收拾屋子，也没时间去专门训练孩子，就是每天都好好带孩子去上课，孩子有进步就已经很好了。（G、H的姥姥）

家里孩子还有一个哥哥，在上学，每天爸爸就是去上班，其他事情都是我来处理，陪孩子进行康复训练，回家也得照顾大儿子，一天剩下的时间也没多少，就是忙忙碌碌，主要是自己对有关孤独症的知识和康复技巧掌握得也不好，都是从老师那里了解到或学到的，还参加了一些免费的家长培训。了解知识就是了解孩子，但是康复技巧方面的知识，自己没应用过，因为自己对这些技巧都理解得不透彻。（I的妈妈）

孤独症儿童家长希望获得知识技能的需求较为突出。如何养育孩子，促进孤独症儿童发展，使其最终能够回归和适应社会是孤独症儿童家长最关注的问题。通过调查，93%的家长认为孩子变化的原因是机构的专业方法起了作用，因而家长对专业康复技巧的需求更高，学习动机也较为强烈。[1]

（三）家庭对孤独症儿童的康复和发展的期待

家庭对孤独症儿童的康复和发展的期待主要是指孤独症儿童的家长

---

[1]　高雪：《育儿过程中自闭症儿童家长需求的个案研究》，《学理论》2010年第2期。

对其未来在教育、生活、就业等方面的期望。无论经济水平、受教育水平处于哪一层次，家长对孩子的康复期待大致都是一样的：首先，希望孩子能够康复并去普通小学上学；其次，希望孩子以后自己能够照顾自己，并有一份能够养活自己的工作；最后，希望国家出台相关福利政策。

通过以下访谈可以发现，不同家庭对孤独症儿童的未来期待不同，这与孤独症儿童病情的轻重有关，同时与经济水平和家庭结构有关。经济条件较好、结构完整的家庭，往往对孩子有较高的期待，如希望孩子能够康复，正常接受教育、找工作，自力更生；经济条件较差、结构不完整的家庭，往往期待不高，如希望国家或社会能够为孩子提供长期支持或者迫不得已去杂技团谋生等。

> 家里不是该市的，所以我要每天来回跑60千米，单程时间要1小时10分钟，这样我也每天都带孩子来做康复训练，基本不请假。因为我自己还没有退休，单位了解孩子状况后就宽限我下午去上班，所以孩子上午上特教学校，下午就去幼儿园。但是孩子在幼儿园也融入不进去。而幼儿园能接收孩子也是因为和园长有亲戚关系，所以园长不好意思不收孩子。我虽然希望国家能让孩子在现在这种状况下去上正规小学，但是现实状况是正规学校根本就不可能接收孩子，所以自己也不敢有太多幻想。在生活方面，希望孩子能自理，跟正常人差不多，以后能养活自己。做最坏的打算就是如果以后孩子的情况不太好，希望国家对孩子能有相关保障政策，让孩子老了有地方去，也希望国家福利能更好一点，孩子大了以后国家能管点。（A的爷爷）

> 以孩子现在的年龄应该上小学二年级了，但是因为学校不接收，所以孩子没能去上正规小学，其实我是特希望孩子能康复得更好，然后去上小学，希望孩子以后能完全融入社会、能自理、能自己挣钱养活自己。（X的妈妈）

> 我们只要想到孩子的现在和未来，就有很大的压力。我们的期望就是孩子不自残、不打人，社会上能有接收孩子的学校，孩子长

大以后能够很好地融入社会。其实我们也希望孩子能去学点技术，但是没那么好的经济条件。希望孩子在生活上能照顾自己，长大后能有一份可以养活自己的工作。（O 的妈妈）

因为孩子爸爸身体虚弱，干不了活，挣不了钱，我和他爷爷的年纪又大，身体没有以前硬朗，所以可能在这儿上一两年学，就会让孩子去学杂技，这样就节省了开支，也对孩子以后好。当然，如果现在正规小学能接收我们这样的孩子了，肯定会让他去上小学。（E 的奶奶）

孤独症男孩 F 今年 7 岁，妈妈 33 岁，小学毕业；爸爸 33 岁，初中毕业。F 的妈妈现在没有工作，爸爸在打工。F 的爷爷和奶奶之前也在打工，自从 F 确诊后奶奶就不再去打工了，专门带着 F 进行康复训练。F 还有一个妹妹，今年 2 岁，由妈妈带着。妹妹是计划外的孩子，同样患有孤独症，现在也在做康复训练，每个月要交 1000 元康复费用，做了 2 个多月的康复训练还不会走路。F 的奶奶现在在该市租房陪 F 进行康复训练，每周末带 F 回家。

孩子是老大，妈妈又生了个女儿，和老大一样，所以女儿由妈妈带着去做康复训练，我带着老大。现在两个孩子治疗花的费用已经很多了，而家里只有孩子的爸爸在挣钱养家。现在孩子该上一年级了，但是没有学校接收他。所以不管是孩子自身还是我，都希望国家的教育越来越好，孩子能有学可以上。现在我们主要是看孩子以后会康复到哪个程度，之后再做打算，因为现在孩子一直在吃药（伴有癫痫），他的症状比其他孩子稍微严重点。（F 的奶奶）

我们发现孩子患病比较早，所以在各地对孩子进行康复治疗后，就让孩子上了半年幼儿园，半天治疗半天上学，但是后来也是被幼儿园拒收了。孩子该上公立幼儿园的时候，幼儿园也不接收，所以希望社会或政府能让孩子上学，哪怕陪读也好。虽然这种想法在目前看来是不现实的。同时，我也期待孩子身体更健康，能自理，成

年以后能挣钱养活自己。（I 的妈妈）

孤独症男孩 Y 今年 7 岁，妈妈 30 岁，初中毕业；爸爸 29 岁，中专毕业。Y 的妈妈现在没有工作，爸爸做点小生意。现在 Y 的妈妈怀孕了，怀孕后他们才想到孩子会不会再像 Y 这样。尽管这样，他们还是打算生下来。

孩子刚刚确诊时，在北京治疗了 4 个多月，花了不少钱。后来我和孩子爸爸就想，长期带孩子在北京做康复也不是一个事，起码经济压力就承受不了。后来我们就来到这所学校，当时每月还要交 1000 元学费，直至孩子 6 岁左右才免费。现在我们就是希望孩子能康复得越来越好，能上正规小学，长大后能挣钱养活自己。（Y 的妈妈）

孤独症男孩 W 今年 6 岁，妈妈 41 岁，小学毕业；爸爸 39 岁，小学毕业。W 确诊后，妈妈既不工作也不种地了，陪着 W 进行康复训练，同时照顾老人；爸爸则在打工赚钱。现在妈妈在该市租房陪 W 进行康复训练。

我们是 2015 年才到这所学校的，那时学校已经不收学费了。现在我就是希望学校的老师多费心，以后孩子能上正规学校（现在学校不接收），生活上能完全自理，能找份工作养活自己。我们对孩子的要求不高。（W 的妈妈）

五　政府与社会的参与：建构多主体合作的家庭支持机制

本研究通过实地调查发现，家庭在孤独症儿童的康复过程中承担着重要责任，家庭社会资本充裕与否会影响儿童的康复状况。但是，从调查中也可以看到，只靠家庭自身的力量不足以支撑孤独症儿童的康复和发展，这与家庭的结构和经济收入水平无关。因此，建构多主体合作的家庭支持机制是未来发展的趋势，多主体包含国家和由社区、社会公众和社会组织组成的社会，政府与社会应该支持家庭成为孤独症儿童康复和养育的主体。

　　不同国家对孤独症患者的保障各有特点，在建构多主体合作机制上，一些国家的经验值得借鉴。

　　英国以教育部门为中心，建立由相关福利部门共同合作的服务网络，孤独症儿童不仅可以进入公立学校读书，而且可以享受学校为其提供的三层级式教育服务，以家长可以和教育专家组协商确定孤独症儿童的教育安置形式、入学后获得经费支持及特殊教育服务、孩子定期接受评估、提供医疗和交通服务等为主，并且英国政府自特殊教育需求体系改革后正逐年加大对孤独症儿童康复教育经费的投入力度。[1]

　　日本对孤独症群体的康复教育模式是一种资源中心模式，主要依托孤独症研究实力较强的特殊教育院校，承担研究、试验、指导、交流和示范等工作。一方面为康复机构提供专业支持，对接服务康复机构的儿童；另一方面为普通学校、特殊教育学校提供支持，同时对接社会和政府相关部门，推动立法、开展指导和科学研究，培训师资。[2] 以一所倡导融合教育的国立学校——武藏野东学园为例，在这里普通孩子的入学标准和考试都很严格，普通孩子家长赞同融合教育理念。融合教育培养儿童的爱心，能够提高他们帮助残障人士的能力，孩子可以从残障人士那里学习百折不挠的精神等，家长的观念有助于学校推行融合教育。

　　美国、法国和加拿大在政府与社会层面上为孤独症儿童的康复及其家庭提供支持的做法也值得借鉴。美国对孤独症的治疗以教育康复训练方法为主，社会性的孤独症专业服务机构在其中扮演着重要角色，跨学科、跨机构的沟通与合作成为美国有效的、高质量的管理运作模式的焦点。美国关于孤独症儿童康复教育的不断发展，离不开大力给予支持的政府与社会。[3] 美国俄亥俄州针对高中孤独症学生的就业工作做出了很多努力，形成了一整套支持和服务体系，取得了较好的效果，这些都离不开国家政策的制定，以及社会组织和社区对大龄孤独症患者就业的支

---

① 杨希洁：《英国自闭症儿童的教育现状、挑战及启示》，《中国特殊教育》2014 年第 10 期。

② 吕晓彤：《日本的自闭症儿童教育》，《现代特殊教育》2006 年第 5 期。

③ 胡冬、彭嫒、王双：《美国自闭症儿童的康复与社会保障》，《中国社会保障》2021 年第 5 期。

持。① 在法国，孤独症被提到"国家事业"的高度，将救助孤独症患者作为一项全社会的系统工程，坚持长期投入。在法国，与孤独症有关的机构种类繁多，为集合医疗、心理、教育等领域的专家，政府成立了孤独症资源中心，以便为孤独症患者及其家庭提供服务。② 加拿大为孤独症患者提供了优厚的福利政策，政府每年都会在孤独症患者的治疗和训练方面投入一定资金，以帮助每名适龄学童孤独症患者，教育部门也会拨款给学校用于教育与雇用教师助理。加拿大的一些社会企业正在计划进一步解决孤独症患者的就业问题，针对孤独症患者的特点，培训他们，进而为他们提供合适的工作岗位等。

发达国家对孤独症儿童康复的支持，离不开政府的法律和制度的规定、国家的财政和资金支持，以及社会组织和社区等主体的参与，由此国家、社会、学校形成了接纳孤独症儿童的坚实支持体系，帮助家庭应对受到的挫折，使孤独症对家庭与儿童本身的影响降到最低，推进孤独症儿童的康复进程。相比之下，我国孤独症儿童的康复教育现状不容乐观，与孤独症儿童家庭相关的政策缺乏，资金投入较少，政府与社会等多方支持主体缺位，家庭成为承担孤独症儿童养育和康复责任的主体，家庭之间的个体化社会经济水平差异被放大。

此外，从养育共同体的角度来看，政府和社会仍然是支持孤独症群体回归社会的重要主体，对家庭的"团结"在康复、教育、就业等领域应形成合力。孤独症群体有机会在这种养育共同体中得到覆盖其人生全程的支持，和作为普通社会成员的回归，不再仅仅是接受治疗的残障群体。

第二节　参与社区康复的精神障碍者及其家庭状况

本节将基于已有访谈资料，呈现不同社区康复服务中的患者及其家庭的具体情况，从中分析精神障碍者与家庭的关系状况，以及不同家庭

① 于文文：《美国俄亥俄州自闭症学生就业转衔的实践与启示》，《现代特殊教育》2015年第8期。

② 徐一叶：《法国儿童自闭症患者的政策演进及对我国的启示》，《当代青年研究》2021年第6期。

结构对精神障碍者康复的影响。

一　开放病房中康复者及其家庭状况调查

A 精防院在院内设立了开放病区，这对该地区精神医疗康复模式的发展具有开创性的意义。开放病区主要针对病情相对稳定的精神分裂症患者提供交往、家务训练、休闲娱乐、家属互动以及职业康复训练等服务，相比于医院的普通病区，患者拥有了更多自由安排的时间和空间，家属可以随时来医院探访患者。在开放病区的治疗康复时间内，护士和护工组织患者根据自身意愿参与医院开展的职业康复活动和兴趣爱好小组活动，日常饮食也会根据患者的意愿制定食谱，会厨艺的患者可自由结组做饭。护士长每周五召集病区所有患者开一次"家庭会议"，集体讨论下周的康复活动安排和厨房的食谱，询问患者有何需求，患者可自由发言。

由于部分患者常年服用精神科药物，思维迟缓，意识减退，会议期间患者的自主发言通常需要护士督促。该病区还采取病人自我管理的方式，即让康复情况比较好的精神疾病患者负责病区内部分管理工作，如患者日常生活的监督等。由于开放病区的康复治疗安排相比于普通病区有许多优势，患者在转入开放病区前要经过不止一次的专业医学评估。确定病情处于稳定期后，医院会与患者及其家属进行沟通，共同商定患者从普通病区转入开放病区的相关事宜，其中包括了解患者和家属转入开放病区的意愿、告知患者和家属开放病区的收费标准、签署患者在院内康复期间的安全协议等。

在为期一个月的参与观察中，访谈员与患者、护士、护工进行了多次访谈，真切地了解了患者的生活状况、患者家属的需求、患者家庭的矛盾和期望，也体会到"开放病区"这种康复模式与传统的院舍治疗模式相比，为患者及其家庭带来的正向改变。不过，由于精神疾病的特殊性，患者在治疗康复过程中的情绪、行为存在不可控的特点，由此涉及的安全责任、制度法规和人员配备等问题，还需要进行深入的思考。在此列举开放病区参与观察时的两个访谈对象作为典型个案，详细说明在"开放病区"这种康复模式下，患者与家庭在互动中存在的问题、患者及其家庭的需求等。

康复者 A 的基本情况：男性，40 多岁，高中文化，享有社保，未婚，被确诊为精神分裂症，表现为出现不切实际的妄想。A 原是某银行职工，青年时期由于工作压力大突然患病，产生妄想，妄想内容根据其爱好想象出来，首次入院接受治疗已有 20 余年，中间曾多次经历"入院—出院"的过程。患者平时爱好唱歌和绘画，因而在与人交流时，经常和别人提起自己是一名男中音（其实不是），入院前就是声乐演唱专业出身，并且逢人就说自己在绘画上也有很高的造诣，自己的画价值连城。每次完成的绘画作品患者都会精心装裱，仔细收藏起来，担心被人偷走。患者非常愿意向他人展示自己的绘画作品，也期待听到他人的赞许。

A 从入院至今均未出现攻击他人或伤害自己的行为，即该患者并无暴力行为。A 在入院以及转入开放病区期间均表现良好，生活可以自理，自愿参与职业康复训练，与其他病人相处融洽，配合主治医生和护士的工作，情绪稳定，因此从普通病区转入开放病区已有十余年，已经完全适应"开放病区"的康复模式。患者自述："挺喜欢这里（指开放病区）的，比普通病区自由，但要是和自己家比肯定是比不了，还是想回家呀，谁不想回家。"问及为何没有回家时，A 说："家里人说马上就接我回家了，快了。"并且在提及"回家"这一话题时，患者表现得非常兴奋。

A 家庭的基本情况：A 的家庭是一个知识分子家庭，无家族病史，A 是家里的独生子，父母将近 70 岁，家庭现在的收入来源主要是 A 的父母每月 4000 元左右的退休金和市残联每月发放的补贴，居住的是父母早期买的单位集资房。A 在 23 岁左右出现幻觉和妄想，那时 A 已在银行工作，随后因经常和同事、朋友及家人谈论起自己"价值连城的画作"被家人劝导就医，确诊为精神分裂症，确诊后 A 直接入院进行专业治疗，之后的 20 余年一直是反反复复地在治疗和康复中度过，也因此一直没有成家。

在 A 入院期间，其父母经常来院探望，A 转入开放病区之后，时间相对自由，其父母探望的次数也更加频繁，每次都会给 A 带一些换洗衣物和食物，并将 A 换下的脏衣服带回家清洗。A 的父母也会给其一些零花钱，虽然 A 在入院期间参与的职业康复训练可获得些许收入，但数额有限，其生活的日常开支还是要依靠父母的经济补贴。其家庭现在主要的社会关系就是居住在本市的亲戚及其父母的一些老朋友，与亲戚的关系虽然比较好，但对于 A 的情况，家中亲戚并不能给予太多帮助，也不愿帮忙照看。A 的父母有一定的文化水平，虽然 A 已患病多年，但其父母还是具有一定程度的病耻感，不愿过多地和他人提及 A 的病情和进展。A 性情温和，加之病情稳定且从发病之初就没有暴力行为，所以与父母相处融洽，没有语言和肢体矛盾，也很期待家人的每一次探望。

访谈员在参与观察的过程中，与 A 及其家属进行了 5 次访谈。访谈过程如下。

初次访谈时，A 有些拘束和紧张，访谈员穿的白大褂让 A 感到害怕。在随后的一次访谈中，访谈员从 A 擅长的绘画入手，A 很快放松了下来，并拿出自己装裱后的得意画作，给访谈员详细地讲述每幅画的创作过程（虽然只是些简单的水彩画）。这次访谈过后，A 感觉自己得到了访谈员的认可，之后每次见面都会高兴地和访谈员问好。在之后的访谈过程中，A 向访谈员明确表示："我特别爱画画，但是他们（指开放病区的病友）都对我画的画没兴趣，也没人懂得欣赏，我希望能有个人欣赏我的画，或者爱画画，我俩还能一起画，要不爱写字也行，总之得有个想法差不多的人说说话呀。"住院治疗期间，大部分患者的社会性逐渐丧失，长期处在"医生-病人"的身份关系中，患者容易失去自主参与生活的内在动力，长期的"精神病人"身份，更使患者难以获得正常社会关系中的支持和认同。精神病患者大都常年患病，大部分患者的家庭因患者反复的病情早已变得疲惫不堪，对患者的耐心也日渐消失，正常的照料和关心大都很难维持，更不用说帮助患者重建心理机制。

医院每年都会在国际残疾人日当天举行一些活动，由医院的全体医护人员和病人一同参与，主要活动包括医护人员对医院康复情况的总结、医生与病人之间互动的节目和病人代表表演的节目。A 酷爱唱歌，加上其演唱水平较高，几乎每年都有他唱歌的节目。访谈员调查期间，A 经常在病区活动室内排练自己演唱的曲目，每天都会自行安排时间进行排练，还会邀请病区病友观看，有些病友会提出一些建议，相互探讨。访谈员发现，有兴趣爱好的患者更愿意自主参与生活，对生活更有期许。像 A 这样康复情况较好的患者在满足生存需求之后，便渴望精神交流，他们也是需要社会关注的重点人群。

在 A 的父母来院探望时，访谈员对其父母进行了访谈。A 的父母表示，即使 A 的病情稳定，出院意向强烈，他们也没有计划让 A 出院，因为他们年纪大了，没有精力照看 A，一旦有意外发生，他们更是手足无措。同时，A 的父母对 A 今后的生活表示非常担忧，随着年龄的增加，他们陪伴 A 的时间会逐渐减少，A 今后的生活由谁照顾，是困扰他们的最大问题。

因此，探索基于社会接纳的复原模式有助于精神病患者寻找未来发展的路径。大部分患者和患者家属都存在 A 家庭这样的问题，监护人一旦无法照看，患者就面临无人监管、无处安顿的困境。但是，如果自入院起就改变康复治疗的视角，让患者参与制订自身的康复计划，与医护人员建立起合作伙伴关系，在治疗期间形成同伴支持网络，那么即使有一天患者无人监护，其依然能够具备一定的自我生存能力和社会支持网络。

> 康复者 B 的基本情况：男性，50 岁左右，初中文化，无社保，已婚，被确诊为"双相情感障碍"，表现为情绪出现两种极端——抑郁和躁狂，即患者既有躁狂发作又有抑郁发作。B 在躁狂期时情绪高昂、过度自信、自我意识膨胀，说话语速和思考的速度都比常人快很多，但判断能力差，会出现莽撞和冲动的行为，性情暴躁，经常伴有暴力攻击行为，严重时会产生幻觉。B 在抑郁期时经常失眠，在房间内来回踱步表现出焦虑情绪，对人冷漠、易怒，无法专心做事，不参与院内由自己选择的职业康复训练，脾气暴躁。病人和护工都对他比较畏惧。

B 患病已有 20 余年，首次入院就诊是在妻子的陪同下被动接受的。B 的情绪冲动，性情多变，言语稍有不和就会殴打妻子，其妻子多次被殴打送医，情况严重。B 原是工厂工人，后因易怒、经常与人发生争执而被单位开除，之后在家待业，也会做些体力活赚取收入，但都坚持不了多久。B 从病发至今多次反复入院，他康复出院后在家中依然会出现家暴行为，因而在几年前再次入院时，其妻子即 B 的监护人明确表示，不愿再让 B 出院，即使其病情稳定也不会接他回家。

在 B 住院期间，虽然其他病人对其有所惧怕，但 B 表现良好，规律服药，病情得到有效控制，未出现伤人或自伤行为。B 虽有情绪障碍，但在病情稳定时有自知力，智力未受损，躯体活动正常，生活可以完全自理，与人交流无障碍，有一定的思维能力，因而 B 在转入开放病区后经常参加院内组织的文体活动，并参与多项职业康复训练、家务训练（做饭），在日常生活中会组织病区有吸烟习惯的男性患者按时吸烟，在病区患者中具有一定的地位。当被问及是否想出院回家这一问题时，B 回答："想回家，但是家里人不让我回去，所以我回不去了，应该会永远生活在这里。"B 说这些话时表现得很无奈。

　　B 家庭的基本情况：B 家庭是一个三口之家，无家族病史，妻子是工厂工人，他还有一个女儿。B 的父母年纪很大，没有固定的退休金，且 B 发病时已经成家，所以 B 自发病以来就一直由妻子照顾和监管。其家庭现在的收入来源主要是妻子每月 3000 多元的工资、政府发放的低保和市残联发给患者监护人的每月 500 元残疾补助。B 有住房，由于 B 长期住院，B 的父母也由其妻子照顾。在 B 住院的 10 余年里，其妻子和 B 保持着法律意义上的婚姻关系。

　　B 的治疗费用和生活费用全部由其妻子承担，B 在院内参与多项职业康复训练，会得到小额工资。B 虽然一直在住院治疗，但也清楚其妻子与他人有事实婚姻，B 的女儿也因从小面对父亲对母亲的家暴而不愿与 B 交流，在 B 住院期间从未探望过。提到家庭，B 会表现出很多不满和抱怨，但是不得不接受自己无法回家的事实。经护士介绍，B 的妻子不愿和他人提及 B 的病情，也不愿让身边的人知道她复杂的家庭关系，更不承认 B 是其法定丈夫，甚至不愿让女儿与 B 相认。B 和妻子在婚姻中的情感关系早已破裂，多年没有离婚是因为 B 的父母向其妻子承诺，只要她担任 B 的监护人并不与其离婚，他们去世后会将房产赠送给她。所以，B 与家人几乎没有往来，婚姻关系名存实亡，女儿也不愿承认与他的父女关系，其父母年迈，已无力顾及 B 的生活。

访谈员在此次开放病区的参与观察过程中，与 B 进行了 4 次访谈。访谈过程如下。

B 在开放病区进行康复治疗已有 10 余年，与护士和病人都十分熟悉，并且其病情相对稳定，具有自知力，智力和躯体活动良好，所以在开放病区的日常生活中会帮助护工和护士督促其他病人，在开放病区的患者中具有一定的地位。访谈员初次与 B 主动交流时，B 不愿意接受访谈员的访谈，对访谈员的社工身份也并不认可。随后经开放病区护士协调，B 才愿意与访谈员交流，但比较勉强。首次访谈中，访谈员并未问及 B 的家庭，仅从其在院内的日常生活入手，对 B 的能力表示肯定，问及其在住院治疗期间的感受，B 表示："我这么多年都在这生活，感觉没什么新鲜的，每天都那样过，但是开放病区肯定比普通病区好，相对自由，能做点自己喜欢的事。我在这住着，反正我也不指望能回家了，也不会有人来接我，我就是每天都要找点事情做，充实一下生活，不能就这样傻待着，那样以后就退化了。"

几天后，访谈员与 B 进行了第二次访谈。这次访谈，访谈员问及 B 平时的兴趣与爱好，以及对入院生活的期许。谈及兴趣时，B 表现得十分兴奋，很快进入角色，与访谈员沟通良好。B 表示："我特别喜欢足球，特别喜欢，年轻时候经常踢球，特别喜欢国安队，每场比赛都愿意看。在休息室①的时候就愿意看中央 5 台，看到足球比赛就激动。"问及其对生活的需求和希望时，B 立即表示："平时看电视很多人看一个，有时候不好意思非要看足球，也得看大家喜欢看什么，所以我就听收音机足球直播解说。要说期望，我就希望能有一个也喜欢足球的病友，我们平时能有共同语言，这里现在除了我没人喜欢足球，所以我也没有朋友，也没人能聊天。"

访谈员在与 B 的沟通中感受到 B 非常需要同伴支持，B 的家庭关系紧张，这更加突出了同伴支持网络在其生活中的重要性。在随后的两次访谈中，B 不愿提及家庭和家人，尤其是在谈到妻子时，B 并未对妻子

---

① 开放病区中组织患者在闲暇时间进行休闲娱乐的房间，其中有电视、卡拉 OK 等娱乐设施，患者可根据自己的空闲时间自行组织娱乐活动。

在其早期入院期间的照顾和出院后的监护表示感谢，更多表现出愤怒。

分析 B 入院后的生活状况不难发现，B 在开放病区治疗康复期间，被医护人员非正式地赋予监管人角色，负责帮助护士组织病人活动，协助护士管理病人的日常起居，在病人中具有一定的地位。B 在某些时候与医护人员保持着合作关系，这种获得自我决定和选择的权利在一定程度上给 B 带来了对生活的热情，权力的赋予也给 B 在康复治疗过程中带来了自信，让他体会到来自他人的认同，使其更加愿意参与对未来生活的规划。而大多数病人都没有机会安排和管理自己的生活，在他们眼中，医护人员的白大褂、自己身上的病号服象征着管制与被管制的权力关系，长此以往，他们就会自然而然地接受被监管的生活。因而，在病人康复治疗的过程中，让他们意识到自己可以安排自己的生活很重要。同时，对病人生活能力的培养和自我认同意识的恢复还需要将复原模式应用到康复的每个环节中。

B 在开放病区获得了一定的认同感和自信心，但在家庭关系中很难获得认同。家庭关系的破裂并非一朝一夕的，恢复受损的家庭关系除了需要原有的家庭教育、家庭咨询，还需要通过不同的服务活动让家属了解和学习如何运用自身的能力和患者一起克服困难，在此过程中增强患者和家人以及其他人之间的社会支持。我们通过这种合作、尊重的方式，可以培养患者和家属的能力，并且社会工作者可以通过设计特定的活动为患者及其家属提供运用自身能力克服困难的机会，让家属和患者同时看到生活的希望。

转入开放病区进行康复治疗的患者，病情都相对稳定，他们在保证自身生活的同时，往往会产生更高级的需求。访谈员在开放病区调查期间观察到，部分病人会利用休息时间看书、写诗、绘画和唱歌，由此再次引发访谈员对精神病患者建立同伴支持网络的必要性的思考。每名精神病患者在患病前都有自己的兴趣爱好，发展兴趣爱好的权利不应因其患病而被剥夺。在精神病患者之间提供同伴支持服务，带来的收益会是多方面的。同伴支持可以使患者通过交换意见获得新的技能，提高自我效能感，获得自尊。提供同伴支持服务，可以促进患者与人沟通交流，提升其情感和语言表达能力，促进其社会功能的恢复，使其获得生活经验和自我康复的技能。此外，在与同伴的交往过程中。患者还可以获得生活上的支持和帮助。这些有助于患者病情的持续恢复，能提高患者的生活满意度。同时，不仅患者需要同伴支持，患者的家属也同样需要社会支持。改善患者和家属的社会支持状况，修复现有的受到损害的社会关系，建立起与其他人的新的社会关系，获得更多的社会支持，都是在精神康复过程中需要妥善解决的问题。

开放病区每周五会由护士长组织所有患者召开一次"家庭会议"，集体讨论下周的康复活动安排和厨房的食谱，询问患者有何需求等，医院希望通过这种方式调动患者的生活积极性，增加他们的参与感，这其实就是有意识地提高患者的自助和同伴支持水平。但大部分患者入院时间早，接触此类康复活动较晚，早已形成了被动接受管理的意识，加之院内专业的社工和心理咨询师团队人员有限，缺乏引导患者参与活动的专业方法和技巧，该活动没有更好地发挥出其应有的作用，也没能体现出患者自决的真正意义。

二　院外社区康复中的康复者及其家庭状况调查

为了给患者提供更好的康复环境，将"回归社会"这一康复目标落到实处，A 精防院曾开设 11 个院外康复园。院外康复园以海淀区精神卫生防治院为中心，向不同方位辐射。每个院外康复园都配有常年无休的护工，实现 24 小时对康复期患者进行护理和监管，另有一个专业护理团队轮流对各个康复园进行巡查，保证康复期患者的健康状况稳定、病情稳定，满足患者在院外康复园内对生活的需求。患者必须经过专业医学测评、观察，得到主治医师和家属的共同允许后才可转入院外康复园，且家属需与医院签订出院协议。院外康复期间，家属需为患者缴纳医药费、住宿费，每月 2500 元，而一切由患者劳动获得的报酬全部归患者自己所有。

11 个康复园按功能大致分为两种：一种是针对年轻的、有行为能力和思维能力的患者开设的社会功能和职业能力恢复园，这类康复园以经营小规模的超市、洗车房为谋生手段，超市收入和洗车房收入均由患者按劳分配，医院不再参与；另一种是针对衰退期或老年期的患者开设的老年康复园，在园内生活的大多是无法参与社会活动且家中无人愿意照看的老年病患，老年康复园的康复训练活动包括手工艺品制作（如编织中国结）、家务能力训练（如打扫房间、做饭）。每周由康复园内的护工组织患者召开"家庭会议"，商定家务值班表和集体活动安排，患者在园内自主选择是否参与手工艺品制作的康复活动，且制作出的手工艺品由园内组织对外销售，所得收益归参与的患者所有。

由于目前缺乏专业的精神卫生院外康复制度模式作为参考，精神病患者院外社会功能重建的模式也处于不断探索之中，"摸着石头过河"，加之缺乏政策支持、经费困难，院外康复园的数量逐年缩减。由此可知，只凭借医院自身的力量难以形成大规模的院外康复网络。另外，《精神卫生法》关于患者、家属、医院在院外康复中的责任分担缺乏具体说明，造成一些家庭困难、无力承担患者康复风险的家属不愿在患者出院后照顾他们，医院也陷入责任盲区的尴尬境地，许多达到出院条件的患者无法出院，没有机会将其转入院外康复园参与康复训练。

访谈员在为期一个月的观察和访谈中逐渐了解了院外康复园的运行模式，也与患者进行了多次访谈，根据患者及园内工作人员的自述了解到患者在这一康复过程中对社会支持的需求。访谈员以两名康复园内的患者为访谈对象，记录这一探究过程。

　　　　康复者 C 的基本情况：职业康复园的患者，女性，40 岁左右，大学文化程度，享有社保，离异，被确诊为"精神分裂症"，表现为出现幻听、幻觉。大学毕业后进入某企业工作，工作期间忽然患病，总觉得身边的人在说自己的坏话，同事一个不经意的眼神都会让 C 浮想联翩，认为别人在用轻视的眼光看自己，自己一定是做错了什么，觉得办公室的人都在窃窃私语，谈论自己。此类症状变得越发明显，C 经常与同事甚至路人发生争吵，和同事有肢体上的冲突，久而久之变得不愿参与工作，不愿与他人交流。

C 起初不愿就医，家人采取强制性措施后其前往精神科就诊并接受治疗。C 首次接受治疗距今已有 10 余年，其间病情多次反复，先后由医院普通病区转入开放病区，在开放病区表现良好且得到家属支持，随后转入院外康复园进行康复治疗。C 在院外康复期间，每天生活规律，按时服药，参与超市收银、摆货、帮助洗车房擦车等康复活动，每月可获得1500元左右的收入。C不经常与人交流，但与院外康复园内的护工相处融洽，与病友相处良好。某一年，家人带C外出旅游期间其未能按时服药，回家后病情有所复发，情绪不稳、多疑，后再次转入院内开放病区进行康复观察。病情稳定后，再次转出开放病区进入院外康复园进行康复治疗。C不愿在生活中进行自主选择，愿意并习惯听从家人或医护人员的安排。

　　C家庭的基本情况：C早年参加工作后成家，后因患病离异，无子女，父亲过世，母亲60多岁，曾是国企职工，患病后C的生活全部由母亲照顾。家庭收入主要来自母亲每月固定的退休金、市残联每月发放的补助以及C在院外康复园中每月按劳获得的工资。C在住院及院外康复期间涉及的治疗费用均由其母亲一人承担。C患病后不愿与除母亲外的家属联系，但与母亲和其他家属的相处状况良好。C在开放病区治疗时，母亲经常去探望，并关心C的康复进展。C转入院外康复园后，由于院外康复园距离C家较远，母亲年老行动不便，经园内护工同意后，C在其亲属的陪同下经常回家居住。家庭的主要社会关系和社会互动建立在病人与家属之上。C和母亲都有一定程度的病耻感，因而不愿与人交流，母女两人互动良好。其母亲对C的病情并不乐观，担心自己去世后C无人照看。

　　访谈员在院外康复园参与观察期间，由于C性格内向、孤僻，共对C及其家属进行了2次访谈。初次访谈是在院外康复园的护士长的帮助下建立起的访谈关系，C在访谈期间表现被动，基本处在"一问一答"的模式中。

　　被问及喜欢在院外还是院内的时候，C这样回答："当然是喜欢院外了，院外自由，还可以回家，还可以挣钱。"访谈员追问："院外每天都要工作，身体吃得消吗（由于长期服药，精神疾病患者的躯体功能会有所衰退，并且容易困）？"C回答："外边的确累点，但总是在院内待着也没意思，而且关键是能挣钱，有这个收入我们就很知足了，也能给家里减轻负担。"

　　访谈员又对院外康复园的护士长和护工进行了访谈，问及患者的康复情况，他们回答，大体都挺好的，有工作，有收入，生活能有一些奔头。来院外的病人都是康复情况比较好的，情绪比较稳定，按时服药，在院外他们还能参与社会活动。和来买东西的、洗车的顾客进行交流，可以让患者感受到自己还是一个生活在社会之中的人，这就很好了，他们也会好好表现，珍惜院外治疗的机会。家属也支持，觉得最起码可以挣钱了，还动脑。患者整体来说还是有进步的。

　　在院外机构的参与观察中，访谈员感受到"回归社会"带给患者的希望。在超市和洗车房工作的过程中，患者与消费者的对话看似简单，但足以让患者感受到自己是这个社会的参与者，自己得到了和常人一样的对待。C对访谈员说："当时住在医院里的时候，有时候会很渴望护士和主治医生来查房，因为这样就能和正常人说一句话，医院全都是病人，没法交流，谁说的可能都不对，病人们聊起天来越说越乱。所以这样挺好，每天都能和正常人说话，会觉得自己也能成为正常的人。"

　　C所在的院外康复园共有5人，其他康复园的人数大多在10人以内。患者在院外康复过程中自觉形成了一个小集体，协商、安排每天的生活起居，经营项目的职能划分也由患者自行商定，园内管理员主要负责监督患者按时服药和防止患者在没有家属接送的情况下独自回家。因而患者在院外康复园有足够的空间发挥自我选择和决定的能动性，同时患者之间协商和交流也便于形成同伴支持网络。此外，院外康复园还为已经康复回家的患者提供了工作岗位，患者回家后可以主动向医院申请，参与院外康复园白天的康复活动，每天可以得到相应的工资。但院外康复园的专业人员有限，长期陪伴患者的大多是没有社会工作经验的护工，因此对患者的看护只能停留在日常生活起居上，缺乏更为专业的社会工作知识，对患者的康复行为训练缺乏专业引导，更难以开展专业性较强的小组工作。

　　康复者D的基本情况：老年康复园的患者，女性，65岁，大学文化程度，享有社保，未婚，被确诊为"精神分裂症"，表现为幻听、幻觉、多言。D在大学毕业后进入某科研机构工作，薪资待遇优厚。其工作期间因科研压力大，认为自己不能胜任当时的工作，慢慢产生自卑情绪，在不断的自我否定中加重了病情，后来在家人的陪同下去精神科就诊。D患病已40余年，初次发病时表现出敏感、多疑、自卑，认为周围的人都在说自己笨，入院后D不承认自己患病，不配合治疗，病情加重，出现自伤行为，后药物控制使D的情绪逐渐稳定。

治疗期间D的病情反复发作，她只好长期住院。随着住院时间的增加，加之药物的副作用，D的躯体和大脑逐渐衰退，丧失了对生活的积极性和主动性。D于3年前转入老年康复园接受康复治疗，其间不愿参与手工艺品制作活动，缺乏除生存需求之外的高级需求。D与家人相处良好，家人经常来康复园看望她，她非常希望回家康复。家属每次来探望D时，她都会询问何时才能回家。

D家庭的基本情况：D未婚，无子女，无家族病史，患病后一直由父母照顾，后父母去世，D的监护人由父亲转为哥哥。D的哥哥今年70岁左右，D转入康复园后一直是其哥哥和嫂子来看望她。D性格温和，加之长期服药治疗，其身体机能衰退，因而表现出对家人的依赖，与家属相处融洽。D的家庭收入来自D的退休金、哥哥的退休金和市残联发放的补助，D的文化水平较高，工作单位的养老政策优厚，因而家庭在经济上不存在负担。D多次提出想回家康复，但是家中没有人有足够的时间和精力照看D，所以家属每次都会回避或敷衍这个问题。且D的哥哥年事已高，很难保证D今后的生活会有人照看。

访谈员在老年康复园参与观察期间，与D及其家属进行了3次访谈，和护士进行了2次访谈。初次访谈时，访谈员与D沟通顺畅。

问及为何不愿参与手工艺品制作活动时，D回答："年纪大了，不愿意动，我没有子女，退休金都是自己花，也花不完，不愿意再挣那份钱了。"访谈员又追问手工艺品制作不仅是挣钱，还可以训练手、脑的灵活性，为何不愿动手？D回答："我这辈子就这样了，还有什么灵活不灵活的，就算灵活了还能有什么用，就这么待着吧。"说完对访谈员无奈地笑笑。

常年住院治疗，造成 D 失去了回归社会的希望，加之家中除年长的哥哥之外再无关心她的亲人，且哥哥年事已高，她对未来的生活失去了信心。访谈员在 D 的哥哥来康复园探望时对其进行了一次访谈。问起为何不接 D 回家时，D 的哥哥回答："回家谁照顾她呀？我的孩子工作忙，在外地，自己的工作都忙不完，我都没人照顾，哪儿有人有时间照看她呀，我没准哪天就没了，D 回家了万一情绪不稳定或者生活不适应，都没有人再把她送回来。"访谈员问及对 D 未来的生活是否有所安排时，D 的哥哥回答："她有退休金，有医保，就一直住在这吧，住一天算一天，以后康复园不办了，就交给残联吧，那时候我可能也就不在了。"

D 的哥哥不清楚国家目前针对 D 这样的病人出台的相关政策，也不了解究竟 D 的未来应该由谁来负责。访谈员在老年康复园参与观察和访谈近两周时间，观察到居住在此的老年患者大多处于衰退期，不愿参与康复活动，不愿也没有能力再次接触社会。虽然大部分患者的生活可以自理，但开设康复园的场地和人工成本较高，患者缴纳的住宿费无法覆盖康复园的办园成本。老年患者原生家庭的父母早已过世，兄弟姐妹又都没有能力和时间照顾，所以即使老年康复园的患者都签署了出院协议，满足出院条件，可以随时由家属接回家调养，几乎所有的家庭也都会选择让他们长久居住于此。在访谈中，有护士提到老年康复园的意义。

> 这样的安排是有意义的，老年患者基本都是常年接受院舍化治疗的患者，前些年还没有发展院外康复模式，近几年有了能够出院的机会，有地方能帮助他们养老，至少能让患者在有生之年走出医院，看看外面的世界，还是有用的，谁愿意一辈子在医院里关着。
> （康复园护士）

基于现代康复理念的"去医学化"转向，人们越来越重视对患者的人文关怀和对其权利的尊重。院外康复园这种康复模式让患者能够接触到脱离已久的社会，重新感知到一个"社会人"真正的生活。这种新型康复模式以满足人的健康需求为目的，充分体现了以人为本的康复理念，尊重患者的生命价值和人格，为患者营造舒适的康复环境，以减少患者在住院治疗期间产生的负面情绪。康复园模式正在探索中艰难起步，但对于衰退期的老年精神病患者来说，情况则更为严重。衰退期患者出现明显的社交困难、社会适应能力减退，部分患者的身体机能也逐渐退化，行动不便，加之原生家庭的亲人大多年老或过世，老年康复园面临许多新的难题和挑战。同时，老年精神病患者大多没有子女和婚姻关系的支持，亲属支持网络不足。此外，老年康复园的专业人员的人力投入成本要比职业康复园高很多。因而，老年精神病患者的康复是一个需要家庭、政府和社会共同解决的问题。

三　社区日间康复机构中的康复者及其家庭状况调查

作为全国精神卫生综合管理试点，某市 A 区曾计划在两年（2016~2017 年）内努力提高辖区重性精神疾病患者的在册管理率，并对在管严重精神障碍者实行门诊免费服用抗精神病药物政策，将社区日间康复机构实现辖区 100% 覆盖。A 区卫计委推动社区日间康复机构的建设，开展社区精神康复评估，拓展康复项目，以政府购买服务的形式，推进居住式精神康复机构的建设，逐步提高社区精神障碍者的康复参与率。

社区日间康复机构与辖区内精神疾病专科医院形成精神卫生服务网络。对辖区内就诊过的精神疾病患者资料进行联网，方便社区日间康复机构的主治医生详细了解前来参与日间康复的患者的信息和病情。社区日间康复机构也为家庭治疗中的精神病患提供了更多与人交流、接触社会、参与活动的机会。这在很大程度上减轻了患者家属的看护负担，为家属提供了些许自由的时间和空间，在家属之间搭建了沟通的桥梁，方便家属之间交流信息，减轻生活压力。社区机构在日间康复过程中，根据患者的不同情况，免费组织并安排患者参与个案工作和小组工作，取得了很好的效果。

访谈员参与了海淀区某社区卫生服务中心组织的精神病患者日间康复活动，亲身体会了辖区内精神卫生服务网络的建立给患者及其家庭在生活上带来的改变。访谈员列举在海淀区某社区日间精神康复科参与观察时的两个访谈对象作为典型个案，探讨在社区开展日间康复活动给患者及其家庭带来的福利和改变。

　　康复者 E 的基本情况：男性，20 岁，初中文化程度，无社保，未婚，被确诊为"青春型精神分裂症"。E 在 15 岁时因中考学习压力大，情绪不稳定，初次发病表现为敏感、抑郁、焦虑。由于学习成绩不好，E 认为自己一无是处，有自杀倾向，在与父母的交流中对涉及"成绩"的话题非常敏感，容易激动。后随着中考日期的临近，学习压力增大，E 的情绪越来越不稳定，在校期间出现自伤行为，被老师发现后劝导家长就医，E 在父母的陪同下就诊。

　　E 经过两年的住院治疗办理了出院手续，转为家庭照顾治疗。回家后，E 很少出门，也不愿与人交流，每天都坐在房间的椅子上，不说话，也不愿活动。两年前，市残联和 E 辖区内的社区日间康复机构主动联系了 E 的家属，劝导家属让 E 参与免费的社区日间康复活动。经过机构与家庭的多次沟通，E 在其父亲的陪同下，每周一至周五自主到社区日间康复机构参与康复活动。在社区日间康复机构参与康复活动期间，E 进步明显，目前生活态度乐观，会主动与人打招呼，情绪稳定。除参与日间机构康复活动外，E 在社会工作者的帮助下，每天回家后自由安排时间学习高中课程，恢复状况良好。

　　E 家庭的基本情况：E 无家族病史，为家中独生子，父母均为高级知识分子，家庭经济状况良好。E 的母亲有很强烈的病耻感，E 患病后，母亲无法面对这个事实，一心投入工作，不愿回家。机构工作人员起初联系到 E 的母亲时，她非常排斥，不愿让 E 出门，也不愿让大家知道 E 的情况。经过机构工作人员多次劝导，E 的母亲同意让 E 到康复机构试一试。E 进入机构康复后，恢复状况良好，E 的母亲看到孩子的进步后非常欣慰，多次感谢机构工作人员给 E 提供了这次机会。但 E 的母亲依然有病耻感，几乎未陪伴过 E 到机构进行康复训练。自 E 出院后，E 的父亲就辞去了工作，全天陪护和照顾 E。

　　E 的父亲性格内向，据机构工作人员介绍，E 的父亲对 E 的病情也有一定程度的病耻感。E 刚出院时，在家庭康复过程中基本与父母无过多交流。进入康复机构后，状况日渐改善，在机构中与病友沟通顺畅，还交了朋友，回家后会主动帮忙做家务，安排自己的学习任务。父亲外出时 E 愿意陪伴父亲。E 和母亲相处时会有所顾忌，认为母亲会嫌弃他，不愿主动与母亲进行交流，但与家人相处的整体状况良好。

访谈员在社区日间康复机构参与观察的过程中，与 E 及其父亲进行了 3 次访谈。访谈员在与 E 进行访谈之前，参与了康复机构的几次康复活动，其间与 E 沟通良好。与 E 初次访谈时，问及是否愿意参与日间康复活动，E 回答："愿意，比在家玩游戏有意思。"问 E 是否喜欢完成康复活动，E 表示："还行，有时候看书看不懂，社工让我别着急，我就不着急了。"说完冲访谈员笑笑。在与 E 的父亲进行访谈时，他多次表示，来到日间康复机构后，E 的进步很大。问及对于 E 目前的情况在生活上还有何需求时，E 的父亲回答："希望政府多关注他们（指像 E 一样的青少年精神障碍者），他们很需要帮助，我们家长也很需要帮助。孩子得了这种病，我们的生活也彻底改变，你看我头发，全白了，我才 45 岁。这个病，磨人啊，磨耐性。有的时候，我们家长的情绪都崩溃了，但我们不能倒下呀，不然孩子怎么办。所以我们需要社会的帮助，现在政府比以前重视了，免费提供康复机构，让孩子白天有个事做，有个地方去，我们也能抽空喘口气，现在每个月残联还会给补助，这在以前都是没有的。政府重视了，还有社工，以前哪有社工呀。这都是好事，不过孩子的未来还是没着落。"

目前，国内精神病患者的社区康复尚处于起步阶段，尚未形成针对精神分裂症患者的成熟的社区康复模式，一切都在探索中，且由于社区资源有限，多元化的康复治疗模式和相关利好政策也有待在实践中不断完善。

康复者 F 的基本情况：男性，23 岁，初中文化，无社保，未婚，被确诊为"精神分裂症"。F 在 18 岁时学习压力大，不愿参加考试，老师多次劝导无效，加上正值叛逆期，F 越发不愿完成学校的学习计划，开始待在家中不愿上学，父母劝导无效后选择休学。父母怀疑 F 患有心理疾病，因为家族有精神病史，F 在父母的陪同下到医院就诊。

F确诊后入院接受药物治疗。F性格内向，少言寡语，所住医院尚未设立青少年康复专区，因此与成年男病患住在一起，经常被同病房病人欺负。F的精神压力大，自尊心受挫，变得更加沉默。父母来医院探望，观察到F的情绪比入院前差，一再追问，F说出了被欺负的事情，父母联系到F的主治医生，将F转到其他病区，之后F的情况有所好转。入院一年后，药物控制下的F情绪稳定，经过专业测评后允许其回家康复。回家后，F比较听话，按时服药，很少惹事，只是依然沉默寡言，对生活没有任何兴趣，安于现状，习惯服从他人安排，没有自主决定和参与的意识。F的父母都是高级知识分子，母亲有强烈的病耻感，不希望身边的人知道F患有精神疾病，因而对F的这种消极状态并没有采取辅助治疗的手段，更没有向相关部门求助，只是将F关在家里，希望他不要惹事就好。

直到两年前，社区精神卫生服务中心的医护人员联系到F的父母，针对F的情况提出了专业性的建议，希望F到社区日间康复中心参与免费康复活动。F的母亲依然不愿让孩子出门，不希望F跟外界有过多的接触，后来经日间康复中心的护士多次打电话劝导，最终同意F尝试在日间康复中心进行康复学习。F来到日间康复中心后，经工作人员介绍，结识了社会工作者，后在社会工作者的帮助下，F的情况稍有好转。

F家庭的基本情况：F有家族病史，为家中独子，父母均为高级知识分子，家庭经济状况良好，母亲有强烈的病耻感。F患病以来，大多数时间由父亲照顾。父亲为更好地照顾和陪伴F，将工作调动到相对清闲的岗位。F在日间康复中心进行康复训练时，我们经常能够看到其父亲的身影。

访谈员对其父亲进行访谈。访谈员问其父亲对现在的康复工作有什么看法，F的父亲回答："我希望这种活动再多一点，我们真的特别需要。希望政府能够更加关注我们，不光是孩子，像我们这种家属也需要心理辅导。不瞒你说，从儿子得这个病开始，我们的家庭就已经不像一个家庭了，孩子妈妈每天都很晚回家，其实就是不愿意看见孩子的状态，她逃避，其实我也想逃避，我们都觉得丢人。但是没办法，孩子没人管了，所以有的时候我觉得自己已经要崩溃了。日间康复中心的护士给孩子找了一个社工，这个人特别好，我跟社工说，能不能跟我也聊一聊，我也需要，社工答应了，很感谢她。"访谈员继续追问现在的康复项目和社会工作者的介入是否有效果，F的父亲回答："还是有效果的，孩子现在比以前爱说话一些了，我们和他说话他会回答，要是早点有这些康复项目就好了。"

随后，访谈员访谈了引导F参加个案工作的社会工作者，问及F目前的情况，社会工人者回答："F由于长时间服药后的副作用，加之性格内向，虽然才23岁，但已经出现了衰退的症状，对生活失去兴趣，没有自主参与的意识，每周给F布置的康复任务他经常不能配合完成，有时会直接告诉我不愿意参与康复活动。"由于F的自主意识消失，除了家人和医务工作者的支持，他感受不到来自外界的新的支持，因而F现在的情况很不乐观。

通过调查发现，社会工作者参与患者康复过程有其优势：与其他专业人员一起参与治疗方案或计划的制订，帮助患者接纳自身并适应治疗康复计划，向其提供社会心理诊断、情绪辅导服务等。社会工作者还能为患者家属提供心理疏导，减轻家属的压力。这些工作在精神疾病的预防和康复环节发挥了极其重要的作用。除此之外，社会工作者还可以在一定的社会福利保障制度建设范围内为患者的治疗及康复争取最大限度的政府或组织支持，申请豁免相关的费用。同时，社会工作者可以为康复期的病人提供职业能力评估、职业培训、支持性就业等服务，这些都是精神障碍者迫切需要的。

基于精神分裂症患者的思维模式等特点，社工从优势理论视角出发开展社会工作介入，在艺术技能方面体现得尤为明显。例如，开展书画培训，挖掘了患者在书画创作方面的潜在艺术天赋；开展声乐培训，发现了患者在歌曲演唱方面的优势。在以技能导向为主的康复工作坊中，社会工作者通过让患者参加不同类型的工作坊，密切接触日常工作生活中的不同领域，从而发现其潜在优势，协助其康复。当从优势理论视角来看待精神分裂症康复者时，社会工作者须尽量减少疾病带来的负面影响，同时让患者发现自己的长处或优势，提高自我认同，并且在与家属、邻里、朋友的相处中，减少他们的负面评价，营造相对宽松的康复环境。

精神病患者及其家属的病耻感来自精神疾病带来致的羞耻感和社会公众对他们所采取的歧视和排斥的态度。访谈员在参与康复活动和与患者及其家属进行访谈的过程中，经常会感受到来自患者及其家属的病耻感。病耻感的存在严重影响了患者的心理状态和社会功能，患者家属大多产生连带病耻感，家属的羞辱及悲观情绪可影响家庭关系及家属对患者的态度，不利于患者回归家庭及社会。访谈员希望通过社会支持和教育的方式减少患者及其家属的病耻感，这样有利于患者康复，并能提高患者的生活质量、恢复患者的社会功能。

在调查中发现，一部分患者及其家属因担心被别人知道自己或家中有人患病而不愿意申请政府的康复补助，部分居家康复的患者也因病耻感而拒绝领取政府补助，但又因经济困难很难坚持长期服药，从而耽误病情。对于这种情况，首先应该对有病耻感的患者或家属进行心理干预——鼓励和开导。另有一部分家属认为，家里有这样的病人很没面子，甚至感到失望。针对这类家属，应及时纠正其不正确的思想和态度，指导其寻求帮助和利用资源，并列举成功的病例，鼓励他们多进行沟通与交流，从中获得信心和勇气，减少他们的病耻感，同时为他们提供情感支持，给予更多的同情和关爱。社会对精神病患者及其家属的歧视和排斥是产生病耻感的重要因素，政府的重视、社会的支持非常重要，呼吁社会公众对精神病患者给予更多的支持、理解、同情和关心。同时，政府应该在经费上给予支持，开设更多院外职业康复场地，为患者提供就业或回归社会的机会。

此外，社会针对有精神病患者的家庭应给予政策支持。由于精神病患者常年患病，家庭在经济和人力方面投入了较多精力，来自家庭内部的负担较重，如家庭经济困境、亲子关系紧张、家属情绪崩溃；同时来自家庭外部的压力也困扰着整个家庭，如亲属和朋友的支持减弱、生活社区内邻里之间存在歧视和排斥、社会活动参与度降低、缺乏社会支持网络。面对家庭力量超负荷输出的情况，政府和社会力量的注入将会给患者及其家庭带来新的希望。

第三节　建立家庭与社会的联结：精神障碍者家庭功能干预研究

精神障碍康复是一个漫长的过程，在康复过程中，患者与家庭的相处模式被打破。家庭成员面临精神疾病带来的诸多问题，如经济压力、家属与患者的沟通和照顾问题、家属与患者的情绪和心理问题、来自外界的歧视和排斥、家庭承受的病耻感困扰、逐渐减少的可用社会资源、变弱的社会支持网络等。有研究指出，只有一半左右的精神分裂症患者能够达到临床痊愈，在临床痊愈的患者中，又有近一半的患者的家庭功能和社会功能得不到恢复，也就是近 3/4 的患者的家庭功能和社会功能受损。[①] 一些学者对精神分裂症的 12 年随访研究证实，精神分裂症患者的功能缺陷率为 17.2%～36.2%。精神疾病不仅使患者遭受生理和心理上的痛苦，也给患者家庭带来了巨大影响。尽管这种影响因家庭成员之间的亲密程度、家庭经济状况和社会阶层而有所差异，但可以确定的是，由精神疾病病症的特殊性带来的困扰，是每个精神障碍者家庭都会遇到的。

"去机构化"精神康复模式的提出和精神障碍社区康复的不断推进，为精神障碍者家庭带来了新的挑战。家庭将成为康复网络中的要素，患者家庭不仅是精神疾病康复过程中服务的使用者，也是服务的参与者。患者家庭作为精神病人重新融入社会的中转站，需要做好帮助精神病人病情康复、重返社会的心理准备和技术准备；同时，家庭成员之间必须明确各自的职责，掌握向外界获取资源和寻求帮助的方法。因此，患者家庭具有完善的家庭功能显得十分必要。然而，患者家庭因精神疾病而遭受内外部双重打击，仅依靠家庭成员自身的努力很难渡过难关，需要帮助患者家庭从功能重建的角度建构家庭生活功能和康复功能并存的新模式。一方面，患者家庭成员之间需要探索新的相处方式，疾病带来的家庭问题需要有效的解决方法；另一方面，需要重建社会支持网络为患者家庭增添动力。

---

① 马振芬、李秀玲、刘庆海、詹来英、宫玉祥：《个别系统家庭干预对精神分裂症患者家庭功能和社会功能的作用：随机对照研究》，《中国临床康复》2004 年第 30 期。

此外，家庭是中国社会的基本单元，"家"在中国社会中显得尤为重要。精神疾病的康复离不开家庭的参与，通常情况下，患者家人是患者的首选监护人，在患者康复过程中，如果家庭功能不够健全，社会支持网络也无法发挥效能，那么患者将无法获得良好的康复效果。作为康复系统中的重要一环，患者家庭功能的恢复与重建不仅有助于患者病情的康复，还使社会资源的整合发挥出最大作用。本节将探讨精神障碍者的家庭功能需求与现状，尝试用干预法探讨外部力量在参与家庭功能改善中的作用，并进一步分析在外部力量干预过程中遇到的问题；探讨解决家庭功能问题的方法，为改善精神障碍者家庭功能提供实践经验。本节充实了医院、康复服务机构、社区、家庭等多元主体参与精神疾病家庭康复服务的研究内容。

一　精神障碍者家庭功能改善的相关理论

诞生于 20 世纪 70 年代的家庭功能理论认为，家庭康复的前提是将家庭各方面的表现进行量化，能具体测量出其表现的状态，才能准确地找出家庭康复治疗中存在的问题，从而进行具有针对性的治疗。[①] 精神病学家渐渐形成共识：社会支持有助于个人心理健康，能为处于压力状态下的个体提供保护，减轻压力，维持其一般的积极情绪体验。

（一）关于家庭功能的相关研究

家庭功能理论的定义有多种，主要归纳成结果取向和过程取向两类。在家庭功能理论的研究中，结果取向的家庭功能理论占主导。结果取向的家庭功能理论主张根据家庭功能实现的结果把家庭划分为不同的类型，有些是健康的，有些则是不健康的或是需要家庭治疗和干预的。其中，环状模式理论和家庭系统模式理论是这一取向的家庭功能理论的代表。

环状模式理论是 Olson 于 1978 年提出来的，并经历了 25 年的不断发展和完善，主要用于家庭研究、临床评估、训练、婚姻和家庭治疗。该理论以家庭系统理论为基础，通过对家庭治疗、家庭社会学、社会心理学和家庭系统论中描述婚姻与家庭的 50 多个有关概念进行聚类分析，得

---

① 刘苗苗、许娟、徐卫国、戴秀英、李秋丽、李林贵、鲁海燕：《精神分裂症患者家庭功能特征及其影响因素分析》，《护理学报》2013 年第 17 期。

到描绘家庭功能的 3 个维度：家庭亲密度、家庭适应性和家庭沟通。家庭亲密度是指家庭成员之间的情感关系；家庭适应性是指家庭系统为了应对外在环境压力或婚姻、家庭的发展需要而改变其权力结构、角色分配或家庭规则的能力；家庭沟通是指家庭成员之间的信息交流，它对家庭亲密度和家庭适应性的发展具有重要的促进作用。该理论认为，家庭实现其功能的结果与其亲密度和适应性呈现曲线关系，亲密度和适应性过高或过低均不利于家庭功能的实现，平衡型家庭比不平衡型家庭的功能实现要好；家庭沟通是一个促进因素，平衡型家庭比不平衡型家庭有更好的沟通。[1]

Beavers 和 Hampson 提出了家庭系统模式理论。他们认为，家庭系统的应变能力和家庭功能的实现之间是一种线性关系，即家庭系统的应变能力越强，家庭功能实现得越好。家庭系统模式理论从两个维度考察家庭功能：一是家庭关系结构、反应灵活性与家庭功能实现的效果之间呈线性关系；二是家庭成员的交往风格与家庭功能实现的效果之间呈非线性关系，处于两个极端的向心型交往和离心型交往均不利于家庭功能的实现，家庭成员常会出现适应障碍。[2]

过程取向的家庭功能理论包括 McMaster 家庭功能模式理论和家庭过程模式理论。这两个理论的提出者都认为，对个体身心健康状况和情绪问题直接产生影响的不是家庭系统结构的特征，而是家庭系统实现各项功能的过程。家庭实现其功能的过程越顺畅，家庭成员的身心健康状况就越好；反之，则会导致家庭成员出现心理问题及家庭危机。

McMaster 家庭功能模式理论的主张者 Miller 等人认为，在运作过程中家庭如果没能实现其各项基本功能，就会导致家庭成员出现各种临床问题。他们在 1978 年提出的家庭功能模式理论假设：家庭的基本功能是为家庭成员生理、心理、社会性等方面的健康发展提供一定的环境条件。为实现这些基本功能，家庭系统必须完成一系列任务以适应并促进家庭及其成员的发展，实现家庭基本功能和完成基本任务的能力主要表现在

[1]　David H. Olson, "Circumplex Model of Marital and Family Systems," *Journal of Family Therapy* 22（2000）：144-167.

[2]　Robert Beavers and Robert B. Hampson, "The Beavers Systems Model of Family Functioning," *Journal of Family Therapy* 22（2000）：128-143.

六个方面：问题解决能力、沟通、家庭角色分工、情感反应能力、情感卷入程度、行为控制。根据家庭在上述诸多方面的表现，可以看出家庭功能是否良好。①

家庭过程模式理论是 Skinner 等提出的。该理论把与家庭相关的不同概念有机地结合在一起，形成了一个全面而清晰的家庭功能的概念与结构。家庭过程模式理论认为，家庭的首要目标是完成各种日常任务，包括完成危机任务。每项任务都需要家庭一起去应对。在完成任务的过程中，家庭及其成员得到成长，并使家庭成员之间的亲密度得到提高，维持家庭的整体性，实现好家庭作为社会单位的各项功能。该理论提出了评价家庭功能的七个维度：任务完成、角色作用、沟通、情感表达、卷入、控制和价值观。任务完成是核心维度，其过程包括确定问题、思考各种解决问题的办法、选择合适的解决方法并实施、评估解决的效果。其他六个维度围绕在任务完成的周围。七个维度有机地联系在一起，共同评价家庭功能的实现效果。家庭过程模式理论强调家庭动力和家庭完成任务的过程。② 家庭过程模式理论与以往理论的不同表现在三个方面：它不仅列出了家庭功能的主要维度，还强调维度之间是如何相互影响的；它从个体、相互关系和整体三个方面对家庭功能进行评价；它把家庭作为一个社会系统，并强调家庭成员的价值观和家庭规则。

（二）关于社会支持的相关研究

有研究指出，社会支持在应对困境时发挥作用，具有抵抗压力的作用，探讨如何建构社会支持网络对于精神障碍者家庭来说十分重要。社会支持理论强调，个人所拥有的社会支持网络越强，越能更好地应对来自环境的挑战。个人拥有的资源包括个人资源和社会资源。个人资源包括自我功能和应对能力；社会资源是指社会网络的广度和社会网络能够为个人提供的社会支持功能。以社会支持理论为取向的社会工作，注重通过干预和建构个人的社会网络来发挥其在个人生活中的作用，特别是

---

① Ivan W. Miller et al., "The McMaster Approach to Families: Theory, Assessment, Treatment and Research," *Journal of Family Therapy* 22 (2000): 168-189.

② Harvey Skinner, Paul Steinhauer, and Gill Sitarenios, "Family Assessment Measure (FAM) and Process Model of Family Functioning," *Journal of Family Therapy* 22 (2000): 190-210.

对那些社会网络资源不足或者利用社会网络的能力不够的个体，社会工作者需要为他们提供必要的引导，帮助他们挖掘更多的社会支持网络资源，提高其利用社会网络的能力。[①] 有研究指出了社会支持网络理论在社会工作和社区矫正实践中的适用性。[②]

有研究将社会支持分为客观社会支持和主观社会支持。客观社会支持是指独立于个体的感受，个人从社会网络中所获取的物质或非物质的帮助或资源。主观社会支持是个人体验到的或情感上的支持，是个体在社会中受尊重、被支持、被理解的情感体验和满意程度。在这一研究中，求助者感知到来自家人、恋人的支持程度较高，来自朋友、邻居、同事的支持程度居中，而来自社工、志愿者等方面的支持程度最低。对社会网络的利用也是个体对来自外界的支持的接受和利用的程度。[③]

本节将家庭功能理论用于对精神障碍者家庭功能的分析中，从结果取向出发，调查精神障碍者的家庭亲密度、家庭适应性和家庭沟通情况，包括问题解决能力、沟通、家庭角色分工、情感反应能力、情感卷入程度、行为控制；从过程取向出发，调查精神障碍者的家庭动力和家庭完成任务的过程情况。此外，本节还从社会支持角度出发，探讨外在力量对家庭功能改善的作用等。

二　关于精神障碍者家庭的困境和干预的研究

（一）患者家庭的生活困境研究

了解患者家庭的困境是改善患者家庭功能的前提。精神障碍者家庭不仅要承受疾病带来的生活压力，还要承受疾病带来的心理困扰，尤其是病耻感的困扰。

家庭压力是家庭作为独立的社会系统，在遭遇突发性、非预期性的困难和危机时，因具有的秩序和平衡被打乱而产生的一系列矛盾甚至冲

---

①　王雁飞：《社会支持与身心健康关系研究述评》，《心理科学》2004 年第 5 期。

②　周湘斌、常英：《社会支持网络理论在社会工作实践中的应用性探讨》，《中国农业大学学报》（社会科学版）2005 年第 2 期。

③　井世洁：《社区矫正青少年的社会支持及其与精神健康的关系——基于上海市 J 区的实证分析》，《华东理工大学学报》（社会科学版）2010 年第 2 期。

突。① 影响家庭压力的重要因素主要有三个：一是家庭拥有的资源，二是家庭所处的环境和生活状态，三是家庭成员的心理反应。② 疾病使精神障碍者在生活自理、情绪控制和社会人际交往方面出现困难，他们通常在病发后会逐渐减少参与社会活动的次数，并且会出现巨大的心理压力和自责心理，常常会有高情感表达。③

在以病理学为基础的精神障碍治疗模式下，患者的照顾者或亲属能够从专业人员那里获得的信息与需求存在很大偏差，治疗师往往会低估精神障碍对整个家庭造成的负担，对他们提出不切实际的要求，患者家庭也常常感受到来自专业人员的拒绝、忽视和责备。④ 另外，家庭成员之间的情感得不到良好的交流，也成为患者家庭的一大负担。总之，精神疾病给患者家庭带来的困扰体现在诸多方面。一方面，精神疾病需要长期服药，需花费高额医疗费用，且患病后患者逐渐丧失之前的劳动能力，家庭收入减少；另一方面，疾病带来的困扰将导致患者家庭成员之间失去原有的情感交流和沟通，负面情绪得不到有效的疏导，使原有的家庭关系破裂，家庭失去情感功能。

（二）患者家庭的病耻感研究

精神障碍者家庭普遍存在不同程度的病耻感，隐瞒病情的家庭占88.9%；不同家庭成员身份隐瞒病情的等级程度有显著差异，配偶或子女的病耻感高于父母。受教育水平较高的家庭的病耻感程度也较高。产生病耻感的危险因素分析表明，每提升一个受教育水平等级，产生病耻感的危险性增加5.36倍，配偶或子女产生病耻感的危险性高于父母。⑤一项调查显示，被调查的患者家属中存在病耻感的占78.3%，这种负面

① 波玲·布思：《家庭压力管理》，周月清、李文玲、林碧惠译，（台北）桂冠图书股份有限公司，1994，第26～36页。
② 徐安琪、张亮、刘汶蓉、包蕾萍：《风险社会的家庭压力和社会支持》，上海社会科学院出版社，2007，第3页。
③ 叶锦成：《精神医疗社会工作：信念、理论和实践》，（香港）心理出版社，2011，第4～5页。
④ 井世洁：《理念与实践：美国针对精神障碍者的"家庭干预"》，《华东理工大学学报》（社会科学版）2014第5期。
⑤ 陈熠、岳英、宋立升：《精神障碍患者家属病耻感调查及相关因素分析》，《上海精神医学》2000年第3期。

感知将对患者的治疗和预后产生不良影响，同时影响家属的心理健康以及家属对待患者的态度。患者家属长期承担照料和监护患者生活的责任，这种沉重的劳动和负担影响他们的生活质量，甚至导致身心疾病。[①] 患者家属在承受经济压力的同时，还要承受沉重的心理压力，可以将他们看作"潜在的患者"给予更多的关注。[②]

同时，患者得到的社会支持越多，对社会支持的利用度越高，患者感知病耻感的程度就越低。研究者 Bolton 认为，病耻感的一个重要组成部分就是社会歧视。[③] 总的来看，病耻感给精神障碍者及其家庭带来了较大困扰，影响到患者疾病的各阶段，部分患者因病耻感的影响而放弃治疗。因此，促进患者采取积极的方式应对疾病，有助于减少患者的病耻感；给予患者和患者家庭更多的社会支持，提高其对社会支持的利用度，得到社会的理解、帮助和支持，将有助于减少患者家属感知到的病耻感。

（三）对患者家庭功能的干预研究

家庭干预是通过为精神障碍者及其家庭成员（特别是照顾者）提供相应信息、知识、物质支持及应对方式支持，使其获得有利于康复的系统环境，从而减少精神疾病复发、恢复社会功能，并拥有更好生活质量的一系列服务项目的总称。在美国，随着对精神障碍问题认识的逐步深入，人们对精神障碍者的家庭氛围的关注度持续提高，针对精神障碍者及其照顾者的家庭干预已经成为美国精神疾病康复研究和服务实践的核心领域之一。家庭干预的方法包括家庭心理教育、家庭教育、家庭咨询、家庭支持和倡导小组。此外，家庭干预还需要以立法与政策支持和专业人员培训等为要素的社会支持系统。[④]

一项实证研究发现，对精神分裂症患者及其家庭成员进行系统的家庭干预，能显著改善患者的家庭功能和社会功能，提高患者及其家庭成

---

① 李从从、孙宏伟：《精神障碍患者家属病耻感现况及影响因素》，《中国健康心理学杂志》2016 年第 3 期。

② 李艳、崔蓉、罗小年：《精神分裂症对患者家庭的影响》，《精神医学杂志》2009 年第 3 期。

③ Jim Bolton, "How can we Reduce the Stigma of Mental Illness?" *BMJ* (*Clinical Research ed.*) 326 (2003)：S57.

④ 井世洁：《理念与实践：美国针对精神障碍者的"家庭干预"》，《华东理工大学学报》（社会科学版）2014 年第 5 期。

员的生活质量。① 利用行为治疗、工娱疗法、心理治疗等综合性治疗方法，可以使其生活技能得到部分恢复和重建，促进了疾病的康复，降低了残疾的程度。由此，降低家庭功能和社会功能的受损程度，仅靠药物远远不够，或者说改善精神分裂症患者的社会功能是不能完全依靠药物的，社会性干预方法至关重要。

有研究表明，相互支持模式能够显著减轻精神分裂症患者家属的负担，改善家庭功能，被试较干预前有较少的罪恶感及挫败感，同时对患者的疾病及状况有更深的理解。② 在治疗阶段，家庭组的平均住院天数显著少于封闭组，临床疗效也明显优于封闭组。③ 家庭功能的改善，可以改善家属的消极心理状态，减轻其焦虑症状，促进睡眠，同时可以得到更多的社会支持，增强自信；而生活质量的提高，能够促进家庭成员间的交流，营造温馨的家庭环境，减轻家属的心理压力，有利于家属更好地照顾患者。④ 此外，还有研究指出，社区进行的支持与教育，使患者及其家属的病耻感均有明显的减少，其中患者有重度病耻感的比例由之前的 25% 降到半年后的 13% 和一年后的 3%，家属有重度病耻感的比例由之前的 42% 降到半年后的 22% 和一年后的 5%。能正常工作、学习和社交的患者从之前的 15% 增加到 37%，其中 50% 以上的家庭的生活质量有明显提高。⑤

三　精神障碍者家庭功能状况

（一）家庭的经济状况

精神疾病具有反复发作、治愈率低等特点，因而其治疗周期长、费

---

① 马振芬、李秀玲、刘庆海、詹来英、宫玉祥：《个别系统家庭干预对精神分裂症患者家庭功能和社会功能的作用：随机对照研究》，《中国临床康复》2004 年第 30 期。

② Wai-Tong Chien, Sally W. C. Chan, and David R. Thompson, "Effects of a Mutual Support Group for Families of Chinese People with Schizophrenia: 18-Month Follow-up," *The British Journal of Psychiatry* 189 （2006）: 41-49.

③ 张明廉、袁国桢、倪素琴、季庆、陈晓刚、周德祥：《家庭干预促进精神分裂症患者社会康复》，《中国康复》2006 年第 6 期。

④ 徐秋萍、吕春梅、吕迪春、吕望强、金兰珍、郑群玲：《出院后持续健康教育对精神分裂症患者家属家庭功能及生活质量的影响》，《护理与康复》2007 年第 12 期。

⑤ 杨陆花：《社区支持与教育对精神病患者和家属病耻感的影响》，《中国民康医学》2015 年第 23 期。

用较高，许多患者需长期甚至终生服药维持治疗。① 精神障碍者可能因病致贫，甚至放弃治疗。为了解患者的家庭经济状况，本研究就患者的家庭基本信息、诊疗情况、医疗费用等进行调查，调查对象包括在 A 精防院进行治疗的患者及社区日间康复中心的患者，共 50 人。本研究主要对精神障碍者的门诊诊疗情况以及导致的直接或间接的家庭经济负担进行分析。被调查者中，初中及以下学历的占 58.28%；患者中，已婚的比例为16%，未婚和离婚的比例分别为 56% 和 28%，大部分患者需要原生家庭照顾；无业人士占 36%，学生占 6%；经济来源依靠工资收入的占 22%，依靠低保和家人资助的分别占 56% 和 22%。

在 50 名患者中，33 名为企业员工，每月可获得平均 2000 元的企业工资，17 名为老年或衰退期患者，丧失劳动能力，患者家庭每月可领取政府低保和残疾人专项补助。其中，有工资收入的 33 名患者，加之参与职业康复训练获得的 200～300 元收入，每月最多可获得 2300 元经济收入；无工作单位的患者，每月参与职业康复训练可获得 200～300 元的劳动报酬，由该市卫生委专项拨款。有 28 名患者的父母均是企业职工，每月家庭收入最高为 7000 元，市残联每月发放给患者监护人残疾人补助500 元，其中有 21 名患者的父母每月领取固定退休金 4000 元左右；有 8名患者为家庭的核心成员，家庭的经济收入主要来自其配偶每月的收入，有 6 名患者的配偶没有稳定工作。

在 50 名患者中，有 18 名患者享有公费医疗，占受访人群的 36%，其他患者每月的治疗费用平均为 700 元。自 2009 年 8 月起，A 精防院与区残联合作开展全区有精神残疾证的精神病人的免费服药工作，被调查的 50 名患者均享有此福利，目标是让所有精神残疾人都能享受免费基本医疗，预防病情复发。2010 年，A 精防院被该区民政局定为大病垫付单位，从而解决了精神病人住院经费困难问题。

总体看来，精神障碍者的家庭月平均收入较低，基本经济条件较差，部分家庭还有债务压力，家庭贫困。患者由于常年患病，自身并没有经济能力，多数家庭成员是离退休人员，或只有配偶一方工作，除了维持

---

① 翟金国、赵靖平、陈晋东、刘庆海、张传芝、刘朝军：《精神分裂症患者的家庭负担研究》，《上海精神医学》2006 年第 4 期。

家庭基本开支，每月还要支付几百元至 1000 元不等的医疗费用，这笔医疗费用不在医疗保险报销范围。还有部分患者没有医疗保险，治疗费全部由患者家庭承担，很多家属表示经济压力太大。

患者 A 来自开放病区，A 是家里的独生子，父母将近 70 岁，家庭现在的收入主要是父母每月 4000 元左右的退休金和市残联每月发放的补贴，父母居住在早期购买的单位集资房中。每次探望时，父母也会给 A 一些零花钱，虽然 A 在入院期间参与职业康复训练可获得些许收入，但数额有限，其生活的日常开支还是要依靠父母的经济补贴。

患者 B 来自开放病区，B 原是工厂工人，后因脾气暴躁，经常与人发生争执而被单位开除，之后在家待业，做些体力活赚取收入，但都坚持不了太长时间。B 的父母年纪很大，也没有固定的退休金，家庭现在的收入主要是其妻子每月 3000 多元的工资、政府发放的低保和市残联发给患者监护人的 500 元残疾补助。B 的医疗费用和生活费用全部由其妻子承担。

患者 C 来自院外康复园，平时可以参加康复劳动，每月获得 1500 元收入。访谈员问 C：“院外每天都要工作，身体吃得消吗（由于长期服药，精神障碍者的躯体功能会有所衰退，并且容易困）？”C 回答：“外边的确累点，但总是在院内待着也没意思，而且关键是能挣钱，有这个收入我们就很知足了，也能给家里减轻负担。”院外康复园的护士长和护工也表示，患者很喜欢参加康复劳动，因为有收入，生活能有一些奔头，家属也支持，觉得最起码可以挣钱了。

大部分精神障碍者家庭的经济负担都比较重，甚至有因经济原因放弃治疗的情况。同时，家庭收入低的照料者较多受到经济状况的困扰，承受较多的压力，因而家庭收入成为影响照料者生活质量的重要因素。[1]月均家庭经济收入较高的患者家属，生存质量评分也较高，经济负担在许多方面对精神分裂症照料者的生存质量产生影响，如对获得治疗药物的担忧等。[2]

---

[1] 李菊芳、范湘鸿、陈传萍、杨玲花：《精神分裂症患者家庭照料者负担与生活质量调查》，《护理学杂志》2008 年第 3 期。

[2] 苏明涛、刘娟娟、张海英、范德松、苏磊：《精神分裂症患者家属生活质量状况及相关因素分析》，《精神医学杂志》2008 年第 2 期。

（二）家庭成员心理及情绪状况

精神障碍者及其家庭成员面临的心理和情绪问题主要是病耻感的问题。在调查中了解到，受教育水平较高的家庭成员的病耻感会更强烈。

患者 C 为院外康复机构患者，早年参加工作后成家，后因患病离异，患病后 C 的生活全部由母亲照顾。C 和母亲都有一定程度的病耻感，不愿与人交流。访谈最初，C 不愿与访谈员交流，访谈员问及原因，C 回答："（我）一般都不愿意跟生人说话，不好意思，我有病，让人看出来不好，我妈告诉我少说话，说话容易让人听出来。"访谈员想和 C 的母亲进行沟通，但她没有同意。

患者 D 为院外康复机构患者，访谈中访谈员问及为何不愿参与手工艺品制作活动，D 回答："年纪大了，不愿意动，我没有子女，退休金都是自己花，也花不完，不愿意再挣那份钱了。"访谈员又追问手工艺品制作不仅是挣钱，还可以训练手、脑的灵活性，D 回答："我这辈子就这样了，还有什么灵活不灵活的，就算灵活了还能有什么用，就这么待着吧。"

在调查中发现，患者及其家庭成员在日常交往中缺乏沟通和理解，家长会因病耻感回避子女。对患者 F 及其父亲的访谈如下。

患者 F 的父亲说："我希望这种活动再多一点，我们真的特别需要。不瞒你说，从儿子得这个病开始，我们的家庭就已经不像一个家庭了，孩子妈妈每天都很晚回家，其实就是不愿意看见孩子的状态，她逃避，其实我也想逃避，我们都觉得丢人。但是没办法，孩子没人管了，所以有的时候我觉得自己已经要崩溃了。"

患者 F 也表示："妈妈不喜欢我了。"访谈员问 F 为什么有这种想法，F 说："她现在不和我说话，也不愿意看到我，我和她说话，她也不看我，不过她也不和我爸说话，就因为我得病了吧。"

家属与患者会因疾病产生矛盾或冲突，家庭成员之间关系紧张，会发生误会和猜疑。患者的自卑感因而加剧，内心更加脆弱、敏感，这不利于疾病的治疗与康复。同时，患者家属会因要长期照顾患者而产生倦怠感，病耻感强烈的家属甚至选择逃避和放弃。家庭成员之间没有良好的互动方式，不能为彼此提供情感支持，以致家庭亲子关系难以保持良性发展。有研究指出，病耻感造成的家庭内部关系不协调，将影响家庭成员的心理健康和子女性格的形成，在患者成长过程中可能起到潜移默化的示范或强化作用，使其易感素质提高。①

公众的歧视和不理解会增强患者的病耻感，从而阻碍或推迟患者的求医行为。患者不能接受早期系统治疗，导致病情加重，进而增加了疾病的难治性。患者家属的病耻感会阻碍患者回归家庭，影响患者的康复、预后及生存质量。② 在访谈过程中，部分有病耻感的患者家属逃避现状，不愿接受访谈。

患者 A 来自开放病区。访谈时，A 的父母表示，对 A 今后的生活非常担忧，随着年龄的增长，他们陪伴 A 的时间和精力也会逐渐减少。A 今后的生活由谁照顾，是困扰他们的最大问题。

患者 D 来自院外康复园，是一名处于衰退期的老年病患。衰退期患者会出现明显的社交困难，社会适应能力下降，部分患者的身体机能也逐渐退化，行动不便，加之原生家庭的亲人大多年老或过世，其他亲属不愿将精力放在他们身上，这就给老年院外康复园带来了许多新的难题和挑战。同时，老年精神病患大多无子女、婚姻关系破裂，仅靠直系亲属或旁系亲属监护照看，还存在许多家庭生活中的现实问题无法解决。

照护负担使照料者遭受一定的困境，同时会带来诸多负面情绪，如妨碍照护者个人事业的发展、脱离社会甚至产生焦虑抑郁情绪等。面对这些情况，家庭成员大多无法通过自身的力量走出困境并修复破损的家庭功能，需要外在的社会支持力量的帮扶。③

（三）家庭对青少年患者教育发展的影响

青春期是青少年生长发育的重要时期，亲子关系、同学交往、学习压力、性的萌动等诸多方面的困惑会影响他们的心理健康，进而形成不同的个性特征。而这一时期是青少年接受教育的关键时期，很多患者在青春期发病后不得不离开校园，治疗疾病成为其生活的重心，加之服用精神科药物会影响大脑功能，损伤智力，这更为其接受教育带来了困难。患病后青少年接受教育的场所从学校转向家庭，给家庭带来了很大的负

① 郑成畴、黄运坤、张小聆、吴爱萍、温达民：《家庭环境因素对青少年精神分裂症的影响》，《中国行为医学科学》1999 年第 1 期。
② 高士元、费立鹏：《不同人群对精神病的态度》，《中国心理卫生杂志》2001 年第 2 期。
③ 朱国奎、缪金生、孙大治、李华亮：《精神分裂症患者的家庭照料负担研究》，《四川精神卫生》2006 年第 1 期。

担。此时家庭不仅要承担孩子行为习惯的教育责任，还要承担孩子文化课程的教育责任。

患者 E 来自社区日间康复中心，是一名 20 岁的青年，15 岁时患病，从此一直在家学习，由其父亲监督。当访谈员问及是否愿意参与日间康复活动时，E 回答："愿意，比在家玩游戏有意思。"问 E 是否喜欢完成康复活动，E 表示："还行，有时候看书看不懂，社工让我别着急，我就不着急了。"

目前，我国有很大一部分精神障碍者为青少年，家庭教育功能的改变使他们接受的文化教育质量下降，同时给家庭教育带来了新的挑战。青少年在成长发育过程中需要得到家长更多的关心和呵护，父亲应对子女少一些粗暴的惩罚，母亲应多一些关心与理解，承担起家庭教育的责任。[①] 家庭成员在面对外界刺激时，应调整情绪表达的方式，做出合适的情感反应。

（四）家庭对患者再社会化的影响

精神障碍者的再社会化是指专业技术人员通过采取各种措施延缓或防止患者的精神和躯体衰退，促进患者康复，最终使患者重返社会。精神障碍者经医院治疗后，容易产生情绪低落、行为退缩、自我评价低等心理改变，对社会产生抵触心理，这加深了社会与患者之间的不协调，使其难以回归社会，患者往往也因社会适应不良而被社会拒绝。此时，若家属因病耻感不支持患者走出家门，不给予患者再次接触社会的机会，则患者将难以在封闭的生活中得到自我认同和社会认可。

患者 E 来自社区日间康复中心，是一名青年患者，15 岁患病入院，出院后一直在家。中心工作者起初联系到 E 的母亲，希望 E 参与社区的康复活动，E 的母亲非常排斥，不愿让 E 出门，不愿让大家知道 E 的情况。经中心工作者多次劝导，E 的母亲最终同意让 E 到康复中心试一试。E 进入社区日间康复中心进行康复后，恢复状况良好。E 的母亲在看到孩子的进步后非常欣慰，多次感谢工作人员为 E 提供了这次机会。

同时，研究者在老年康复园也观察到以下情况。居住在此的老年患

---

① 邓沛荣、刘燕花、宋玉芬、隋菊英、刁咏梅：《青春期精神分裂症阴性症状与心理应激关系的研究》，《中国健康心理学杂志》2011 年第 1 期。

者大多处于衰退期，不愿参与康复活动，不愿也没有能力再次接触社会。虽然大部分患者可以生活自理，但开设康复园的场地和人工成本较高，患者缴纳的住宿费无法覆盖这些费用，导致社会功能的恢复活动并没有开展起来。老年患者的父母早已过世，兄弟姐妹又都没有能力和时间照顾他们，所以即使老年康复园的患者都签署了出院协议，满足出院条件，可以随时由家属接回家调养，几乎所有的家庭也都会选择让他们永远居住于此。

社会公众对患者的异常行为不理解，产生厌烦和恐惧心理，这是患者遭到社会排斥的原因。

（五）同伴系统对患者与外界交往功能的影响

首先是非正式支持的同伴系统，它是指以精神障碍者为中心，由家庭、亲属、邻里共同组建的同伴圈。在现实中，精神障碍者大多生活在社区中，群体普遍存在经济困难，且对疾病不了解，造成患者与家庭、社区、社会隔离。以精神障碍者为中心的自然性同辈支持明显不足，这主要体现在精神障碍者与家人、朋友的原有关系上。

患者 A 来自开放病区，其家庭主要的社会关系是在本市的亲戚和父母的朋友。虽然与亲戚关系好，但对于 A 的情况，亲戚并不能给予太多帮助，也不愿帮忙照看。而且 A 的父母有一定的文化水平，虽然 A 已患病多年，但其父母还是具有一定程度的病耻感，不愿过多地和他人提及 A 的病情和康复进展。

这些非正式支持的同伴系统对精神障碍的错误认知，使精神障碍者对康复缺乏信心。由于长期缺乏支持，作为长期照顾者的家人之间缺乏表达、希望、正向鼓励等，这大大弱化了非正式支持的同伴系统的作用。

其次，同伴支持是一种较为新颖的、以促进患者功能恢复为主要目的的服务方法，是指拥有相同生活环境、经历、文化、社会地位和共同话题的一些人，在相互尊重的基础上，一起进行情感交流、信息分享和支持反馈等。然而，在目前的康复治疗过程中，被确诊为精神障碍后，大部分患者很难再结交到新的朋友，破裂的伙伴关系无法得到修复，而家庭也无法给予他们同伴支持的力量。[①]

---

① Renée I. Boothroyd and Edwin B. Fisher, "Peers for Progress: Promoting Peer Support for Health Around the World," *Family Practice* 27 (2010): i62-i68.

　　从服务使用者来看，民众对精神康复服务者存在偏见，社会舆论带来社会对精神障碍者的排斥，割裂了精神障碍者与支持同伴系统之间的联系。社会政策缺乏对精神障碍者获得同伴支持的鼓励，社会工作在社区层面开展的精神康复服务存在明显不足。因此，精神障碍者的同伴支持系统往往显得十分匮乏。

　　疾病及药物使患者出现交流与沟通困难、与人交往的能力不足、与外界隔绝等状况，也使患者之间的同伴支持能力不足。事实上，康复期的精神障碍者大多渴望与同伴进行交流，如在日常生活中患者主动寻找同伴、渴望获得理解和支持。同伴支持系统需要外部力量的介入和训练，给予患者支持性的帮助，增强同伴之间的支持。

　　患者 B 来自开放病区，B 表示自己很喜欢足球，也喜欢看足球比赛，他说："平时看电视很多人看一个，有时候不好意思非要看足球，也得看大家喜欢看什么，所以我就听收音机足球直播解说，要说期望，我就希望能有一个也喜欢足球的病友，我们平时能有共同语言，这里现在除了我没人喜欢足球，所以我也没有朋友，也没人能聊天。"

　　同伴支持服务带来的收益是多方面的，对同伴（或称服务提供者，即提供同伴支持服务的人）、患者（或称服务使用者，即接受同伴支持服务的人）和医务工作者，以及医疗机构、社区均有积极影响。但目前的调查研究显示，患者在康复过程中严重缺乏同伴支持，且缺乏专业的社会工作者引导患者建立同伴支持小组。①

四　精神障碍者家庭功能受损的原因

　　影响患者家庭功能的因素包括以下三个方面：现有的康复治疗模式局限于补救式，患者家庭普遍被动参与治疗，在参与过程中缺乏主观能动性；同时，因长期遭受精神疾病困扰，患者及其家属陷入不同程度的心理困扰，加之病耻感的影响，患者家庭的负面情绪无法得到有效疏解；精神疾病仅仅依靠患者家庭成员团结一心、共同努力是远远不够的，还需要来自家庭之外的支持力量的帮扶，其中同伴支持尤为重要。

---

① Julie Repper and Tim Carter, "A Review of the Literature on Peer Support in Mental Health Services," *Journal of Mental Health* 20（2011）：392-411.

（一）患者及其家庭被动地参与康复

研究发现，困扰患者家属的通常是患者缺乏主动性。虽然医院开展了许多丰富的训练活动和娱乐项目，在社区进行健康教育的宣传，为家属提供家庭教育和家庭咨询服务，但这种修补式的康复模式并不能满足患者的个性化需求，患者参与康复训练缺乏目的性，其主观能动性难以被激发。因此，患者回家进行康复后，无法适应无人看管的生活，出现不按时服药、生活懒散等情况，造成病情复发，再次入院。

精神障碍者在康复阶段表现得非常被动，无论是长期住院的患者，还是办理出院手续后参与院外机构康复的患者，均被动接受康复机构的管理要求，抱有完成任务的心态，接受本应以提升病患自我效能感为目的的康复训练。当患者对医院康复的安排产生不满时，他们未主动采取具体行动改变现状。当精神障碍者满足出院条件时，家属基于对家庭状况的考虑，会拒绝接纳患者出院，患者便只能继续被动接受院舍生活。患者出院回家后，其日常生活被家庭安排，并且患者已经适应并接受了这种"被安排"的生活模式，需要家属、院外机构人员或社工帮助他们制订生活计划，并督促其完成；衰退期的病人已完全丧失自主选择的意愿。

通过以上分析可知，虽然社区康复逐步向"生理-心理-社会"康复模式转变，但康复的视角依然停留在补救式的管理模式，而非从患者长远的生活和康复着眼的复原模式。这给医护人员带来了很大的负担，也没有解决患者及家属面临的困境问题。

（二）患者家庭内部情感功能受损

通过对个案家庭的参与观察和深度访谈，本研究发现，精神障碍者的家庭成员之间关系疏远、情感淡薄，他们不善于表达自己的情绪，容易发生矛盾和冲突。家庭成员之间的沟通和互动存在明显问题，患者家庭存在严重的病耻感。家庭是患者支持系统的重要组成部分，家庭成员的冲动、不稳定情绪、自卑感使患者更加敏感多疑。同时，家庭成员的内向和悲观表现不能给患者带来积极影响。此外，患者家属之间也缺少沟通和交流。调查发现，家庭中若子女患病，则对家长必定是沉重的打击。面对孩子反复的病情，父母承受了很大的精神压力，长期心情压抑，产生争吵，若沟通不及时，就会影响夫妻关系。如果是夫妻一方患有精神疾病，那么夫妻关系通常很难维系。

家庭对缓解心理应激矛盾冲突具有不可替代的作用。[①] 情感功能良好的家庭，可大大减少应激事件引起的内心冲突，理论上可以降低精神疾病的发病率和复发率，尤其是情感障碍者家庭的作用更不容忽视，当理想状况和家庭实际状况存在差异时，内心会产生不平衡和痛苦，这极可能成为导致疾病复发的重要潜在因素。同时，由于受精神疾病的影响，患者家庭功能较差，同样的应激性生活事件会引起比常人更大的心理反应，从而更容易导致疾病复发或影响疾病的治疗效果。

（三）患者缺乏同伴支持

住院治疗期间，大部分患者的社会性逐渐丧失，长期生活在"医生-病人"的身份关系中，精神病人身份使患者难以获得正常社会关系中的支持和认同。对于康复情况较好的患者来说，他们在保证自身生活的同时，往往会产生更高级的需求。大多数精神障碍者在患病之后依然保留着原有的生活习惯和爱好，家庭阶层不同、生活习惯不同，患者对生活的需求也会不同。例如，一些接受过高等教育的患者在入院治疗期间依然保持着读书、写作、绘画等习惯，如果因入院治疗而使这些习惯的延续受到干扰，患者就会感到失落，甚至会觉得生活失去了意义。精神障碍者在患病前都有属于自己的社会属性和兴趣爱好，寻找同伴群体是患者的内在需求。但现状是，精神障碍者严重缺乏同伴支持。同伴支持可以使患者通过交换意见获得新的技能，提高自我效能感，获得自尊。提供同伴支持服务可促进患者与人沟通，提升其情感和语言表达能力，改善其社会功能，帮助其获得生活和康复的技能，这有助于患者病情的持续恢复，提高其生活满意度。

五　对精神障碍者家庭功能的干预过程

本研究尝试通过小组工作方法对精神障碍者的家庭功能进行干预，通过召开家庭讨论会和建立家庭支持小组，探讨改善家庭内部功能、增强向外的同伴支持以及建构社区支持网络等实践机制对改善家庭功能的作用。

---

① 张凯、吴瑜、贾杰、谭庆荣：《双相情感障碍患者家庭亲密度与适应性的调查》，《上海精神医学》2003 年第 1 期。

（一）工作目标：改善家庭成员之间的关系

家庭成员之间良好的沟通能够给彼此提供重要的情感支持，这也是促使家庭成员成长的动力。和谐的家庭关系需要建立在良好的家庭沟通的基础之上。本研究中的干预实践将通过促进家庭成员之间的沟通来改善家庭成员之间的关系，最终达到缓解家庭内部矛盾的目的，通过对患者家庭的介入，改善家庭中的夫妻关系、亲子关系，进而改变家庭成员之间缺乏交流、彼此忽视、情感淡漠、病耻感强烈等现状。

（二）服务内容：家庭讨论会与家庭支持小组

家庭讨论会是将所有家庭成员召集起来就某一主题进行讨论，主要是为了让家庭成员能够进行平等和民主的沟通交流，每位家庭成员都有机会表达自己的意见和建议，培养家庭成员独立自主地制订计划和做出决策的能力。本研究中干预对象的情况如下。他们在康复机构都表现良好，积极配合护士和社工的工作，主动完成自己的任务，能够与其他成员友好地相处。但是据家属反映，患者在家时易怒，情绪波动大，反抗意识强烈，与家属的互动不顺畅，还有一些患者情绪消极，沉默寡言，不主动与家人进行交流。大多数患者认为，家属尤其是父母对自己的约束限制很多，让自己有压力，伴有强烈的挫败感。另外，患者父母不知道如何与患者相处，他们担心言语过重伤害患者的自尊心，或者控制不住自己的情绪给患者带来二次伤害。

基于以上情况，本研究的干预措施是先召开家庭讨论会，澄清家庭会议的目的与作用，帮助精神障碍者家庭培养在遇到冲突时召开家庭讨论会的习惯，促进家庭成员间关系的改善，并帮助患者和家属重新审视自己在家庭中所扮演的角色，以及自己的行为对其他成员产生的影响。同时，帮助家庭成员制定家庭协议。制定家庭协议，首先让每个家庭成员罗列自己对其他家庭成员的期待，然后所有家庭成员商议制定各项规定以及违反规定的后果。制定家庭协议的目的是，让家庭成员学会倾听他人的意见，同时促进成员间的沟通，使成员学习更多的沟通技巧。制定家庭协议可以对家庭成员的不恰当或不合理行为进行约束，一旦有成员违反约定，其就要接受其他家庭成员做出的惩罚。

家属支持小组的建立对改善患者家庭功能有很大帮助。社会工作者协助精神障碍者家庭之间建构互助支援的社会网络，是改善患者家庭社会交往功能的重要补充。仅靠患者家庭自身，不能实现对患者的照护，患者家庭如何寻求有效的帮助是需要解决的问题。不同患者的家庭之间具有较强的同质性，能更好地运用同理心，产生情感共鸣，为家庭成员提供情绪宣泄口，家属可以从支持小组中寻求帮助。因此，家属支持小组是改善患者家庭功能的重要途径。家属支持小组通过成员之间相互支持和学习，提高人际交往能力，并通过家属间的相互影响促进家属改变生活态度、应对生活困境和处理压力。成员解决问题的能力和潜力需要在小组活动中得到发展。

（三）服务过程

1. 前期准备

介入前期的主要工作是收集家庭资料，并对家庭的需求进行评估，以便制订服务方案。以半结构访谈为主，对个案家庭的家属和社区日间康复中心的工作人员进行访谈，围绕 F 家庭成员之间的关系和社会支持情况展开。F 家庭成员关系存在的问题主要表现在以下方面：一是患者 F 的父母具有病耻感，F 与母亲存在严重沟通障碍；二是 F 的家庭成员解决问题的意愿不强烈，对亲子关系不良可能产生的严重后果认识不够。F 家庭面临的困境来自家庭成员间缺乏沟通和理解。干预目标以改善家庭关系为主，同时将 F 家庭纳入小组工作——"家庭支持小组"活动计划中，改善 F 家庭的社会支持网络较弱的现状。根据小组工作的活动要求，在社区日间康复机构工作人员的帮助下，筛选出 F、G 家庭以及其他 3 个患者家庭，进行个案工作和小组工作介入。

2. 介入过程

介入过程分为两个阶段。一是对 F 家庭进行个案工作介入，通过家庭讨论会的工作方法，为患者家庭提供沟通的途径和机会，目的在于改善患者家庭成员之间的关系；二是对 F、G 家庭以及其他 3 个患者家庭进行小组工作介入，通过家庭支持小组的工作方法，扩大患者家庭的社会支持网络，建立同伴支持，提供互相学习、情感宣泄、分享经验的场所和途径。

（四）个案工作：建立家庭讨论会制度

在整个干预过程中，共对个案家庭 F 开展五次家庭探访，每次家庭探访都会给个案家庭布置新任务，并在下一次探访时进行反馈。

第一次进行家庭探访的目的是与个案中的家庭建立信任关系，共同制订服务计划。

第二次进行家庭探访的目的是促进患者与家属之间的沟通，通过角色扮演的方式让患者与父母互换身份，感受彼此的情绪，从而改变自身的言行，照顾家庭成员的感受。同时，尝试让家属了解家庭讨论会和家庭协议这两种沟通互动的技巧和方法。例如，召开第一次家庭讨论会时建立起家庭的规则，当某一家庭成员发言时，其他家庭成员不得打断，每个家庭成员都要积极分享自身感受，等等。

第三次家庭探访是对第二次家庭探访的反馈，并适时做出调整，为家庭布置新任务，主要内容为：所有家庭成员一起回顾以往印象最深的一次家庭危机，当时各自是如何应对和解决的；列举出在这一过程中家庭成员处理不当之处，制订新的解决方案。

第四次家庭探访先是完成第三次家庭探访布置的任务，最终目的是让家庭成员感受家庭讨论会的效果，以及家庭讨论会对家庭成员关系发挥改善的作用，并发展出正确相处方式和矛盾应对方法。

第五次家庭探访的目的是给予家庭鼓励与支持，强化家庭召开家庭讨论会和建立家庭协议的习惯，并对家庭成员强调家庭关系的重要性；最后让每位成员陈述自己在家庭探访期间所发生的改变，分析原因以及对家庭关系发展的影响。

本书将同伴支持理念应用于精神障碍者家庭的支持小组中，预期达到的干预目的如下。第一，通过同伴支持，培养自我控制、自我认同、自我成长的能力，实现"自助"。第二，促进有相同经历的精神障碍康复同伴和家庭之间形成示范教育、康复辅导、激励支持效应，实现"互助"。家庭支持小组作为个案家庭现有的、最接近患者生活的资源，对改善患者家庭社会功能起着重要作用，同时是患者家庭走出阴影，建立社会支持网络的第一步。本研究中，社会工作者利用社区康复机构这一平台为参与个案干预的家庭建立了家庭支持小组，帮助家庭恢复社会交往能力，实现社会支持网络的建构。

本研究将有共同经历、患者年龄相仿的五个家庭聚集在一起，召开简单会议，了解家属期待，澄清家庭支持小组成立的目的和达到的效果。

第一次会议较为成功，约定家庭支持小组的召开时间为每周五的下午3点，地点为社区康复机构的活动室，以及活动将要持续的次数等。

（五）干预效果

1. 患者家庭的消极情绪得到疏解

通过社会工作介入，患者家庭成员之间的关系得到有效改善：父母与孩子之间的沟通增加，患者的需求得到更多满足，亲子关系得到改善；夫妻之间的关怀和理解增多，夫妻关系有所改善。通过社会工作者适当的干预和引导，家庭应对疾病困扰的能力得到提升，家庭支持小组为患者家庭提供情感交流、情绪疏解、技巧学习的机会，建立和完善社会支持网络，强化治疗信心，增加康复力量。这一改变和提升的过程也是患者家庭逐渐从被动地适应生活向主动地积极应对生活困境的转变。小组干预之前，大部分患者家庭对患者的心理康复关注较少，家属无暇顾及家庭成员之间的情感交流；小组干预之后，患者家庭成员之间的情感联系得到加强，对家庭环境中的应激反应减弱，患者的交流能力和应急管理能力有所提升。

患者F的父亲表示："现在我们每个人回家都爱说话了。孩子他妈以前回家从来都不说话的，现在每天跟我和孩子都能说上两句，感觉还是有改变的。现在F会和我说他的心情，以前他从来不说。社工让交新朋友，他跟一个小组的男孩交了朋友，他跟我说他挺开心的。"

患者F的母亲表示："最近看儿子是有点进步的，以前天天在家待着，也不说话，跟他爸也不说，问一句答一句，现在会主动说话了，那天还叫我吃饭，有点进步就挺好。"

通过小组干预，患者的情绪变得积极，交了新朋友让患者情绪高涨，患者家庭成员之间的交流增多，家庭紧张氛围得到改善。小组干预能够帮助应对家庭成员之间的交流困境，打破只关注患者本人的心理冲突和行为模式的局限，将症状放在整个家庭系统中去缓解。提高康复者的自尊心和自我认同，提升其生存质量，是小组干预的目标。社会工作者开展家庭支持小组活动，为患者减少病耻感提供新途径，并在目前的康复工作中取得了良好效果。

患者F的父亲表示："我希望这种活动再多一点，我们真的特别需要。希望政府能够更加关注我们，不光是孩子，像我们这种家属也需要心理辅导。不瞒你说，从儿子得这个病开始，我们的家庭就已经不像一个家庭了，孩子妈妈每天都很晚回家，其实就是不愿意看见孩子的状态。她逃避，其实我也想逃避，我们都觉得丢人。但是没办法，孩子没人管了，所以有的时候我觉得自己已经要崩溃了。参加这个活动特别好，感觉在这里找到了同伴，觉得自己不是孤零零的一个人，还有点用。"

实施有针对性的干预，提高患者的自我效能感和积极应对能力，减轻患者和家属的心理困扰，以促进患者康复。相关研究也发现，通过在社区进行面对面的支持与教育，患者及其家属的病耻感均有明显的减少。

2. 患者及其家庭的社会交往得到改善

青少年精神障碍者拥有的社会关系匮乏，朋友、邻居、社会工作者和志愿者对他们的社会支持极为有限。小组干预会改善患者被动求助的反应模式，使患者愿意主动参与康复活动。患者 F 表示："社工让我们学的内容挺有意思的，学会了还有奖励，以前我爸总让我在家看书，我就打游戏，看书也看不懂，现在我可以跟 G 一块，有时候我俩都看不懂，我俩就玩一会儿。"

小组干预为患者及其家庭提供了同伴支持，也为康复者和家庭成员提供了支持。同伴支持小组的重要特征是强化了精神障碍者之间的相互支持以及良好社会关系的发展。同伴支持小组是精神障碍者获取信息和相互学习的重要途径，能够有效促进精神障碍者不再仅仅关注疾病的治疗，同时注重自我决定能力的提升和自我增能。[1] 此外，康复者的家属同样需要社会支持。修复现有的受到损害的社会关系，建立起与其他人新的社会关系，获得更多的社会支持，也是建立家庭支持小组的目标之一。几次小组活动过后，患者家庭的社会支持得到了增强。

患者 G 表示："平时都是一个人在家看电视，待着也没意思，我就希望能有一个和我有同样爱好的朋友，最近交一个新朋友，我们都喜欢踢球、看足球比赛，挺好的，我们平时能有共同语言，能聊天。"

患者 G 的家长表示："以前压力都我们自己顶着，周围像我们家这样的也不多，他们都躲着我们，不愿意说话，都快习惯了，现在不一样

---

[1] Julie Repper and Tim Carter, "A Review of the Literature on Peer Support in Mental Health Services," *Journal of Mental Health* 20 (2011): 392–411.

了，我们跟其他家长能说说话，感受都差不多，互相安慰安慰。"

社会工作者要帮助服务使用者建立积极的支持网络，其中自助和同伴支持理念的实现非常重要。同伴支持的理念让人们看到精神障碍者自身所拥有的能力，不再仅仅关注精神障碍者的病症，而是把精神障碍者视为具有自主性的个体，他们具有各种发展的需求。家庭成员认知的改变，使他们有了积极的行为反应和良好的康复心态。在家庭遇到困难时，他们能主动思考解决问题的办法，减少压力造成的伤害。家庭支持小组的开展，让患者家庭更有信心面对今后的生活。

（六）干预实践总结

1. 患者家庭自助与同伴支持相结合

在精神障碍社区康复模式的推行中，精神障碍者及其家庭不仅是社区康复服务的被动接受者，而且是活动的主动参与者。患者及家属作为有行动能力、有意愿的治疗参与者，需要了解自身需要获得怎样的康复服务。对于生活意义的追寻，不是通过服务机构工作人员的指导实现的，而是通过患者及家属的自身体验和努力改变获得的。对于服务提供者来说，提供必要的支持环境和方向性的引导，能使家庭成员产生改变现状的意愿，这样才能达到激发康复者主动性的目的。

家庭讨论会为康复机构提供了帮助患者家属认清现状、梳理康复思路的途径，患者家属从活动中了解社区康复中可利用的资源、自身的优势和未来的康复方向，从而向康复活动参与者的角色转换。家庭支持小组使家庭康复成为联系患者与家庭、社区的桥梁，通过开展系列活动，为患者家庭提供支持性的社区环境，扩展患者的活动领域，获得可利用的社区社会资本，从而改善患者与照顾者的关系模式，促进患者自我赋能，减少病耻感。

2. 家庭支持小组向社区倡导小组转变

家庭支持小组是一种开放式的支持性小组，通过同辈引导和随时加入小组的开放式设置为精神障碍者及其家庭提供情绪支持、共情、信息服务，并提供与相同经历者分享情感的机会。① 家庭支持小组作为微观

---

① 井世洁：《理念与实践：美国针对精神障碍者的"家庭干预"》，《华东理工大学学报》（社会科学版）2014年第5期。

康复环境中的有效干预方法，为患者家庭提供了可以分享解决与照顾病人相关的问题的方法，进行角色示范、扮演并获得积极反馈。在以同伴支持为目的的家庭支持小组中，提供渠道和平台促使家庭交流关于疾病、社会资源、应对方法的信息等。

在活动持续一定时间，家庭对支持、帮助和信息的需求得到一定程度的满足后，家庭支持小组可以进一步发展成为社区倡导小组。社区倡导小组作为宏观层面的干预方法，应用于社区工作中，目的是开发出一系列能够满足社区康复需要的服务项目，这往往成为社区服务系统针对精神病人家庭服务局限性的有效补充。同时，新成员的不断加入也成为家庭支持小组和社区倡导小组存在和发展的必要前提。在成熟的社区康复活动中，家庭支持小组活动与社区倡导小组活动可以共同开展，为患者家庭提供由微观层面过渡至宏观层面的、更加立体的康复路径。

3. 家庭康复立体支持网络的建构

从宏观角度来看，家庭康复得以顺利开展有赖于多部门和多学科的紧密合作与相互配合。从纵向结构来看，家庭康复工作需要政府卫生服务部门、康复服务机构、精神卫生服务协会和社区康复中心等多部门的积极参与；从横向结构上看，以社会工作者、精神科医生和护士、心理治疗师和相关领域学者等组成的多学科工作团队是家庭康复工作开展的必要前提。这两方面构成了以家庭康复为载体的精神疾病康复立体支持网络，以促进我国本土化的精神障碍社区康复模式的推行。

第八章 "再家庭化"：精神障碍社区康复中对家庭的福利关怀

随着社会转型和市场现代化的变迁，政府、家庭、个体三者间的关系被重构，家庭对精神障碍者的福利责任以及我国现实情境中家庭所发挥的功能性作用不容忽视，突出以家庭需求为核心的福利设计，将支持家庭作为政策设计重点可能是未来解决我国精神障碍者康复问题的重要途径。坚持分类保障是我国近年来为特定人群提供福利保障的原则，如《国务院关于加强困境儿童保障工作的意见》作为近年来困境儿童工作的重要指导文件，强调要"根据困境儿童自身、家庭情况分类施策"。对于精神障碍者家庭来说同样如此，基于精神障碍者的多样性，了解家庭需求和困境，从家庭需求出发制定和完善多样化的家庭福利政策，可以使政策的福利功能更具有效力和针对性。另外，家庭需求差异的多样性也使区分家庭遭遇的困境具有一定的必要性。鉴于此，本章将在区分精神障碍者家庭的内生性困境和外生性困境的基础上，分析重视家庭需求的必要性，探索建构基于家庭需求的精神障碍者福利政策可能包含的具体机制以及实现的路径等。

第一节 "去家庭化"的制度语境 与"再家庭化"的功能需求

我国的家庭福利政策表现出明显的"去家庭化"（de-familiazation）取向。这种"去家庭化"不同于北欧福利国家政策依靠国家保障的"去家庭化"，它具有两个明显的特征：一是国家给予的福利供给并不以家庭为单位，表现为忽略家庭需求以及没有提供支援家庭的服务；二是我国的家庭福利政策受市场化冲击严重，对家庭的福利供给存在一定的市场主义取向。

一　我国当下的"去家庭化"制度语境

基于对国家福利体系的分析，埃斯平·安德森的福利政策"去家庭化"是指，国家或市场在多大程度上能代替家庭承担福利提供和照顾责任。安德森的福利体系理论并非特指某一特定人群的家庭照顾，但是其从政府、市场、家庭分工等角度的探讨能够对本书有一定启发。此外，安德森还指出，衡量福利政策"去家庭化"的指标包括家庭服务支出占GDP 的比重、国家对育儿家庭的补贴或税收减免、公共儿童托育的普及程度等。①

由于文化与制度的发展轨迹不同，在世界范围内各国福利政策在是否重视家庭需求取向上存在差异。北欧社会民主主义福利体制和欧陆国家保守主义福利体制都存在家庭需求取向，而英美自由主义福利体制、地中海国家家族主义福利体制和东亚各国生产主义福利体制多是非家庭需求取向的福利体制。文化与制度的差别使探讨福利政策中的"去家庭化"在不同社会背景下有完全不同的理解。在北欧福利国家的"去家庭化"政策取向中，国家提供普惠式福利，为家庭减少负担，赋予家庭照料者更多选择的权利和自由。②"去家庭化"以完整详尽的福利设计，分担家庭照顾者的责任，"去家庭化"是在福利国家完善的制度设计和国家提供强有力制度支援的基础上进行的。

中国的现代化开始于对传统家庭的批判，其中的"去家庭化"具体是指"去等级化"和"去家长制"，而对家庭分担风险、合作互惠的功能仍然十分依赖。1990 年之后的市场化和全球化浪潮，虽然促进了现代核心家庭和家庭成员个体性的形成，③ 但是在国家层面上缺乏制度性土壤，不能使家庭摆脱抵御风险的重担，从而中国的"去家庭化"表现出明显的福利保障设计中忽略家庭需求的倾向。

---

① Gosta Esping-Andersen, *Social Foundation of Postindustrial Economies* (New York: Oxford University Press, 1999), pp. 45-46.
② 吴小英:《"去家庭化"还是"家庭化": 家庭论争背后的"政治正确"》,《河北学刊》2016 年第 5 期。
③ 阎云翔:《私人生活的变革: 一个中国村庄里的爱情、家庭与亲密关系（1949—1999）》, 龚小夏译, 上海书店出版社, 2009。

二 "再家庭化"的功能需求：家庭作为社会保障的底线

20世纪以来，我国福利保障表现出形式上的"家庭主义—去家庭化—再家庭化"的动态变化过程。从新中国成立到国有企业改制，"单位制"作为中国特有的形式，影响着政府和社会对社会福利责任的分配，[①] 城市企事业单位承担部分照料责任，使社会福利表现为"去家庭化"。然而，从功能角度来看，家庭保障功能从未退场，家庭一直是处理和消化危机的主体。对于精神障碍者来说，家庭是承担各种福利责任的主体。同时，经济转型、国有企业改制以及人口流动强化了家庭承担福利责任的功能。

此外，制度支持不充分造成一种消极的结果：家庭成为弱势个体抵御风险以及求得生存和安全的庇护所，呈现"再家庭化"的趋势。在中国的城市化过程中，投资、住房、赡养老人、婚姻、生育、照料使家庭成为理想的、风险共担的单位。[②③] 例如，在农民工子女抚育和城市居民家庭购房行为中表现出的家庭代际合作行为。[④] 从福利提供上来说，家庭承担了过多的责任，具有承担抵御风险需求的功能，在福利政策倾向上表现为"再家庭化"倾向。[⑤] 这种对家庭制度支持缺乏但又过于倚赖家庭成为风险承担者的类型又被称为"隐形的家庭主义"，即既无有效政策来增强家庭的照护功能，又间接凸显家庭成为终极兜底者的角色。[⑥]

---

① 李路路：《论"单位"研究》，《社会学研究》2002年第5期。

② 黄宗智：《中国的现代家庭：来自经济史和法律史的视角》，《开放时代》2011年第5期。

③ 吴小英：《"去家庭化"还是"家庭化"：家庭论争背后的"政治正确"》，《河北学刊》2016年第5期。

④ 钟晓慧：《"再家庭化"：中国城市家庭购房中的代际合作与冲突》，《公共行政评论》2015年第1期。

⑤ 徐丽敏、徐永祥、梁毓熙：《需求与结构：现代家庭视角下困境儿童保护的政策研究——基于天津市第二批全国儿童社会保护试点区的案例分析》，《学海》2019年第5期。

⑥ 韩央迪：《家庭主义、去家庭化和再家庭化：福利国家家庭政策的发展脉络与政策意涵》，《南京师大学报》（社会科学版）2014年第6期。

第二节　支持家庭的两种路径辨析

一　从"家庭化"和"去家庭化"到"在家庭照料"和"对家庭照料"

安德森曾用"家庭主义"和"去家庭化"来区分不同国家福利政策对家庭需求的重视程度。"家庭主义"是指，在这个国家的福利体系中，家庭是主要的照料承担者的福利供给模式；"去家庭化"是指，为了减轻家庭照顾负担，减少个人对家庭的依赖，国家或市场作为照料主体来分担家庭照料责任。[①] 在安德森之后，有研究者提出，在后福利主义时代，"家庭主义"和"去家庭化"两种照顾类型不应该是区分国家的类型划分，而应该成为家庭照顾领域中的"家庭化"和"去家庭化"两种照顾功能的共存和补充。[②]

依据莱特纳的观点，一方面，"家庭化"的照料在于通过对家庭的补助、服务或干预来强化家庭的功能，使家庭在对老人、儿童、残障成员的照料中成为行动主体。国家通过相关的政策强化家庭作为照料主体的功能，既包括给予时间权利，也包括直接或间接的照料津贴转移，如现金补助或税收减免，还包括照顾的附加权利，如给未就业配偶的福利权利等。在国家政策的鼓励下，私人企业或其他社会组织也可以提供类似支持家庭照护的补充福利，强化家庭作为照护主体的功能。[③] 另一方面，国家应该采用"去家庭化"的福利策略，将一部分家庭无法承担的照顾重担从家庭中转移出来，依靠国家、市场或社会组织完成。在国家干预下，"去家庭化"程度越高，家庭所承担的福利责任就会越少，家庭照顾的重担也会相应减轻。然而，依据欧美经验，"去家庭化"部分如果过多被市场承担，那么仍然会出现福利的阶级分化效应，出现贫困家庭无法负担市场承担的"去家庭化"部分，照护负担仍然存在于家庭

---

① Gosta Esping-Andersen, *Social Foundation of Postindustrial Economies* (New York: Oxford University Press, 1999), pp. 45–46.

② Sigrid and Leitner, "Conservative Familism Reconsider: The Case of Belgium," *Acta Politica* 40 (2005): 419–439.

③ Sigrid and Leitner, "Conservative Familism Reconsider: The Case of Belgium," *Acta Politica* 40 (2005): 419–439.

内部。①

类比"社区照料"概念的"在社区照料""由社区照料""对社区照料"，在涉及家庭照顾的福利政策中"家庭化"和"去家庭化"取向也可以表述为"在家庭照料"和"对家庭照料"，由此可以更清晰地区分出在与家庭有关的福利政策中所涉及的福利责任和边界，也可以通过划分"在家庭"和"对家庭"的照料突出福利政策中"强化家庭功能"这一政策目的，而这也是后福利时代的发达国家和发展中国家所期望的共同福利政策目的。

本部分从对应的福利政策取向、参与主体、保障内容以及面临的困境类型等方面对"在家庭照料"和"对家庭照料"进行区分（见表8-1）。"在家庭照料"是指无法或不便依靠机构和社会服务，必须依靠家庭的社会照料，如对精神障碍者的日常照料或康复治疗的完成等；所对应的福利政策取向是"家庭化"；参与主体是家庭；在保障内容上依靠政府对家庭的物质补贴，以及社会政策对照料者的倾斜；面临的困境多来自家庭内部差异。"对家庭照料"是指家庭之外的、通过制度福利实现的照料，包括通过福利制度规定对精神障碍者家庭的服务，以及对精神障碍者家庭的社会福利的倾斜等；所对应的福利政策取向是"去家庭化"；参与主体包括政府、社会组织和非政府组织，同时包括一定的市场参与；在保障内容上依靠社会组织提供的社会服务，同时还有社会政策对家庭的倾斜等；面临的困境多来自公共政策和社会服务的地域性差异。

表 8-1 "在家庭照料"和"对家庭照料"的概念辨析

类型	对应的福利政策取向	参与主体	保障内容	面临的困境类型
在家庭照料	家庭化	家庭	物质补贴、社会政策倾斜	内生性困境（由家庭内部差异导致）
对家庭照料	去家庭化	政府、市场、社会组织、非政府组织	社会服务、社会政策倾斜	外生性困境（由公共政策和社会服务的地域性差异导致）

① 韩央迪：《家庭主义、去家庭化和再家庭化：福利国家家庭政策的发展脉络与政策意涵》，《南京师大学报》（社会科学版）2014 年第 6 期。

二 家庭需求的多样化：探讨精神障碍者福利政策的基础

对于精神障碍者家庭来说，家庭需求的多样化是制定相关福利政策需要考虑的重要因素。精神障碍者的家庭需求由个体化的家庭内部困境产生，同时也由自由公共政策和社会服务缺失导致的家庭外部困境产生。本研究从"在家庭照料"和"对家庭照料"两个角度分析家庭需求存在的内生性和外生性，进一步探讨精神障碍者福利政策设计中对家庭需求多样化的兼顾。本研究在实地调查的基础上，以孤独症患者家庭需求的多样化为例，探讨内生性困境和外生性困境。

孤独症患者人数众多，患者的病情和年龄存在很大差异，低龄患者有强烈的康复需求，大龄患者有发展、教育与社会融入的需求。[①] 在一篇有关大龄孤独症患者家庭的新闻报道中，媒体指出，成年后孤独症患者的安置、个人发展对家庭、政府相关部门和救助体系带来了巨大的负担和沉重的压力。[②] 在全国范围内，精神障碍者的家庭需求存在较大的差异，其中包括病情差异、家庭经济水平差异以及家属康复理念差异，同时也存在不同地区在康复体系上的外在宏观差异。[③] 这些差异使社会福利体系面临更大的挑战，也对相关福利政策的弹性、立体性和多样性提出更高的要求。

（一）精神障碍者家庭需求的内生性困境

首先，病情和年龄差异使家庭需求差别较大。第一，在病情程度上存在差异。轻度孤独症患者通过良好训练和矫正能够实现正常社会化和社会融入，2~3 岁是孤独症确诊的高峰期，而干预治疗的集中期是在 3~4 岁，如果错过语言和社交发育的关键期，将增加儿童的康复困难。重度孤独症患者带给家庭的照护压力较大，但是当下政策并没有解决重症

---

① 《中国自闭症教育康复行业发展状况报告 Ⅲ》，http://www.china.org.cn/chinese/2019-04/12/content_74673984.htm，最后访问日期：2020 年 11 月 12 日。

② 《大龄自闭症家庭的焦虑："我死了，孩子怎么办？"》，http://www.xinhuanet.com//politics/2017-03/24/c_1120684341.htm，最后访问日期：2020 年 11 月 15 日。

③ 方巍：《经济发达地区贫困问题及其社会救助再思考——基于自闭症儿童家庭及其康复训练的研究》，《浙江工业大学学报》（社会科学版）2018 年第 2 期。

患者照护家庭的问题。① 第二，孤独症患者的病情具有发展性。我国当前轻度孤独症患者的比例较高，满足患者早期行为训练、社会融入技能的初级发展性需求很重要。随着孤独症患者年龄的增长，融合教育和职业训练成为迫切的需求。

其次，家庭经济水平不同使家庭在承担照料和康复责任中具有不同的，从而使家庭对社会福利的需求存在差异。以孤独症患者家庭为例，有数据显示，83.3%的孤独症患者家庭独自承担孩子全部的医疗康复费用，46.5%的孤独症患者家庭表示医治相关支出已超过家庭经济年总收入的50%，38.7%的孤独症患者家庭已无力支撑孩子的救助花销。② 全国有55.8%的孤独症家庭认为首要的困境来自经济压力。③ 经济上的巨大压力降低了家庭经济风险的抵御能力，加深了家庭的经济脆弱性。对于重性孤独症患者家庭及收入较低的孤独症患者家庭而言，他们的物质补偿性需求较高，经济支援是关键。

最后，家庭的康复心态存在差异。孤独症患者的生理病况使家庭系统产生持续性的压力，家长也会萌生消极归因、无望感和自我贬低的非理性情绪，造成信念体系崩溃、沟通过程不畅、家庭系统功能失调，导致家庭的康复期待较低。④ 本研究对某所特殊教育学校展开调查发现，有的家长盼望孩子健康长大，完成基本的学习教育以更好地融入社会；有的家长则希望孩子长大去杂技团靠卖丑逗乐养活自己。家长对孤独症患者的康复期待有明显的差异。有研究从教育效能感角度也指出，成熟型教养效能感的父母比一般型和放弃型父母更担忧大龄孤独症患者的未来康复。⑤

（二）精神障碍者家庭需求的外生性困境

首先，社会福利政策受地域维度影响，在福利水平和制度内涵上表

① 方巍、葛从朝：《新发展主义视野下的自闭症儿童社会救助政策研究》，《北京青年研究》2014年第2期。
② 《中国自闭症教育康复行业发展状况报告Ⅲ》，http://www.china.org.cn/chinese/2019-04/12/content_74673984.htm，最后访问日期：2020年11月12日。
③ 中国精神残疾人及亲友协会编著《中国孤独症家庭需求蓝皮书》，华夏出版社，2014，第10~15页。
④ 华红琴、曹炎：《信念、沟通与联结：自闭症儿童家庭抗逆力生成研究》，《社会工作》2019年第3期。
⑤ 雷秀雅、杨振、刘愫：《父母教养效能感对自闭症儿童康复的影响》，《中国特殊教育》2010年第4期。

现出明显的差异性,① 制度的地域差异决定了外生性家庭需求层次的不同。本书比较北京、上海、深圳、浙江、陕西、宁夏、河南、黑龙江各省（区、市）关于孤独症患者保障的文件规定发现②③④：第一，在对孤独症儿童的康复训练补助上，各地的年补助金额存在差异，康复训练补助从每年最多 1.4 万元到 3.6 万元不等；第二，各地对服务儿童的年龄规定不同，大部分集中在 0~6 岁，只有少数地区如北京和上海，将年龄延长至 15 岁或 18 岁；第三，对于城乡最低生活保障家庭和建档立卡户的额外康复训练资助金额，各地存在差异，有些为每月 500~600 元，有些没有这项保障内容；第四，以家庭为单位聚焦孤独症患者家庭照护补助以及针对家庭的服务，各地政策基本都不涉及。此外，根据各省（区、市）的规定，康复训练费用的补助必须是在定点康复机构，有部分家庭因居住不便或非本地户籍而不能去定点机构接受康复，这意味着他们不能真正享受康复训练费用补助。也有调查发现，各地孤独症康复机构分布不均衡，相当数量的孤独症患者家长选择异地训练，同时这部分家庭并不能享受政府福利资助。⑤

其次，分布不均衡的康复体系也是导致外生性家庭需求的主要原因，康复体系包括康复机构、服务人员等。针对孤独症患者家庭需求的调查指出，除了康复训练内容，如何获得康复组织和机构的服务信息使孤独症儿童的家长面临困难。⑥ 服务机构数量不足、政府主办机构过少、政府对民间非营利性服务机构的认证不足及现有康复机构认证专业服务人

① 赵慧：《社会政策的地方差异何以形成？一个多层级政策体系的解释》，《广东社会科学》2019 年第 6 期。
② 《浙江省残疾儿童康复服务制度实施细则（修订版）的通知》，http://zjdpf.org.cn/art/2022/3/11/art_1229440478_2396608.html，最后访问日期：2024 年 3 月 27 日。
③ 《关于印发〈北京市残疾儿童康复服务办法〉的通知》，2020 年 4 月 21 日。http://www.bdpf.org.cn/cms68/web1459/subject/n1/n1459/n1508/n1509/n1514/n2958/c73534/content.html，最后访问日期：2020 年 11 月 24 日。
④ 《黑龙江省人民政府关于建立残疾儿童康复救助制度的实施意见》，https://www.hlj.gov.cn/hlj/c108372/201901/c00_31181304.shtml，最后访问日期：2020 年 11 月 24 日。
⑤ 方巍：《经济发达地区贫困问题及其社会救助再思考——基于自闭症儿童家庭及其康复训练的研究》，《浙江工业大学学报》（社会科学版）2018 年第 2 期。
⑥ 林云强、秦旻、张福娟：《重庆市康复机构中自闭症儿童家长需求的研究》，《中国特殊教育》2007 年第 12 期。

才缺乏等构成了当下康复体系不均衡的现状。① 孤独症患者对康复机构的依赖使康复体系不均衡成为家庭面对的无力解决的外生性困境。此外，包含家庭、社区和学校的广泛性社区康复支持网络也是康复体系的重要环节。在我国，社区作为外部环境对精神障碍者的影响存在城乡和地域差异，从而使家庭作为责任主体面临的困境存在差异性。②

这种整合机构的缺乏往往使家庭陷入寻找康复信息和途径的挫折中，康复讯息和途径的缺乏可能成为一道鸿沟，把中低收入家庭的精神障碍者隔离在康复体系之外。相比之下，国外较为重视康复服务整合工作，例如，英国采取以教育部门为中心，建立跨部门合作服务网络的模式，向孤独症患者家长提供接受特殊教育、康复和医疗服务的信息。③

仅仅以孤独症患者为例便可以发现，孤独症患者家庭存在多样化的内生性需求和外生性需求。因此，从"在家庭照料"和"对家庭照料"的维度分析精神障碍者家庭的内生性和外生性差异，有助于政策设定的明晰化和层次性。

通过以上分析我们发现，内生性家庭困境表现为病情、年龄、经济水平和父母预期导致的个体化差异，这种差异使家庭应对个体化，以及对公共福利政策支援的弹性和多样性的需求；而外生性家庭困境是由公共福利政策的地域差异、公共服务缺失以及公共服务信息的匮乏造成的，外生性家庭困境体现了福利政策设计"对家庭照顾"以及在帮助家庭承担照料重任上的缺失。

第三节　家庭需求与发展性取向的福利趋势

按照吉登斯对问题取向和预后性关怀取向的分类，我国精神障碍者家庭福利政策存在明显的预后性关怀取向，也缺少从发展性取向关注精神障碍者家庭的视角。④ "发展型家庭政策"的概念在当下的社会福利政

① 方巍、葛从朝：《新发展主义视野下的自闭症儿童社会救助政策研究》，《北京青年研究》2014年第2期。
② 王来宾：《自闭症儿童康复服务供应链体系研究》，《残疾人研究》2016年第2期。
③ 杨希洁：《英国自闭症儿童的教育现状、挑战及启示》，《中国特殊教育》2014年第10期。
④ 张秀兰、徐月宾：《建构中国的发展型家庭政策》，《中国社会科学》2003年第6期。

策中应该由强调家庭责任转为重视帮助家庭承担责任，也即上文所提到的通过支持"在家庭照料"和"对家庭照料"两方面，实现家庭取向的精神障碍者福利政策。除此之外，发展性取向可能是建构精神障碍者福利制度的另一独立维度。我们可以从满足家庭发展需要的角度，对家庭进行帮助和服务，通过除现金资助之外的工作福利、家庭服务和法律等外在形式，① 实现对"在家庭照顾"和"对家庭照顾"的发展性和服务性支持。

基于以上分析，本书尝试从"非家庭需求-家庭需求取向"和"救助-发展"两个维度对精神障碍者福利政策进行分析，以此探讨具有针对性的精神障碍者福利政策的制定。

一　从"非家庭需求取向"到"家庭需求取向"

家庭作为精神障碍者福利提供的主体，在社会政策的演变过程中从幕后走向台前，角色地位经历了从中心到边缘再到中心的转变②，回顾我国现行的精神障碍者福利政策可以发现，当前的政策体系缺少关注家庭需求多样化的具体政策指向。

针对传统法规政策的结构性缺陷及家庭视角缺位现象，有学者提出"家庭支持福利""以现代家庭为中心"等观点以提升父母能力，增强家庭支持功能。③④⑤⑥ 英国推出对父母或照顾者"亲职能力"的支持和服务，这些关于"亲职"的政策包括对父母和照顾者提供有针对性的支持（如父母教育项目，针对残疾儿童父母和年轻照顾者的服务），实施"国家儿童照顾策略"为低收入家庭的儿童照顾提供资金支持，加强精神残

---

① 张秀兰、徐月宾：《建构中国的发展型家庭政策》，《中国社会科学》2003 年第 6 期。
② 李泉然：《西方家庭政策的改革：制度演进与福利意涵》，《社会建设》2020 年第 4 期。
③ S. Downs, "Child Welfare and Family Services: Policies and Practice," *Child Welfare & Family Services Policies & Practice* (2008), p. 243.
④ 满小欧、李月娥：《美国儿童福利政策变革与儿童保护制度——从"自由放任"到"回归家庭"》，《国家行政学院学报》2014 年第 2 期。
⑤ 乔东平、谢倩雯：《西方儿童福利理念和政策演变及对中国的启示》，《东岳论丛》2014 年第 11 期。
⑥ 徐丽敏、徐永祥、梁毓熙：《需求与结构：现代家庭视角下困境儿童保护的政策研究——基于天津市第二批全国儿童社会保护试点区的案例分析》，《学海》2019 年第 5 期。

障儿童照顾的基础设施建设，对贫困社区儿童提供专门的支持服务，[1]
针对精神障碍者家庭成员开展家庭心理教育项目和家庭教育项目等[2]。
从家庭需求这一视角出发建构我国精神障碍者家庭福利发展机制，需要
探讨从内生性家庭因素和外生性社会结构的互动情境中表现出来的主体
性经验，探索我国精神障碍者家庭福利政策领域的发展变迁轨迹，关注
家庭功能的动态发展，提升家庭的安全感、幸福感和获得感。

二 从救助型政策取向到发展型政策取向

解决精神障碍者家庭福利政策存在的问题，既要有解决实际问题的
"现在视角"，又要有具有政策前瞻性的"未来视角"。我国精神障碍者
家庭的社会救助是以补偿为导向的[3]，但是经济的市场化、家庭结构的
核心化以及人口流动的加剧导致家庭功能失调，因此这种以补偿为导向
的照顾体系受到巨大冲击。欧美发达国家主张建立社会投资型（social
investment）取向的家庭福利政策。总之，"以社会服务为主的普惠型"
和"以金钱救助为主的补缺型"相结合的混合型政策取向是未来精神障
碍者家庭福利政策的发展趋势。

发展型政策取向具有与救助型政策取向完全不同的目标，它的核心
目标是在社会发展的动态过程中实现积极的社会福利。[4] 发展型政策取
向的社会福利政策是一项兼具经济与社会协同发展的包容性政策，其核
心是在经济发展过程中实现个人社会福利的最大化，包括注重社会资本
的投资、人力资本的培育，突出社会政策的经济产出功效。[5] 具体包括
两个方面。一是强调从家庭补给到社会供应。通过社会服务和社会支援
提升患者及其家庭的风险抵御能力，赋予家庭与患者自身获得经济发展

---

[1] 吴玉玲、邓锁、王思斌：《人口转变与国家-家庭关系重构：英美儿童福利政策的转型
及其启示》，《江苏社会科学》2020年第5期。

[2] 井世洁：《理念与实践：美国针对精神障碍者的"家庭干预"》，《华东理工大学学
报》（社会科学版）2014年第5期。

[3] 邓锁：《从家庭补偿到社会照顾：儿童福利政策的发展路径分析》，《社会建设》2016
年第2期。

[4] James Midgley and Kwong-Leung Tang, "Social Policy, Economic Growth and Development
Welfare," *International Journal of Social Welfare* 10 (2001): 244-252.

[5] James Midgley, "Growth, Redistribution, and Welfare: Toward Social Investment," *Social
Service Review* 73 (1999): 3-21.

的制度性权力。建立以家庭需求为主的基础性制度保障，促进精神障碍者及其家庭的安全性和发展性。二是实现福利主体的多元化，表现为家庭与社区、公共部门、营利部门、非营利部门四个主体建构精神障碍者的发展性福利体系。① 由此非现金的保障措施能够更好地降低家庭需要承担的风险，并有助于提升精神障碍者再社会化的适应能力。发展型政策取向会带来类似投资性的社会效益。

总之，发展型政策取向旨在满足精神障碍者家庭的需求，为精神障碍者及其家庭提供多样化的服务支持，建立社会照顾多主体参与的发展型支持系统。其中，民政部门、公益性组织、社会服务机构、社区家政中心、私营企业家等多主体需要发挥重要的补充作用。

三 基于家庭需求与发展服务维度的四类型划分

"非家庭需求-家庭需求取向"与"救助性-发展性取向"是分析精神障碍者家庭福利政策的两个维度。这里的家庭需求取向是将家庭作为提供福利的单元，考虑家庭照顾中的经济压力、照顾者付出的时间和精力成本、在照料中的服务需求等，在具体政策内容上表现为对精神障碍者家庭给予物质补贴、税收减免、提供照料者假期政策、对托育或托管服务制度化等。非家庭需求取向是指在精神障碍者社会福利政策设计中，以患者为福利主体，不以家庭为福利主体，聚焦患者需求的满足，不太关注家庭需求。发展性取向是指对精神障碍者家庭困境的差异进行区分，实施分类和个性化福利提供，同时福利提供不仅仅依靠国家而是鼓励多元主体参与，福利内容不仅包括物质的提供，还包括服务的提供。救助性取向是指将精神障碍者的需求单一化，倾向于用财政补贴方式进行，参与的福利主体基本以国家为主。

依据"非家庭需求-家庭需求取向"和"救助性-发展性取向"两个维度进行分析，可以发现精神障碍者家庭福利政策有四种类型（见图8-1）："家庭需求-发展性取向""非家庭需求-发展性取向""非家庭需求-救助性取向""家庭需求-救助性取向"。在这四种类型中，处于

---

① 翁玉佳：《福利多元主义视角下我国发展性儿童福利探析》，《劳动保障世界》2018年第27期。

第一象限的"家庭需求-发展性取向"是精神障碍者福利政策的理想类型，表现为以家庭为福利主体、满足家庭需求、以多元主体参与的福利提供形式、针对家庭的财政支援与发展服务支持等。相比之下，处于第三象限的"非家庭需求-救助性取向"是我国当下精神障碍者福利政策的主要形态，表现为以患者为单一福利主体、满足患者个体需求、以国家和政府为福利主要提供者、多为物质性救助和补偿性救助等。另外，第二象限的"非家庭需求-发展性取向"和第四象限的"家庭需求-救助性取向"可以看作当下精神障碍者福利政策逐渐完善的中间形态。

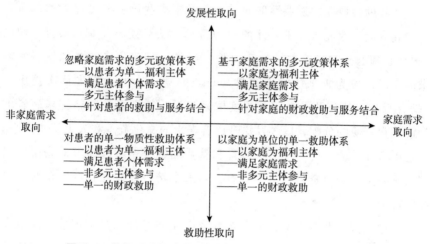

图 8-1 依据"非家庭需求-家庭需求取向"与"救助性-发展性取向"的福利政策分类

第四节 基于家庭需求的政策实现路径

由以上理论和实际调研分析发现，精神障碍者福利政策的建构需要考虑以下维度和层次：一是通过"在家庭照料"的"家庭化"和"对家庭照料"的"去家庭化"，考虑家庭、政府和其他福利主体分担精神障碍者照料的责任；二是家庭能力不足和政府及其他福利主体承担的责任不够，导致家庭面临内生性困境和外生性困境；三是发展性取向的精神障碍者福利政策应该成为未来相关福利政策建构的焦点。结合以上几点，本书提出了基于家庭需求的政策实现路径。

　　基于以上分析也可以发现，精神障碍者的福利需求具有多元性，表现在以下方面：一是将福利对象从患者扩展到家庭甚至社区；二是救助目标具有多元性，从日常生活的基本物质保障扩展到对精神障碍者的康复、健康、安全、教育甚至就业的保障支持。① 鉴于精神障碍者的需求具有多元性，本书认为应该从多元化和多样性的角度来实现未来制度建构。

一　目标多元化：从康复、健康、安全到教育、就业的多层次支持

　　从救助性取向向发展性取向转变，是未来我国精神障碍者福利政策的发展方向。因此，关于具体的福利目标，从对残障儿童的康复、健康（包括心理的）和安全的关注到对更广泛的精神障碍者群体的发展性需求的满足，成为未来的发展趋势和重点。党的十九大报告首次提出了"幼有所育"的公共教育服务制度体系建设，特别强调对精神障碍者的学前教育资源的分配，以教育提升患者未来的文化资本和人力资本水平，增强患者在社会中的竞争力。教育和就业问题是精神障碍者的高层次发展需求，从社会投资福利思想来看，是未来精神障碍者福利支持必不可少的部分。

　　以精神残疾儿童为例，融合教育及就业康复计划是实现残障儿童发展性目标的举措。融合教育是西方发达国家应对残障儿童的教育安置问题的方法，是政府优化特殊教育需要体系的结果。② 同时，融合教育也是弱势儿童与正常儿童享有相同受教育权利的康复形式。对于精神残障儿童而言，制订个别化的就业康复计划的最终目标就是促进儿童走出机构，回归家庭，走向社会。大龄精神残障人士的就业率很低，一方面是因为社会相关企业单位用人需求的不对等和就业歧视，企业认为他们不能胜任竞争性岗位，没有给予他们平等入职工作的机会；另一方面是因为精神残障人士自身的刻板化行为和自我封闭状态使他们在工作中不能

---

① 满小欧、李月娥：《美国儿童福利政策变革与儿童保护制度——从"自由放任"到"回归家庭"》，《国家行政学院学报》2014年第2期。

② Gillian Baird et al., "Prevalence of Disorders of the Autism Spectrum in a Population Cohort of Children in South Thames: The Special Needs and Autism Project (SNAP)," *The Lancet* 368 (2006): 210-215.

很好地进行沟通，提升工作效率和发展融洽的人际关系对他们提出了严峻挑战。由此，就业康复机构按照大龄精神残障人士的个人喜好、就业意愿和能力积极链接社会资源，也是多样化服务取向体系建构的重要内容。

从基本的安全和物质保障到具有发展性的教育、就业和心理健康支持，对更广泛的精神障碍者群体也非常重要。家庭缺位导致家庭功能的缺失，使心理关怀、亲密感、正确的自我认知和肯定、学业上的指导和自我效能感的培养以及职业感的培养显得迫切，这些可能关系到患者价值观的形成以及对社会的态度。这部分的支持需要家庭之外的政府、社会组织和社区共同提供。

二　福利提供者的多元化：发挥多主体协同作用

发展型社会政策的包容性理念强调在快速的经济发展过程中提升人们的整体福祉，实现福利主体的多元化。[①] 对于精神障碍者来说，多元主体提供的福利主要通过家庭来实现。[②] 因此，在家庭之外，应该发挥政府、社会组织、非政府组织、学校和社区等多主体的协同作用，形成"对家庭照顾"的多主体合作，承担家庭之外的"去家庭化"功能。

政府作为分担家庭功能的主体，可以通过政府购买等形式，使专业社会组织进入精神障碍者服务领域，为精神障碍者及其家庭提供心理、教育和就业等更高需求层次的专业服务。在非政府组织层面，可以开辟多元化的筹资渠道，开展丰富的救助项目，以及通过内部的绩效管理、注重组织人才队伍的梯度化建设，与不同类别的组织深化合作关系，提高对精神障碍者的救助效率，利用内在手段来提升对精神障碍者和家庭的救助能力。[③] 在社区层面，应加强公众对精神障碍者的关注，通过社区倡导、开展主题讲座等方式为精神障碍者及其家长营造一个舒适的社会生活环境，使其产生社区归属感，积极融入社区这个大家庭。学校作

---

① James Midgley, *Social Development: The Developmental Perspective in Social Welfare* (London: Sage, 1995), p. 70.

② 乔东平、廉婷婷、苏林伟：《中国儿童福利政策新发展与新时代政策思考——基于 2010 年以来的政策文献研究》，《社会工作与管理》2019 年第 3 期。

③ 刘凤、于丹：《非政府组织参与困境儿童救助的制约因素及出路》，《学术交流》2015 年第 4 期。

为社区的一部分，通过加强对专业教师人才队伍的培养和建设，提升教师的职业技能和素养，降低精神障碍者在学校里的被排斥感和被歧视感，搭建家校双方进行平等交流、沟通的平台。

总之，我国精神障碍者福利政策还需要从满足福利对象的多元化需求入手，促进多主体参与，实现从救助性取向到发展性取向的转变。面对精神障碍者家庭的经济困境，在现有的制度体系和保障体制的基础上，应继续给予物质救助和经济补贴，满足其基本的生存发展需要。此外，还应该注重精神障碍者在心理、教育、就业等层面的发展性需求，探索基于家庭需求的形式多元、主体多元、福利多元的福利体系。

三　通过专业社会工作服务体系实现对家庭的补充式社会服务

对家庭责任的分担是未来精神障碍者福利政策重点关注的内容，其中，通过补充式的社会服务完成对家庭的照顾是重要的目标和任务。从制度上设定特定岗位和职位与依靠专业社会工作服务体系是两种可实现的途径。

社会组织和专业社会工作服务体系是实现为精神障碍者服务目标的两种重要机制。从福利多元主义角度来看，社会组织是参与精神障碍者服务的重要主体。社会组织具有自身独特的满足服务对象差异化需求、高效能治理以及个性化联结的特点，能够充分满足精神障碍者的多元化需求。[①] 专业的社会组织具有链接资源的功能，可以将政府资源、市场资源、社会资源集中起来提供给精神障碍者，满足精神障碍者的需求。此外，社会组织具有的专业服务机制可以在精神障碍者的需求评估、保护合法权益、提供安置服务、照料和康复、法律或医疗援助、教育、心理辅导、综合性社会支持网络建构、社会融入、提供家庭教育等方面发挥作用，实现社会服务的精细化和专业化。[②] 这些社会组织提供的专业服务是分担精神障碍者家庭照料以及实现对家庭照料的基础。

此外，社区照顾模式下的个案管理（case management）逐渐成为社

---

① 徐丽敏、陶真：《社会组织参与困境儿童保护的内在机理与路径选择》，《华东理工大学学报》（社会科学版）2020 年第 5 期。

② 高丽茹、万国威：《福利治理视阈下城市困境儿童的福利提供——基于南京市 FH 街道的个案研究》，《学术研究》2019 年第 4 期。

区康复的重要手段，对精神障碍者及家庭采用精准资助和个案管理也是一条可行的路径。个案管理是现代社区照顾发展的产物，它是对社区里的弱势群体提供一种专业化的、持续性的和个别化照顾的服务方案，目的在于为弱势群体整合社会福利资源，满足弱势群体的发展性需求，提高其社会适应和融入能力，达到降低国家福利成本和维持社会稳定的目标。①

以社区为中心，对精神障碍者进行家庭登记并资助发展的方案首先是制订详细的个案管理计划，根据实际情况和需求，可将管理计划分为社会性发展计划和家庭服务计划。依据精神障碍者的日常生活、家庭关系、人际交往、语言技能、社会适应、教育学习状况、康复稳定性等因素，可制订社会性发展计划，提出具体指导和康复措施等。建立和完善精神障碍者及其家庭的信息档案，主要包括家庭成员的具体信息、经济状况、社会救助情况，将患者及其家长康复的困境与需求等记录在册，方便对社区中精神障碍者家庭采取合理的、具体化的帮扶措施以及实现社区的动态化管理。

中国的快速城市化、社会的流动与变迁冲击了家庭的稳定性，给家庭带来较大的不确定性和社会风险。精神障碍者家庭多为风险家庭，经济压力和照料压力使家庭面临双重风险。从宏观层面上看，精神障碍者的社会福利还存在城乡的二元化，低收入家庭面临因病致贫、因残致贫现象，对精神障碍者的关注也是我国扶贫工作的一部分。另外，家庭是患者照料的重要场所，家庭困境可能使精神障碍者再度陷入困境，精神障碍者面临的很多照顾缺失问题实际上反映了人口与社会变迁背景下家庭功能的失调。完善家庭需求取向的福利制度是增强精神障碍者家庭安全感、营造个体和家庭心理安全氛围的重要制度保障。总之，建构基于家庭需求的精神障碍者福利政策，要突出家庭的核心功能，满足家庭的物质性需要，满足家庭发展的多样化需求。在精神障碍者福利政策的建构过程中，要坚持需求制度化、福利主体多元化、社会服务专业化的政策价值理念，形成提高家庭心理安全感、促进服务多样化、发挥多主体协同作用的政策合力。

---

① 仝利民：《个案管理：基于社区照顾的专业社会工作方法》，《华东理工大学学报》（社会科学版）2005年第2期。

第九章 结论与讨论

第一节 制度的保障性、文化的契合性及家庭作为基石

一 制度的保障性

制度作为特定社会环境，是影响精神障碍社区康复的因素之一。这里的制度环境包括两个方面：一是支持精神障碍社区康复的法律和政策环境；二是在我国社会治理语境中，社区内的治理环境包括社区治理主体、主体之间的关系、社区资源发掘和利用的形式等。发达国家的精神障碍社区康复实践得益于国家法律和政策的强力支持，但是发达国家的发展历程、国情及社区治理方式与我国完全不同，比较制度的差异和影响效果，有助于从操作层面评估我国精神障碍社区康复的实践结果，以及实现经验的进一步推广等。

（一）用制度保障精神障碍社区康复

从发达国家的经验来看，制度保障是以社区为中心的精神障碍社区康复得以实施的重要保障。制度保障包括立法、组织机构设置、多部门协作制度，以及针对家属的照料技巧和心理疏导培训制度等。以美国为例，1961 年美国总统约翰·肯尼迪签署《精神疾病及健康联合法案》，授权国家精神健康研究院，使之主导全美精神疾病工作，促进精神障碍者在社区中正常生活。1963 年，美国政府又出台《社区精神健康中心法案》，旨在促使社区照料服务对康复期病人的覆盖。根据已有法案，美国国家精神健康研究院通过社区支持项目为精神障碍者提供危机照顾网络、心理社会康复、生活支持、工作安排、药物和心理照顾及个案管理服务等。美国在组织、人员配备及对培训系统的开发中也非常完善。[①]

---

① 井世洁：《理念与实践：美国针对精神障碍者的"家庭干预"》，《华东理工大学学报》（社会科学版）2014 年第 5 期。

我国于 2013 年 5 月 1 日开始实施的《精神卫生法》明确了社区康复机构、残疾人组织、基层政府、就业部门及患者监护人有辅助患者在社区范围内进行精神康复的责任及义务，这在法律和制度上为精神障碍社区康复模式提供了保障。但是，从目前的状况来看，精神障碍社区康复的推动工作局限在医疗卫生系统中，并且对社区康复效果的研究、评估和探索仍然集中在精神卫生防控系统上，社会组织、社会力量的加入在近几年被逐步推进。2016 年 10 月，中共中央、国务院印发的《"健康中国 2030"规划纲要》强调全面推进精神障碍社区康复；2017 年 11 月，民政部联合其他部门印发《关于加快精神障碍社区康复服务发展的意见》，强调精神障碍社区康复服务的重要性及多学科、多专业融合的可能性；2021 年 3 月，国家卫健委设置国家心理健康和精神卫生中心作为承担精神障碍防治服务管理工作和协助健全精神卫生防治体系的专门机构。一方面，这些法规和政策的颁布与出台反映了精神障碍社区康复开始成为政府及相关部门关注的问题；另一方面，这些法规和政策创设出的制度环境，成为我国之后开展精神障碍社区康复实践的基础和依据。

此外，制度设定还包括一定的倾向性，是以提供服务为主要目的，还是以安全管控为首要目标？"服务"还是"管控"问题在近年来我国精神障碍社区康复的制度设定中是较为突出的问题。关注制度所表现出的取向以及制度文化特性，也应该是精神障碍社区康复实践应该重视的问题。

（二）社区治理模式对精神障碍社区康复的影响

精神障碍社区康复是包含在社区治理范畴内的实践内容。探讨精神障碍社区康复的制度环境，离不开对社区治理模式的讨论，包括社区治理有哪些参与主体、社区治理主体之间的关系以及动态性的发展过程。另外，中外社区形成历史及形态差别，也是探讨精神障碍社区康复制度环境的出发点。

诸多研究指出，社区治理存在政府和社会两类治理主体的区分。发达国家大多为"弱政府-强社会"的治理模式，在这样的文化与制度背景下，西方发达国家的精神卫生事业在发展过程中形成了包括政府、医院、社区、家庭、非政府组织等在内的多元主体共同参与的服务体系，并且这些主体相互合作、各司其职，具有较强的自主性。在我国的精神卫生服务体系中，政府和医院依然占据主导地位，与精神疾病相关的社会组织的发展也比较滞后。总体来说，我国未形成完善的精神障碍社区康复体系，各种社会组织的作用没能得到充分发挥，部分社会组织的自主性较弱。在精神障碍社区康复实践中，我国仍然表现为"强政府-弱社会"的治理模式，社会资源有待进一步发掘。

发达国家表现出"弱政府-强社会"的治理模式，这种社会治理主体的强弱关系，会进一步影响和决定各自的参与形式，包括在精神障碍社区康复实践中表现出广泛的"自下而上"的社会参与，依托成熟的社区，社区居民有共同社区意识，社区内存在多主体参与，成熟的家属自助组织以及政府和社会对家庭的有力支持计划。以英国为例，在精神障碍社区康复中，参与部门不仅包括中央与地方政府的健康和卫生部门，还包括住宅部、地方政府的社会服务局以及住宅局等，表现为跨部门间的合作以及对康复者和家属的支援，另外也表现为多种鼓励家属建立自助组织和辅助支援家庭的各种计划。

我国的社区建设起步较晚，社会组织发育不完善，政府借助社会组织服务于精神康复者以及家庭的操作化路径还不明确。我国的精神障碍社区康复目前处于"自上而下"的政府和医疗部门主导和推动阶段，对家庭的支援和社会保障支持不足，对家庭的帮扶政策停留在宣传和倡导的水平，没有形成政府、社会、社区和家庭多主体参与合作的局面。

二 文化的契合性

本书主要从不同方面探讨文化对精神障碍社区康复的影响。不同文化中人们对精神疾病的症状描述影响着对精神疾病的诊断、治疗和康复，从而间接影响精神障碍社区康复过程。本书介绍了文化精神病学的研究进展和理念，期望理解不同文化中人们关于精神疾病的元认知，并从中发现人们对精神病症的理解如何影响社区中的精神康复。文化作为一种实践结果，承担着维护社会系统正常运行的功能，污名的出现是文化建构的结果。本书探讨了文化如何通过污名化这一机制影响精神障碍社区康复过程。此外，本书还探讨了在中国本土文化语境中，文化的契合性如何影响精神障碍社区康复的"去机构化"过程，从哪些层面入手，可以更好地理解和建构精神障碍社区康复中可能存在的照料共同体。

（一）文化与污名在精神疾病康复中形成的区隔

文化是对精神疾病康复产生影响的机制之一，包括文化系统中污名带来的区隔效应。不同学科的研究者从社会学、心理学、人类学和精神病学的角度研究污名带来的社会影响，包括社会认知、社会结构、系统正当性等视角。这些视角相互融合，有共同的指向和共识，即文化作为一种环境、道德系统、规范或话语体系，通过对被污名者的区隔分类来维护系统认为正常的道德规范。本书详细回顾并深入探讨了文化与污名带来的区隔问题。

人类学家玛丽·道格拉斯在《洁净与危险》一书中提出，人类社会对洁净与污染的区分，实际上是社会分类以及建立秩序的过程。分类的背后是一套道德和价值体系，人们处理和应对异常与分类的目的是维持、重建或恢复价值和秩序。在这个意义上，社会排斥和污名化是人们维护当下社会和文化系统的表现和反应。[①] 凯博文在这个基础上提出不同的社会文化系统，其对正常和异常的分类标准是不同的。因此，在不同社会中人们对污名的定义也是不同的。在中国，精神障碍者及其家庭被污名化的原因在于社会网络的破坏，关系、面子和羞耻等概念在社会取向的中国社会中具有重要意义；而倡导个体主义文化的美国更多关注个人能力和自主性，精神疾病导致个人能力的缺失是对基本价值观的违背，因此对精神障碍者的污名主要集中在个体能力缺陷上。[②③] 总之，这种文化系统引发的污名在精神障碍者的治疗和康复中产生了影响。

（二）文化对精神障碍社区康复"去机构化"的影响

宽泛地说，各国的"去机构化"实践本身就是制度的变化，同时文化和制度一起，可能是影响精神障碍社区康复"去机构化"结果的另一个重要因素。在 Hudson 的模型建构中，我们发现，民族多样性、地理位置、人类发展指数、人口密度以及国家的理想世俗程度或传统保守程度

---

① 郭金华：《与疾病相关的污名——以中国的精神疾病和艾滋病污名为例》，《学术月刊》2015 年第 7 期。

② Lawrence H. Yang et al. ，"Culture and Stigma: Adding Moral Experience to Stigma Theory," *Social Science & Medicine* 64（2007）：1524-1535.

③ Lawrence H. Yang and Arthur Kleinman，"'Face' and the Embodiment of Stigma in China: The Cases of Schizophrenia and AIDS," *Social Science & Medicine* 67（2008）：398-408.

等文化因素决定了不同国家的"去机构化"水平不同。① 有研究者同样认为文化是影响"去机构化"实践的重要因素。以日本为例,虽然日本的经济水平处于中上水平,但是其"去机构化"并不彻底。专科医院仍是其精神卫生服务体系的中心,配置床位数约占精神疾病床位总数的74.9%,长期住院的精神障碍者所占比例较高,住院时间超过 5 年的患者的比例达到 43.6%。②

在对"去机构化"改革的反思中,美国研究者指出精神障碍社区康复对"文化敏感性"的忽略现象。以俄亥俄州精神医疗机构与社区机构治疗和康复为例,他们指出,俄亥俄州黑人和西班牙裔人的住院率高于白人;"去机构化"的社区康复资源优先由白人中产阶级享有;文化差异导致的误诊现象很多;在"去机构化"的消费和家庭运动中较少有少数族裔的声音;在地方精神健康委员会中,黑人委员的比例较低;等等。③

中国的精神障碍社区康复具有浓重的本土化意味,这离不开具体文化环境的影响。这种文化的影响可能包括制度文化情境的影响、社会中的区隔环境的影响,以及家庭中权威家长制文化的影响。从本土化视角探讨中国精神障碍社区康复可以发现,还有一个重要的文化因素需要关注,那就是对社区意识的强调。中国的社区建设始于 2000 年,至今已有20 多年的历史,社区感的缺乏以及社区中私民意识和公共参与意识的缺乏,导致人们对精神病患者的污名和歧视更加严重,对精神康复过程中产生的区隔也更为强烈,因此探讨社区感显得尤为重要。

社区感是指社区居民所共享的意识、观念、价值观或规范,是形成社区文化的重要内容和基础。社区感是一种积极的文化力量,具有社会控制功能,并且可以通过公共政策、社区治理实践以及社会服务等途径进行培育。在精神障碍社区康复领域中,社区意识对精神康复有重要作用。近些年有研究指出,邻里关系、邻里满意度、居住地点和类型、邻

① Christopher G. Hudson, "A Model of Deinstitutionalization of Psychiatric Care across 161 Nations: 2001-2014," *International Journal of Mental Health* 45 (2016): 135-153.

② 王丽华、肖泽萍:《精神卫生服务的国际发展趋势及中国探索:专科医院-社区一体化、以复元为目标、重视家庭参与》,《中国卫生资源》2019 年第 4 期。

③ Deborah Deas-Nesmith et al., "Psychiatric Deinstitutionalization and its Cultural Insensitivity: Consequences and Recommendations for the Future," *Journal of the National Medical Association* 84 (1992): 1036-1040.

里对精神病的容忍度显著影响着精神康复者的社区意识。[1] 也有大数据研究指出，社区意识是影响社区地理环境结构和精神疾病发病率的中介机制。[2] 除了社区意识，家庭文化也影响着精神障碍社区康复的过程，这个过程缺乏文化契合性可能是阻碍精神障碍社区康复的重要因素。

三　家庭作为基石

在我国，精神障碍者的疾病负担排在首位，超过呼吸系统、心脑血管及恶性肿瘤等疾病，其中精神分裂症病患及其家属的负担最重。[3] 精神障碍者的病情给家庭成员带来了沉重的负担，这种负担表现为医治和康复中的经济支出，家属为此失去工作而造成经济损失，使精神障碍者家庭陷入贫困。此外，社会对精神障碍者的污名化使家庭失去较多的社会资本，其在社区活动、亲戚朋友等人际互动中逐渐被边缘化。另外，对于子女患有精神疾病的老年家庭来说，父母身体衰老、收入减少使家庭照料变得困难，家庭不再具有遮风挡雨的能力，子女患有精神障碍的老年家庭成为更加需要关注的对象。

（一）关注精神障碍者家庭的需求

家庭是精神障碍者的主要照料者，当制度、社会和医疗保障等其他方面的支持不足时，家庭是精神障碍者照料的兜底者和承担者。在实地调研中，我们清楚地看到家庭具有承担照料任务兜底者的功能。从整个社会来看，家庭结构具有复杂性和多样性，而且每个家庭承担风险的能力完全不同。这既与家庭的社会经济地位有关，也与照料者的年龄结构、家庭中的同辈成员以及家庭成员之间的亲密程度有关。在子女为精神障碍者的家庭中，老年照料者在承担照料任务时力不从心，加之经济水平较低，家庭失去承担精神障碍者照料功能的可能性。家庭作为照料兜底

---

[1]　Greg Townley and Bret Kloos, "Examining the Psychological Sense of Community for Individuals with Serious Mental Illness Residing in Supporting Housing Environments," *Community Mental Health Journal* 47 (2011): 436-446.

[2]　Rachel Terry et al., "The Influence of Sense of Community on the Relationship between Community Participation and Mental Health for Individuals with Serious Mental Illness," *Journal of Community Psychology* 47 (2019): 163-175.

[3]　邓海骏、肖水源：《探索减轻精神分裂症患者家庭负担的有效路径》，《光明日报》2014 年 12 月 6 日，第 5 版。

者不足以承担压力，将家庭作为分担社会风险的主体并不可取。

此外，得到良好社会支持的家庭成员在精神障碍者的照料和康复中具有潜力，如何通过专业服务和社区支持网络维护好精神障碍者的家庭功能、发掘家庭社会资本，让家庭成员具有更强的掌控力，是社区康复的重要任务。本书中的研究让我们认识到：在精神康复中单一的以家庭为主的照料主体不再能承担照料任务；家庭对精神康复的制度需求非常强烈，同时家庭对社会组织和社区等支持力量的需求也非常明显。从这个角度来看，未来的精神康复中包含政府、社区及社会组织的多主体参与应该成为精神障碍社区康复的主要形式。

（二）当下社区康复中的"再家庭化"功能性需求

总体来看，我国对弱势群体的福利制度表现出明显的"去家庭化"取向，具体表现为国家给予困境群体的福利供给没有以家庭为单位，忽略家庭需求以及没有提供支援家庭的服务。这与政策背后关于家庭的理念有关。然而，从功能角度来看，家庭保障功能从未退场，家庭一直是处理和消化危机的主体。对于困境人群的照料来说，家庭仍然是承担各种福利责任的主体。同时，经济转型、国有企业改制以及人口流动又强化了家庭承担福利责任的功能。

此外，制度支持的不充分造成一种消极的结果。家庭成为弱势个体抵御风险以及求得生存和安全的庇护所，呈现"再家庭化"的趋势。在中国的城市化进程中，投资、住房、赡养老人、婚姻、生育、照料，使家庭成为理想选择、风险共担的单位。[①] 例如，在农民工子女抚育和城市居民家庭购房行为中表现出的家庭代际合作行为。从福利提供上来说，家庭承担过多的责任，承担抵御风险的功能，在福利政策倾向上表现为"再家庭化"倾向。有研究者将这种家庭制度支持缺乏但又过于倚赖家庭成为风险承担者的类型称为"隐形的家庭主义"，既无有效政策来增强家庭的照护功能，又间接突出家庭成为终极兜底者的角色。[②]

这种总体性偏好于"去家庭化"的政策设计，但是实际中又过于依

---

① 黄宗智：《中国的现代家庭：来自经济史和法律史的视角》，《开放时代》2011 年第 5 期。
② 韩央迪：《家庭主义、去家庭化和再家庭化：福利国家家庭政策的发展脉络与政策意涵》，《南京师大学报》（社会科学版）2014 年第 6 期。

赖家庭的现状在精神障碍社区康复和对精神障碍者的照料中较为常见，如老年家庭成员照料患精神障碍的子女、家庭无力照料而使精神障碍者流落街头等现象。从这个角度来看，家庭不再能作为单一照料主体承担精神康复的责任，而是迫切需要由政府、社区和社会组织形成的多主体照顾模式。由此，减轻精神障碍者家庭的照料负担也是倡导精神障碍社区康复的现实需求。

第二节　培育精神障碍社区康复共同体

"出入相友、守望相助"道出了社区的共同体属性。精神障碍社区康复共同体是指以精神康复为目的，由多方资源和力量建构而成的共同体。这与滕尼斯强调的社区具有共同性属性类似。对共同体的不同解读与当下中国社会治理的需求有关，制度和控制是共同体现代性的体现，而行动和合作体现共同体后现代性多主体参与的功能性标识。[1] "人人有责、人人尽责、人人享有的社会治理共同体"不仅是政府实现社会治理的目标，也反映了多主体参与的治理需求。社会治理共同体是推进中国社会治理制度建设性创新的基础，其中的共同体概念既是利益相关也是利益共享。本书提到的精神障碍社区康复共同体是社会治理的范畴之一，是包含在社区照顾领域的社会治理共同体，精神障碍社区康复反映了较多事务领域对社会治理的新的需求。

一　在中国社会治理语境中培育精神障碍社区康复共同体

精神障碍社区康复是社区照顾的范畴，这里的社区康复共同体应该是谁的共同体？共同体是指与照顾对象密切相关的家庭成员或邻居或其他利益不相关者？共同体存在吗？如何存在？在"社区照顾"概念刚刚被引入中国时，对这一问题的回答实际是讨论共同体中的主体是谁，如何建构共同体，以及在中国当下的社会情境中如何建构社区共同体的问题。如同西方社会的"社群主义""社区复兴运动"兴起是在社区衰落、社区参与不

---

① 王亚婷、孔繁斌：《用共同体理论重构社会治理话语体系》，《河南社会科学》2019年第3期。

足情境中出现一样，中国当下社会治理共同体的提倡也具有时代特点，这是社会治理重心下移，呼唤基层治理建构社区、鼓励多主体参与的倾向。①

政府与社会的关系是社区研究关注的重要问题，也是分析社区治理的重要范式。政府与社会的社区共治被认为是社区治理的新形态，对于中国社会治理的现状，研究者有相似的判断，即认为国家权力与社会权力的共同在场是当下中国社会治理的可能形态。② 国家并不是无关紧要的"他者"，国家的社会文化传统决定了政府参与社会治理的形态不同，如英国和美国不同、中国与欧美国家不同等。同时，政府参与状态也会随着时代的变化而变化，政府主导与社区赋权强弱使社区治理表现出不同形态。从政府与社会的关系入手分析精神障碍社区康复问题具有解释力。

中国的精神障碍社区康复刚刚起步，始于"医院-社区"一体化模式的推广，医疗卫生系统在精神障碍社区康复中占主导地位。精神障碍社区康复是不是存在"自上而下"的以医疗卫生系统为主的政府主导模式？政府在建构精神康复共同体中起到什么作用？另外，当下社会建设中民众对政治与社会的需求大，但是对公共事务的参与和对公共产品的提供较少。③ 精神障碍社区康复作为社区照顾的范畴，与普通社区参与（如社区选举、业主争取权益等）不同，社区照顾对象与社区成员没有直接关系，因此社区照顾具有更高的公众参与要求，这也是精神障碍社区康复的特点。在社会方面，社区中的哪些主体会为精神康复者提供社区照顾服务？这些主体是否具有多样化，提供一种有别于政府的"自下而上"的参与路径？还可能存在哪些主体未能被发掘，作为建构精神障碍社区康复共同体的基础？本书试图从理论上回答以上问题。

二　精神障碍社区康复共同体的培育路径

精神障碍康复需求与医疗资源匮乏形成的巨大张力，使精神障碍社区康复在我国成为医院治疗之外被倚重的康复形式。但是，当前我国精神障碍社区康复存在医疗卫生部门主导、患者被动接受安排、社区服务和社区参与不够、参与主体单一等问题。培育精神障碍社区康复共同体，

---

① 郁建兴、任杰：《社会治理共同体及其实现机制》，《政治学研究》2020 年第 1 期。
② 吴晓林：《台湾学界如何研究城市社区治理？》，《中国行政管理》2015 年第 8 期。
③ 郁建兴、任杰：《社会治理共同体及其实现机制》，《政治学研究》2020 年第 1 期。

在精神障碍康复领域引入共建共治共享的社会治理格局和建设社会治理共同体等新时代社会治理理念，是改善医疗卫生部门主导和社区康复参与主体单一现状，强调服务思维并将社区社会服务与公共健康服务相结合的良好契机。其现实意义在于，能够更好地为精神障碍者及其家庭提供社区社会服务与公共健康服务，也能够进一步增强社区服务供给、提升社区服务效能，同时有助于制定政府健康治理规划，促进"全面推进精神障碍社区康复服务"等目标的实现。其理论意义在于，精神障碍社区康复共同体将减少社会"医学化"，使精神康复重视对"人"和"社会"的关怀，这有助于探讨社区共同体在健康治理领域的社会性意涵。

以上公共性诉求赋予精神障碍社区康复共同体特定的内容和意涵。在理念层面上，提倡以精神障碍者的主体性和权利为前提的复原思维、赋权思维，提供全人关怀，重视社区成员资格；在实践层面上，以社区服务为目的，并通过挖掘社区社会资本来提供更好的社区公共健康服务，提倡参与主体的多样性、康复形式多样化等。总之，精神障碍社区康复共同体是精神康复从"安全管控"到"公共服务"思维转变下应运而生的实践形式，包括"尊重精神障碍者主体性"和强调"基于社区共同体的公共服务视角"的理念和实践内涵。制度-文化分析框架有助于我们更好地厘清和了解精神障碍社区康复共同体的培育路径。

在制度层面，首先，建构服务性的制度取向是未来社区康复的目标，要改变以管控和治疗思维为主的现状，弱化过于强调维稳和安全、将减少严重精神病人肇事行为作为考核的单一指标等管控性制度设计。近年来，从社会管理到社会治理模式的转变，使精神障碍者的康复问题逐渐成为社区服务的内容，为精神障碍者提供服务的共同体建设成为未来取向。其次是对家庭支持的制度化。家庭是精神障碍社区康复的主体，当下福利制度中存在的"去家庭化"取向可能涉及精神障碍社区康复实践领域。因缺乏制度化的支持，家庭成为承担与抵御康复和治疗风险的终极兜底者。从国外经验来看，对家庭支持制度化，帮助家庭成员制定心理、教育、职业发展和财务规划是美国精神障碍社区康复的基础。最后是重视社区中社会治理主体的关系。社区内部的多样化，使两类治理主体（政府与社会）在不同类型社区中具有不同的关系形态。我国存在农村社区、村改居社区、单位制社区、城市商品房社区等社区类型，不同类型社区中的治理模式（如强政府-弱社会、弱政府-强社会及其他形式）将会决定由谁来主导精神障碍社区康复共同体的培育、参与主体能否多元化以及共同体内社会资本的发掘程度等。

在文化层面，弱化社区文化中的消极因素，增强文化的积极因素。第一，打破社区文化中的污名和区隔文化在精神障碍者与社区成员之间形成的屏障，增加精神障碍社区康复共同体的功能性。第二，倡导社区文化中的社区感是促进精神障碍社区康复共同体培育的文化因素之一。国外研究发现，社区感可以减缓精神障碍发作，弱化污名和区隔。我国的社区建设开始较晚，社区公共意识和社区参与缺乏，这使社区感建设不够充分。第三，减少中国传统文化的消极影响，探寻社会治理的积极意义。弱化在中国家庭文化中权威、秩序大于自由、表达和沟通的价值取向，在精神障碍者家庭中减少对精神病患的管控和监督。弱化脸面观导致的家长权威文化，使精神康复不再成为家庭私域内事务，从而妨碍家庭向外求助，强化精神障碍社区康复共同体的多主体参与。第四，发挥传统文化在社会治理中的积极作用，中国传统社会中的关系取向、家国治理文化可以作为建构精神障碍社区康复共同体的文化基础，用来链接社区资源、搭建社区网络等。

总之，精神障碍社区康复共同体具有鲜明的时代性。首先，契合中国精神健康政策从安全管控到公共服务的转向；对比国内外精神障碍社区康复实践历史，精神障碍社区康复共同体在承担公共性诉求中具有一定的功能性。其次，精神障碍社区康复共同体包含的复原、再社会化和重视家庭的理念，作为不同于其他共同体特有的理念和实践范式，需要进一步开展系统的实证研究。精神障碍社区康复受制于社会情境，在不同社会中的形态表现和实践模式不同，从制度-文化视角进行分析有助于其本土化和在地化。

第三节　未尽的话题

一　政策的发展：从卫生系统推行的"医院-社区"一体化到民政系统主导的精神障碍社区康复

从 2004 年 12 月我国开展中央补助地方重性精神疾病管理治疗项目

（简称"686项目"）探求精神卫生领域的"医院-社区"一体化模式开始，精神障碍社区康复的探索至今已有近20年的时间。在我国近20年的实践探索中，有许多重要的时间节点，包含不同政府部门出台的政策，民政部门的逐渐参与，直至精神障碍社区康复成为社区治理和服务的重要组成部分。

2013年我国《精神卫生法》实施，该法提出精神障碍社区康复，明确各级政府的职责，鼓励社会力量参与社区康复等。2014年中央提出由卫生计生委和民政部共同牵头推动精神卫生防治与康复能力建设。2015年，国务院办公厅转发卫生计生委等部门制定的《全国精神卫生工作规划（2015—2020年）》，要求民政部会同残联、发展改革委、卫生计生委、财政部等部门支持精神障碍者康复工作发展的保障政策。[①] 2016年，中共中央、国务院印发《"健康中国2030"规划纲要》，提出"全面推进精神障碍社区康复服务"。2017年，民政部联合其他部门出台《关于加快精神障碍社区康复服务发展的意见》，提出精神障碍社区康复的具体目标。

2020年，民政部联合其他部门制定了《精神障碍社区康复服务工作规范》，从部门协调机制和职责、服务对象、服务机构、服务人员与培训、服务内容、服务流程、调研与评估等方面对精神障碍社区康复的具体工作内容进行了规定。同时期，民政部联合其他部门出台了《关于积极推行政府购买精神障碍社区康复服务工作的指导意见》，对政府购买精神障碍社区康复服务进行了具体规定，支持和引导社会力量开展精神障碍社区康复服务。

2022年12月，民政部联合财政部、国家卫生健康委、中国残联印发《关于开展"精康融合行动"的通知》，提出开展为期三年的全国精神障碍社区康复服务融合行动。三年的目标分别为：第一年（2023年1~12月），围绕"服务覆盖年"建设目标，基本完成全国统一的精神障碍社区康复服务国家转介信息平台搭建工作，全国50%以上的县（市、区、旗）开展精神障碍社区康复服务，登记康复对象接受规范服务率达30%以上；第二年（2024年1~12月），围绕"提质增效年"建设目标，全国65%

---

① 李雪：《会挽雕弓如满月——精神障碍社区康复发展中的民政力量》，《中国民政》2021年第3期。

以上的县（市、区、旗）开展精神障碍社区康复服务，登记康复对象接受规范服务率达 45% 以上；第三年（2025 年 1~12 月），围绕"长效机制建设年"建设目标，全国 80% 以上的县（市、区、旗）开展精神障碍社区康复服务，登记康复对象接受规范服务率达 60% 以上。

总之，精神障碍社区康复的国内实践是一个逐步发展和完善的过程。首先，从最初的医疗卫生部门开展的"医院-社区"一体化实践，到目前由民政部门主导的精神障碍社区康复，社区康复在参与主体的多元性和链接资源的全面性上逐步提升。其次，政府购买精神障碍社区康复服务工作的逐步推行，使社会力量逐步进入社区康复领域，有效促进政府职能的转变，创新社会治理体制，促进公共服务供给。最后，民政部阶段性目标的制定和推进，使精神障碍社区康复工作将在未来几年内得到全国推广，有效推进精神障碍者的社区融合、家庭服务和居家照料工作，为精神障碍者提供更加公平可及、系统连续的基本康复服务。

从制度、文化和家庭的视角来看，当下制度为精神障碍社区康复铺设了一条快速发展的道路，制度的完善将为精神障碍者的康复提供更多保障；在文化层面，减少对精神障碍者的歧视和偏见，提高社会对精神健康的关注度，基于中国社会特有的文化环境营造更加包容和关爱的社会氛围；家庭作为精神障碍社区康复的重要组成部分，需要得到更多的支持，以便更好地参与精神障碍者的康复和融合过程。总之，从制度、文化和家庭维度推进，将为精神障碍社区康复的长远发展奠定坚实的基础。

本书的调研内容多基于"医院-社区"一体化政策时期的实践，当下民政部推行的精神障碍社区康开展行得如火如荼，总结实践经验将有助于深化对制度-文化-家庭这一理论框架的理解。

二　进行中的精神障碍社区康复实践及面临的问题

当下我国民政系统推行的精神障碍社区康复面临一些问题，主要包括：首先，资源分配不均衡；其次，专业性、多样性和个性化服务不够；再次，社会认知和偏见是制约精神障碍社区康复的因素；最后，家庭支持网络薄弱仍是挑战。因此，在推进精神障碍社区康复工作的过程中，需要加强资源配置、提升康复模式和方法的个性化程度，促进社会认知和偏见的改变，并加强家庭支持体系建设，以全面提升精神障碍社区康复工作的质量和效果。

（一）资源分配不均衡

第一，地域差异导致患者获取康复服务的不均衡性。我国城市和农村之间的康复服务覆盖率存在较大差异。以吉林省为例，农村患病率、未识别率、未治疗率高于城市；农村受经济和地域影响，精神卫生服务资源有限，依托乡镇或村委开展康复服务比较困难。[①] 在东南沿海经济发达地区，精神障碍社区康复形式多样，[②] 资金充足。2019 年和 2020年，江苏省民政厅安排专项公益金共 2625.48 万元，用于支持精神障碍社区康复服务点建设和运营。[③] 2019 年，福建全省有民政精神卫生福利机构 14 所，基本实现了每个地级市拥有一所民政精神卫生福利机构的目标。[④] 2017 年，青海省民政厅积极争取中央支持，投资 1 亿元实施 3 所精神卫生社会福利院的基础设施建设项目。[⑤]

第二，现有的康复资源配置存在不合理的问题，如医疗机构、社区康复机构、家庭护理等资源之间的配比不合理、康复设施建设滞后等，这制约了康复服务的质量和效果。

解决资源分配不均衡问题至关重要，需要加强政策引导和资源整合。具体来说，可以通过制订专项救助计划、推动康复医疗机构下沉到基层、扩大社区康复服务范围等方式，降低患者获取康复服务的难度。

还应加强康复资源整合和转移支付机制的建设，通过财政补贴、社会捐助和公益性基金等多种渠道，解决康复服务经费不足等问题，支持贫困地区的康复工作发展。同时，需加强康复人才队伍建设，建立健全的人才培养和技能提升机制，提高康复工作者的专业素养和实践能力，提高康复服务的水平。

---

① 史治忠：《吉林：加快推进精神障碍社区康复服务工作》，《社会福利》2018 年第 7 期。
② 江苏省民政厅：《力推精神障碍社区康复服务的江苏探索》，《社会福利》2022 年第 11 期。
③ 江苏省民政厅：《江苏：致力"三个强化"精神障碍社区康复服务不断深入》，《社会福利》2020 年第 11 期。
④ 滕容、张倪玲、王舒凌：《政法民政共推动 康复服务破困局——福建"双牵头、双负责"力抓精神障碍社区康复服务工作》，《社会福利》2019 年第 1 期。
⑤ 青海省民政厅：《满足精神障碍患者社区康复服务需求的青海探索》，《社会福利》2019 年第 10 期。

另外，还应该推行统一标准、规范，督促社区康复机构开展精细化管理、规范化服务。目前，康复机构之间存在规模大小不一、服务质量参差不齐的情况，由此带来的康复效果的差异也比较明显。为了有效提升康复服务的质量和效果，建议建立康复服务质量评估机制、实施行业规范标准、加强康复人员的职业培训，这样可以规范康复服务机构的运营和其提供的服务。与此同时，应建立多项康复服务质量指标，加大对康复服务质量的监管力度，为患者提供更加优质、可靠的康复服务。这样的举措有助于推动康复服务朝着更加规范化、标准化的方向发展，提高康复服务的整体水平，为患者的康复和社会的发展做出更大的贡献。

（二）专业性、多样性和个性化服务不够

精神障碍社区康复面临的一个主要问题是专业性不足和缺少个性化服务。[①] 精神障碍社区康复实践中存在专业人员数量少、社会工作者数量少、资源整合性弱的情况，这导致全面开展精神障碍社区康复工作难、购买服务难、站点建设难。在当前的实践中，人员素质参差不齐，部分康复工作者缺乏足够的专业知识和技能，无法满足患者多样化的康复需求。以宁波社区精防系统为例，宁波常住人口为 780 万，专职从事社区精防工作的仅 163 人，平均每名精防人员服务 17.9 名严重精神障碍者。[②]

此外，现有的康复服务往往过于普遍，缺乏对患者个体差异的充分考虑，无法提供有针对性、个性化的康复方案，患者很难获得符合其实际需求的康复服务，影响了康复效果和质量。例如，长春市某社区在册患者 400 多人，实际参加社区康复的只有十几个。[③] 因此，需要加强对康复工作者的专业培训，提升康复工作者的素质，推动康复服务向个性化、精细化发展，以更好地满足患者的多样化康复需求，提升精神障碍社区康复的整体水平。

建立全面的评估机制和个性化服务体系。建立全面的评估机制，可

---

①　胡晓龙、陈婷婷：《社会工作视角下社区精神障碍患者职业康复服务的研究进展》，《中国社会医学杂志》2020 年第 2 期。

②　付芹芹、王云锋、王玉成、徐银儿、周东升、李金成、刘灵江、姚琴、边国林：《宁波市社区精神卫生服务资源现况调查》，《中国公共卫生管理》2020 年第 5 期。

③　史治忠：《吉林：加快推进精神障碍社区康复服务工作》，《社会福利》2018 年第 7 期。

以更准确地了解患者的康复需求和个体差异，为其量身定制符合实际情况的康复方案。同时，社区康复机构需要与医疗机构、家庭以及其他社会支持力量开展更紧密的合作，为患者提供全方位的个性化服务，促进患者在社区中的康复和融入。此外，政府部门还应加大对精神障碍社区康复的政策支持和投入力度，提升精神障碍者的康复效果和生活质量，实现社会的全面包容和共享。

加强康复机构之间的信息共享与资源整合也是改善精神障碍社区康复专业性不足的途径。当前，不同康复机构之间信息孤岛现象比较严重，导致康复服务的重复和浪费，同时使个性化服务难以落地。因此，建立统一的信息平台，促进各康复机构之间的信息互通，可以更好地实现资源共享和协同配合，提高康复服务的针对性和有效性。另外，还应建立多学科团队，整合医疗、社会工作、心理等多方资源，为患者提供全方位、多层次的个性化康复服务，提升康复工作的专业性和实效性。

借鉴已经成熟的服务方式，促进多样性发展。从服务主体来看，当前社区康复有以下三种方式：第一，依靠民政精神卫生福利机构技术力量深入社区开展服务，设立区市精神卫生福利机构；第二，依托精神障碍社区康复服务站开展服务，如江苏 2019 年投入 6000 多万元在全省建立了 120 个精神障碍社区康复服务站；第三，采用政府购买服务的形式，湖南省长沙市民政局购买了"心翼会所"的服务，有效解决了精神障碍社区康复的"落地问题"。①

（三）社会认知和偏见是制约精神障碍社区康复的因素

对精神障碍者的偏见、歧视和污名化更多体现的是文化方面的问题，认识这一问题并制订相应的方案是推行精神障碍社区康复的关键，也是落实精神障碍社区康复政策的文化基础。社会认知和偏见在很大程度上影响着精神障碍者在社区康复中的体验。首先，社会对精神障碍的认知程度普遍较低，这导致许多人对精神疾病存在误解和刻板印象。这种误解和刻板印象可能导致对精神障碍者的歧视和排斥，使他们在社区中感到孤立和无助。其次，社会偏见也会影响精神障碍者的就业、教育和获

---

① 徐建中：《精神障碍社区康复服务工作须行稳致远——基于吉林省精神障碍社区康复服务的实践探索》，《社会福利》2019 年第 11 期。

取医疗资源。这种不公平对他们的康复造成了实质性的影响，使他们更加难以融入社会和实现自我发展。因此，社会认知和偏见的存在严重制约了精神障碍社区康复的进程，这需要通过教育、宣传和政策改革来加以解决。

我们采取一系列策略和措施来减少社会认知和偏见对精神障碍社区康复的制约。首先，要开展广泛的社会宣传和教育活动，提高公众对精神障碍的认知水平，减少对精神障碍者的歧视和偏见。其次，政府部门和相关组织应该加强立法和监督，保障精神障碍者的合法权益，包括就业权、教育权和医疗权。另外，还要建立多元化的康复服务体系，为精神障碍者提供全方位的支持和帮助，帮助他们更好地融入社会并恢复正常生活。这些策略和措施的实施，有助于逐步改变社会认知和偏见，为精神障碍社区康复创造更为宽松和包容的环境。

随着社会对精神疾病认知水平的提高，公众对精神障碍者的理解和支持将会逐步增加，社会偏见也将得到缓解。同时，随着政策和制度的不断完善，精神障碍者将逐渐获得更多的平等权利和机会，在社区中也能更好地融入和发展。社会偏见在大多数精神障碍社区康复实践中仍然是制约因素。

（四）家庭支持网络薄弱仍是挑战

缺乏家庭支持是精神障碍社区康复面临的一个重要挑战。由于精神障碍的特殊性质，患者常常需要家庭成员提供长期的物质、情感和心理支持。然而，由于社会压力和家庭关系等，一些精神障碍者并不能获得足够的家庭支持，这将影响他们的康复进程和生活质量。家庭支持网络薄弱对精神障碍者的影响主要体现在多个方面。首先，缺乏家庭支持可能导致精神障碍者治疗不到位，延误疾病的康复进程。其次，缺乏家庭支持会使患者面临更大的经济和情感压力，加重他们的心理负担。最后，没有足够的家庭支持往往会导致患者的社会孤立和自我否定，进而影响他们的自我认同和社会融入。

缺乏家庭支持的原因是多方面的。例如，一些家庭缺乏对精神障碍的认知和理解，缺乏有效的沟通和支持技能。一些家庭本身存在经济、心理和人际问题，这使他们很难为患者提供足够的支持。还有一些患者存在与家庭成员关系紧张或不和谐等问题，进一步影响了家庭支持的实现。在应对家庭支持网络薄弱的挑战时，需要采取多种策略和措施。首先，需要开展社会宣传和教育活动，提高公众对精神障碍的认知水平，促进家庭成员对患者的支持和理解。其次，需要建立更加完善的社会保障体系，为患者提供医疗、住房、就业等方面的支持和服务，减轻家庭的经济负担。最后，需要为患者家庭提供心理健康咨询，帮助他们克服困难，配合患者进行治疗和康复。

在当前民政系统推行的精神障碍社区康复实践中，也有部分省市开始推行面向家庭的精神障碍社区康复服务，比如，福建省宁德市举办了精神障碍者居家康复监护人培训班，从法律责任、用药指导、护理常识等方面进行有针对性的系统培训；宁德市蕉城区"康乐家园"开通了家庭服务咨询热线，使居家康复和社区康复相互促进。① 在上海浦东新区川沙新镇的精神障碍社区康复服务中，探索"基地-家庭-患者"的社区康复策略，开展精神障碍人士家庭之间的自助与互助模式，为更多精神障碍人士家庭带来社区康复新体验。② 而更多地区针对家庭的社区康复服务还是空白，仅停留在强调监护人的监护责任和对重度精神障碍者的残疾照护补贴上。

三 视角切换：从政策的远景到理论的近焦

民政部近些年推行的精神障碍社区康复服务，将会给中国精神障碍社区康复带来崭新局面，为精神障碍者的康复和再社会化带来希望。同时，全国范围内的精神障碍社区康复实践也将是相关理论研究理想的观察场域。本书对精神障碍社区康复的理论研究仅仅是一个尝试性的开始，未来研究在制度、文化和家庭三个维度上还可以进一步推进，以呈现影响精神障碍社区康复实施的社会性因素。本书具体从以下两个理论视角深入反思我国精神障碍社区康复的实践。

1. 文化契合性

文化契合性仍是反思和探索我国精神障碍社区康复实践的重要理论

---

① 滕容、张倪玲、王舒凌：《政法民政共推动 康复服务破困局——福建"双牵头、双负责"力抓精神障碍社区康复服务工作》，《社会福利》2019 年第 1 期。

② 上海浦东新区川沙新镇：《齐抓共管聚合力 融合发展求实效——上海浦东新区川沙新镇扎实推进精神障碍社区康复试点工作》，《社会福利》2021 年第 7 期。

维度。

首先，文化契合性的影响表现在文化对制度的制约或促进关系上。文化-制度视角在较多社会科学研究中具有共识。① 笔者曾对文化与制度如何影响女性生育决策的问题进行研究，发现在不同社区中，文化与制度对个人行为的影响方向不同，在 20 世纪 80 年代的单位社区中文化与制度在生育规定上表现为同向，制度执行的效力得到较好保障；在文化与制度诉求不同的村改居社区中，人们会首先遵循传统的文化规范，制度的执行力被削减。② 在我国精神障碍社区康复全面推行的初期阶段，契合的地方文化可以保障政策和制度的顺利落地实施，相反，诉求不同的地方文化会阻碍精神障碍社区康复政策的实施。这种地方文化包括部门中的制度文化、社区文化、村落文化、家文化及公众文化等。因此，探讨文化与制度的关系在精神障碍社区康复实践领域仍然是重要的研究方向。

其次，文化契合性的影响包含中国家本位社会结构在精神障碍社区康复实践方方面面中的影响力。从患者与家人的个体角度来看，中国社会普遍存在疾病告知、就医选择、治疗决策、医疗费用承担等方面的"家庭中心模式"。③ 此外，受家本位文化影响，在中国社会家庭仍然是照料患者的中坚力量，也是患者的意义之源和支撑他们生活的关键力量。④ 中国社会的家本位文化同样影响精神障碍者与家人的关系及相处模式，家庭也是精神障碍者就医、治疗、照护、经济支撑和生活意义的来源。另外，"家庭中心模式"也使精神障碍康复成为家庭私域事务，患者依赖家庭的现状使"权威家长文化"可能会妨碍精神障碍社区康复公共性的发展。因而，未来研究可以从文化契合性的视角出发，探索如何在精神障碍社区康复中发挥家本位文化的积极影响。

---

① 王思斌：《中国社会的求—助关系——制度与文化的视角》，《社会学研究》2001 年第 4 期。
② 吴莹、卫小将、杨宜音、陈恩：《谁来决定"生儿子"？——社会转型中制度与文化对女性生育决策的影响》，《社会学研究》2016 年第 3 期。
③ 涂炯：《癌症患者的疾痛故事：基于一所肿瘤医院的现象学研究》，社会科学文献出版社，2020。
④ 姚泽麟：《病人角色：概念根植性与基于家本位文化的反思》，《社会科学》2023 年第 10 期。

2. 社会治理主体

在未来研究中反思社会治理主体对精神障碍社区康复的功能性支持，有助于深入理解制度、文化与家庭对精神障碍社区康复实践的影响。

探讨精神障碍社区康复中国家与家庭两大主体的关系，有助于推进社区康复实践对家庭角色的重视以及对家庭照护的支持。当下社会福利体系不断完善，家庭是普通人应对风险和不确定性的避风港。然而，我国福利制度表现出明显的"去家庭化"取向，这种"去家庭化"不同于北欧福利国家依靠国家保障的"去家庭化"，而是具有的自己的特点：第一，国家的福利供给并不以家庭为单位，这表现为忽略家庭需求以及没有提供支援家庭的服务；第二，我国福利制度受市场化冲击严重，福利供给存在一定的市场主义取向。①② 这样的福利制度背景与实际倚重家庭之间的张力和矛盾存在于精神障碍康复和照料领域。因而，精神障碍社区康复在政策和制度设定中，应该将对家庭的支持和服务放在重要位置，实现多元主体参与社区康复的公共性目标。

引入"关系社会"和家本位社会结构的观点于"国家-社会"治理主体二分性的分析中，有助于探讨中国精神障碍社区康复实践路径的在地化和本土化。有研究者指出，将"关系社会"引入传统社会学的"政府与社会"范式分析中，更能理解包含中国社会基本民情和行为方式的"社会"。同时，中国家本位的社会结构中的"家"具有很大的伸缩性，可以将很多社会关系看作"家庭成员"，也可以扩展到国家和天下，其中基于"家"的结构框架的"伦"和行动准则的"理"又同时被带入社会事务和国家治理领域中。③④ 这种基于家本位的关系社会并非利益-权力维度上的关系，更多是带有情感性的社会动力。在精神障碍社区康复实践中，应使用情感动员，在基层社区培养关系性社会基础，将患者家庭、社会公众及各种社会主体纳入社区康复体系中，使之成为支撑精神

---

① 吴莹：《从"去家庭化"到"再家庭化"：对困境儿童福利政策的反思》，《社会建设》2023 年第 1 期。

② 吴小英：《"去家庭化"还是"家庭化"：家庭论争背后的"政治正确"》，《河北学刊》2016 年第 5 期。

③ 周飞舟：《行动伦理与"关系社会"——社会学中国化的路径》，《社会学研究》2018年第 1 期。

④ 邓燕华：《中国基层政府的关系控制实践》，《学海》2016 年第 5 期。

障碍社区康复政策推行的主体。从这个角度来看，未来研究可以扎根于精神障碍社区康复实践，探索更多基于本土文化与社会机构的实现路径。

　　总之，当下精神障碍社区康复处于全国推行的初级阶段，无论是回溯社区康复政策的发展历程，探索政策落地和推行的具体路径，还是讨论精神障碍社区康复实践中的制度、文化与家庭诸要素及其关联性，都将是未来研究的重要内容。

致　谢

　　本书的写作和出版离不开诸多师友的帮助，在此一一表示感谢。

　　感谢受访者对调研的接纳和宽容。

　　感谢李女士、罗女士及她们领导下的精神障碍康复机构，她们的工作领先于行业和时代，她们为精神障碍社区康复做出的巨大贡献虽不为普通人所关注，但对于精神障碍者及其家庭而言意义非凡。她们的开拓精神也让人钦佩。

　　感谢我的硕士研究生任丽蒙、韦晨、刘丹丹、王书慧、吕晓朦、胥璇、张杏园，本书引用的部分资料由他们收集和整理。

　　感谢杨曦、范叶超、卫小将等朋友对书稿和课题申请书提出宝贵的修改建议。

　　感谢导师杨宜音研究员，多年前在杨老师的社区参与课题中耳濡目染学习的概念和方法，成为研究精神障碍社区康复的种子。

　　感谢杨桂凤老师、孟宁宁老师为本书出版付出的努力。

　　感谢国家社科基金委后期项目对本书的资助，感谢立项及结项评审专家的中肯意见。

　　家人的支持是我在研究领域自由探索的后盾。

　　"凡是过往，皆为序章"，本书对中国精神障碍社区康复实践的讨论仅是开端，希望本书的出版能够引出更多相关研究领域的"璞玉"，同时希望本书的出版能够使更多读者了解精神障碍者的现状，为他们融入社区提供支持。